JN197061

パーキンソン病
実践診療マニュアル

第2版

Practical treatment of Parkinson's disease

SECOND EDITION

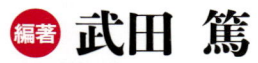 編著 **武田 篤**

独立行政法人 国立病院機構 仙台西多賀病院 院長

■執筆者（執筆順）

武 田　　篤　独立行政法人 国立病院機構 仙台西多賀病院 院長

菊 池 昭 夫　東北大学医学部神経内科 助教

長谷川隆文　東北大学医学部神経内科 准教授

大 泉 英 樹　独立行政法人 国立病院機構 仙台西多賀病院
　　　　　　脳神経内科 医長

谷口さやか　独立行政法人 国立病院機構 仙台西多賀病院脳神経内科

吉 岡　　勝　独立行政法人 国立病院機構 仙台西多賀病院臨床検査部長

永 松 謙 一　独立行政法人 国立病院機構 宮城病院脳神経外科 医長

馬 場　　徹　独立行政法人 国立病院機構 仙台西多賀病院
　　　　　　脳神経内科 医長

田 中 洋 康　独立行政法人 国立病院機構 仙台西多賀病院
　　　　　　脳神経内科 医長

高 橋 俊 明　独立行政法人 国立病院機構 仙台西多賀病院
　　　　　　内科系診療部長

金 原 禎 子　独立行政法人 国立病院機構 仙台西多賀病院脳神経内科

関　　　勝　公立大学法人 神奈川県立保健福祉大学保健福祉学部
　　　　　　人間総合科長・教授

出 江 紳 一　東北大学大学院医工学研究科 リハビリテーション
　　　　　　医工学分野 教授

相 沢 祐 一　独立行政法人 国立病院機構 仙台西多賀病院
　　　　　　医療社会事業専門職

改訂の序

　早いもので本書の発刊から 2 年余りが経過した．お陰さまでパーキンソン病診療の実際をコンパクトにまとめた本として，予想外に多くの皆さまからご評価を頂き増刷まですることができた．ご承知のとおり，この度パーキンソン病診療ガイドライン 2018 が改訂され，本年 5 月に出版された．そこで本書についても新しいガイドラインの記載に準拠する形で改訂版を刊行することとした．分担著者の先生方にはお忙しいところ改訂にご協力を頂き感謝申し上げたい．

　初版の序文に書いたとおり，本邦の人口構成の高齢化は驚くべき早さで進んでいる．総務省統計局から公表されたデータによると，昨年 1 年間に総人口は約 38 万人（約 0.3%）減少しているのに対して，65 歳以上の高齢者は約 53 万人増加している．この傾向は今後さらに加速してくと予想され，それに伴いパーキンソン病を含む加齢関連疾患は確実に増加していく．パーキンソン病を適切に診断し，治療・対処することの重要性はますます高まっていると考える．一方で治療薬の種類も増え，診断に関する技術も向上しており，その発展には驚くべきものがある．

　本書はパーキンソン病の実地診療に関連した最新情報を効率的に参照することを目的としてまとめられた．医療・福祉に携わる多くの方々のお役に立つことができるなら幸いである．

　2018 年 7 月

　　　　　　　　　　　　　梅雨明けの猛暑が続く仙台にて

　　　　　　　　　　　　　　　　　　　　武　田　　篤

はじめに

　前人未踏の高齢社会の到来にともないパーキンソン病患者は増加し続けており，一部の専門医だけではとても対応し切れなくなってきました．外科系・内科系を問わず日常診療での対応を求められる機会は確実に多くなっています．それにもかかわらずパーキンソン病についての正しい知識が，必ずしも十分には普及していないように感じられる現状があります．

　パーキンソン病は適切な診断と治療により改善する疾患であり，長期予後の改善も十分に期待できます．ほんの少しの対応の違いで運動機能を維持して失職を免れたり，精神症状を安定化して家庭生活を平穏に送れる様にできた症例をこれまで少なからず経験してきました．反面，適切な診断がなされず適切な治療が施されないと社会生活を継続できなくなり，さらには生命予後も悪化してしまう可能性も大きいことから，特に高齢者の診療の際には注意すべき代表的疾患であるといえるでしょう．

　そこで本書ではパーキンソン病を含む運動障害疾患を必ずしも専門とはしない医療従事者の方や，これから運動障害疾患を学ぼうとする研修医の方々を主な対象に，パーキンソン病の病態と診断，そしてその治療法までわかりやすく解説することを試みました．中には必ずしもエビデンスの確立されていないものも敢えて記載することで我々の行っている日常診療を再現できるように心がけたつもりです．したがって必ずしも最初から通読しなくても，関心のある領域から最初にご覧頂いてもよいのではないかと考えます．

　本書が先生方の日常診療に少しでもお役に立ち，ご活用頂けることを切に願うとともに，記載内容についてのご批判や，さらにもっとこうした方がよいのではないかとのご意見なども頂ければ誠に幸甚に存じます．

2015 年 12 月

武田　篤

目　次

Ⅳ　初期治療　　　　　　　　〈谷口さやか，武田　篤〉65

Ⅴ　進行期治療　　　　　　　　　　　　　　　　　　　　　87

Ⅵ　外科治療 〈永松謙一〉 147

Ⅶ　非運動症状とその治療 169

I　パーキンソン病とは どのような病気か

1 | パーキンソン病の病態

　パーキンソン病は手足が振るえたり，体を動かすことが困難で動作が緩慢になるなどの特徴的な運動機能障害を示す脳神経疾患であり，19世紀に英国の医師であったジェームス・パーキンソンによって最初に記載されたことからこの名前が付けられた．中心症状である運動機能障害は主に中脳の黒質神経細胞の変性脱落に伴う大脳基底核，なかでも線条体のドパミン不足によって生じ，運動症状の出現時には線条体のドパミン量は正常のおよそ 1/10 まで減少しているといわれている（図1）．このため L-ドパ（L/dopa）をはじめ

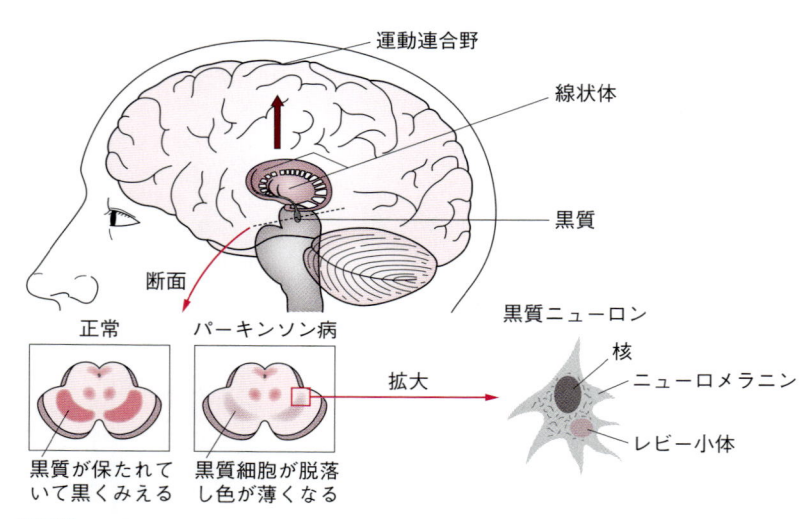

運動連合野
線状体
黒質
断面
黒質ニューロン
核
ニューロメラニン
レビー小体
正常
パーキンソン病
拡大
黒質が保たれていて黒くみえる
黒質細胞が脱落し色が薄くなる

図1　黒質と線条体

パーキンソン病では黒質神経細胞が選択的に変性脱落するため剖検脳の中脳の割断面では黒質が肉眼的に薄く見える

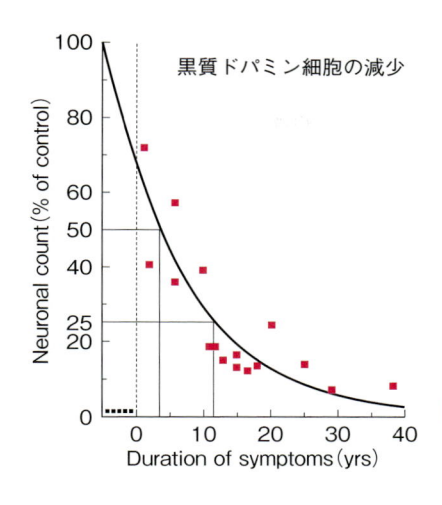

図2 パーキンソン病における黒質神経細胞の経時的変化 (Fearnley JM, et al. Brain. 1991; 114: 2283-301)

とする脳内ドパミン系を賦活する治療法（ドパミン補充療法）が症状の改善に有効であることが特徴であり，ドパミン補充療法に対する反応性があるかどうかが他疾患との鑑別において，パーキンソン病の診断上も重要な意味をもつ．

　人間の大脳皮質における神経細胞の数はおよそ 100 億～180 億個もあると推定されているのに対して，黒質の神経細胞はおよそ 45 万個と比較的少ないことが知られている．生理的な老化でも黒質細胞の数は年齢に比例して 10 年でおよそ 5％程度減少するが，パーキンソン病では指数関数的に黒質細胞の数が減少していくことが知られている（図 2）．このため病気の開始からおよそ 5 ～7 年程度で黒質細胞の数は半分程度まで減少し，その時点で運動症状が出現する（＝発症する）ことが知られている．つまり発症早期，さらにいえば運動症状の発症前のほうが黒質細胞の障害進行スピードは早く，発症から数年程度経過する内に徐々にその速さはゆるやかに変化すると考えられる．

A. パーキンソン病発症のメカニズム

　パーキンソン病における黒質神経細胞を中心とする神経変性のメカニズムは未だ解明されていない．少数（10％以下）ではあるがパーキンソン病には家

族性の発症形式を示すものが知られており，分子遺伝学の進展に伴い特にここ20年間，次々と原因遺伝子が同定され，現在その数は20を超えるに至っている（表1）．中でもαシヌクレインについては，常染色体優性の遺伝形式で点突然変異のみならず遺伝子重複（三重重複や二重重複）も遺伝性パーキンソン病の発症と関連していることが示されたのみならず，パーキンソン病の病理学的特徴であるレビー小体の主たる構成蛋白質であることも判明し，孤発性を含むパーキンソン病の発症機序と密接に関連していることが示唆されている．さらに最近，ゲノムワイド関連解析（GWAS: genome-wide association study）という方法でパーキンソン病の発症と関連した遺伝子変化を百万個以上スクリーニングしたところ，αシヌクレイン遺伝子のイントロン部分の変異が孤発性パーキンソン病のリスクとなっていることも明らかとされた（表2）．こうしたことから現在では，孤発性パーキンソン病の発症にもαシヌクレインは密接に関与しており，何らかの要因でその発現レベルが正常よりも高めになるとパーキンソン病になりやすくなると想定されている．またさらにごく最近，ごくまれな遺伝性代謝異常症であるゴーシェ病の原因遺伝子変異が孤発性パーキンソン病の発症リスクを上げることも報告され，これによりαシヌクレインの細胞内での輸送に障害が生じることも明らかとなっている．こうした遺伝子解析研究から，他にも孤発性パーキンソン病のリスク遺伝子が10個以上みつかってきているが，αシヌクレインを含めてこれらのリスク遺伝子をもった場合のパーキンソン病発症リスクの上昇は，ほとんどの場合2倍未満，せいぜい1.1〜1.5倍程度であることがわかっている．つまりリスク遺伝子を1個もっていてもパーキンソン病になる確率はほとんど変わらないのと同じことになる．逆にいえば表2の「発症に関連する少数型の頻度」に示すようにこうしたリスク遺伝子はありふれたもので誰でもがもっている可能性があり，たまたま複数，おそらくは数十個以上が重なった時に初めて影響力のあるリスク因子として発症に関わってくるのだろうと現在想定されている．

　一方でこうした遺伝因子の他に，以前から指摘されてきた環境因子の関与を示唆するデータも次々に報告されている．遺伝的に近似であると想定される一卵性双生児のケースでの発症一致率は高齢になればなる程低くなり，孤発性パーキンソン病の好発年齢である中高年の発症に限ってみると双生児間に統計

表1 **主な遺伝性パーキンソン病** (HUGO gene nomenclature committee web page)

略号	正式名称	以前の名称	別名	遺伝子座
SNCA	synuclein, alpha (non A4 component of amyloid precursor)	PARK1, PARK4	NACP, PD1, alpha-synuclein	4q22.1
PRKN	parkin RBR E3 ubiquitin protein ligase	PARK2	PDJ, AR-JP, parkin	6q26
PARK3	Parkinson disease 3 (autosomal dominant, Lewy body)			2p13
UCHL1	ubiquitin carboxyl-terminal esterase L1 (ubiquitin thiolesterase)	PARK5	PGP9.5, Uch-L1	4p13
PINK1	PTEN induced putative kinase 1	PARK6		1p36.12
PARK7	parkinson protein 7		DJ-1, DJ1	1p36.23
LRRK2	leucine-rich repeat kinase 2	PARK8	ROCO2, DKFZp434H2111, FLJ45829, RIPK7	12q12
ATP13A2	ATPase type 13A2	PARK9	HSA9947, CLN12	1p36.13
PARK10	Parkinson disease 10 (susceptibility)		AAOPD	1p32
PARK11	Parkinson disease 11 (autosomal recessive, early onset)			2q36-q37
PARK12	Parkinson disease 12 (susceptibility)			Xq21-q25
HTRA2	HtrA serine peptidase 2	PRSS25	OMI, PARK13	2p13.1
PLA2G6	phospholipase A2, group VI (cytosolic, calcium-independent)		iPLA2, PNPLA9, PARK14, iPLA2beta, NBIA2	22q13.1
FBXO7	F-box protein 7		FBX7, Fbx, PARK15	22q12.3
PARK16	Parkinson disease 16 (susceptibility)			1q32
VPS35	vacuolar protein sorting 35 homolog (S. cerevisiae)		FLJ10752, MEM3, PARK17	16q11.2
EIF4G1	eukaryotic translation initiation factor 4 gamma, 1	EIF4G, EIF4F	p220, PARK18	3q27.1

表2　GWASなどで明らかとなった孤発性パーキンソン病の主なリスク遺伝子
(Am J Neurodegener Dis. 2013; 2: 287-99 より改変)

遺伝子多形 rs番号	遺伝子座	候補遺伝子	発症に関連する少数型の頻度
rs2230288	1q22	GBA	1.7%
rs34372695	1q22	SYT11	1.8%
rs708723	1q32	PARK16	32.3%
rs10928513	2q21	ACMSD	44.8%
rs2102808	2q24	STK39	13.7%
rs11711441	3q27	MCCC1/LAMP3	12.2%
rs6599388	4p16	GAK	30.7%
rs11724635	4p15	BST1	44.4%
rs6812193	4q21	STBD1/SCARB2	36.5%
rs356219	4q22	SNCA	40.2%
rs3129882	6p21	HLA	42.0%
rs156429	7p15	GPNMB	39.0%
rs7077361	10p13	ITGA8	12.5%
rs1491942	12q12	LRRK2	21.3%
rs10847864	12q24	CCDC62/HIP1R	35.1%
rs2942168	17q21	MAPT	19.4%
rs12456492	18q12	RIT2	33.0%

学的に有意な関連がみられないとする報告もある．農薬曝露がパーキンソン病発症リスクを上昇させるとする報告,井戸水の使用,特定の食物嗜好などもパーキンソン病との関連が報告されている（表3）．しかしいずれも決め手に欠けるのが現状であり，確実に証明されたものは未だ存在しない．先に述べたリスク遺伝子についても単独では発症に至るとはいえない程度の関与であり，常識的な意味で「パーキンソン病は遺伝しない」といえるのは前述の通りである．こうしたことから，現在パーキンソン病の発症にはおそらく複数のリスク遺伝子とともに何らかの環境要因が関与しており，これら複数のリスク要因が重なった時に発症に至るのであろうと考えられている（図3）．

　最近ではパーキンソン病の病態における腸内細菌叢の関与や免疫異常の可能性を示唆する研究成果も報告されている．病態機序に関する理解は急速に進ん

JCOPY 498-22853

表3 これまでに報告された孤発性パーキンソン病の主な遺伝性リスク
と環境性リスクの比較

(Lancet. 2011; 377: 641-9, Arch Neurol. 2009; 66: 571-6, Annals of Neurology.
2004; 55: 430-4, 他参照)

遺伝リスクとパーキンソン病

遺伝子	SNPs（single nucleotide polymorphisms）				Rare mutant
	α-synuclein	LRRK2	Bst1	Park16	GBA
Odds比	1.37	1.39	1.24	1.30	28.0

環境リスクとパーキンソン病

環境要因	農薬曝露	井戸水	金属曝露
Odds比	1.94～5.37	1.26～10.9	1.88～10.9

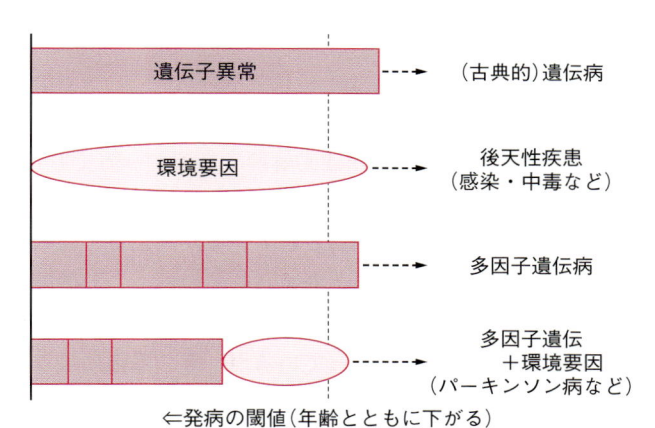

図3 遺伝要因と環境要因の関連

でおり，近い将来の根治療法の確立に向けた期待が高まっている．

B. ドパミンと運動制御のメカニズム

　脳内で骨格筋を直接動かす指令を出しているのは一次運動野である．一次運動野から発せられた運動制御シグナルは上位ニューロン，下位ニューロンを経

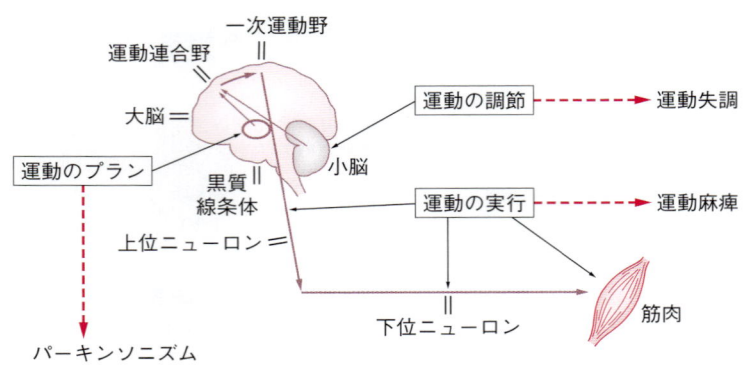

図4　運動制御の3要素

て，最終的に随意運動へ繋がる．この系の障害が生じると骨格筋を収縮させることができない状態に陥るが，これが運動麻痺である．一方それに先立って，運動連合野では運動の手順や段取りといったプラン作りを行っている．この運動連合野の機能は大脳基底核により制御されているが，黒質・線条体系は大きくこの系のオン・オフを調節していると考えられている．この機能が障害された状態がパーキンソニズムである．また同時に小脳は運動連合野を助けて運動が正確に行えるように精密な調節を行っているが，その障害により運動失調が生じる（図4）．したがって運動連合野の機能異常が生じると，"動かそうと思えば動かせるものの，手足が上手く動かない"状態に陥る．パーキンソン病では黒質から線条体へ供給されるドパミンが大きく減少した結果，大脳基底核の運動制御系が上手く働かなくなり，結果として運動連合野の機能が低下してしまうと考えられている．パーキンソン病にみられる運動障害の多くがこうした病態を基盤として生じているが，この時，機能障害を生じている線条体や運動連合野などの脳神経回路には直接的な傷害が及んでいないため，黒質細胞の代わりに脳内（線条体）へ不足したドパミンを補充すれば，これらの神経回路網は再び正常に機能できる可能性がある．これがパーキンソン病の薬物治療の基本的な原理であるといえる．

C. 大脳基底核回路とパーキンソン病の運動症候

黒質ドパミン神経の変性脱落，およびそれによる線条体でのドパミン不足は結果として大脳基底核回路網の変調をきたすと考えられる．パーキンソン病の運動徴候の病態機序を理解するにあたって，Alexander らの大脳基底核回路図（図5）はとても重要である．被殻を構成する神経細胞の大多数は中型有棘ニューロン（medium spiny neuron: MSN）とよばれ，被殻からのアウトプットを担っている．この中型有棘ニューロンの概ね半数はドパミン D1 受容体を発現しており，残りは D2 受容体を発現している．黒質緻密部からのドパミン

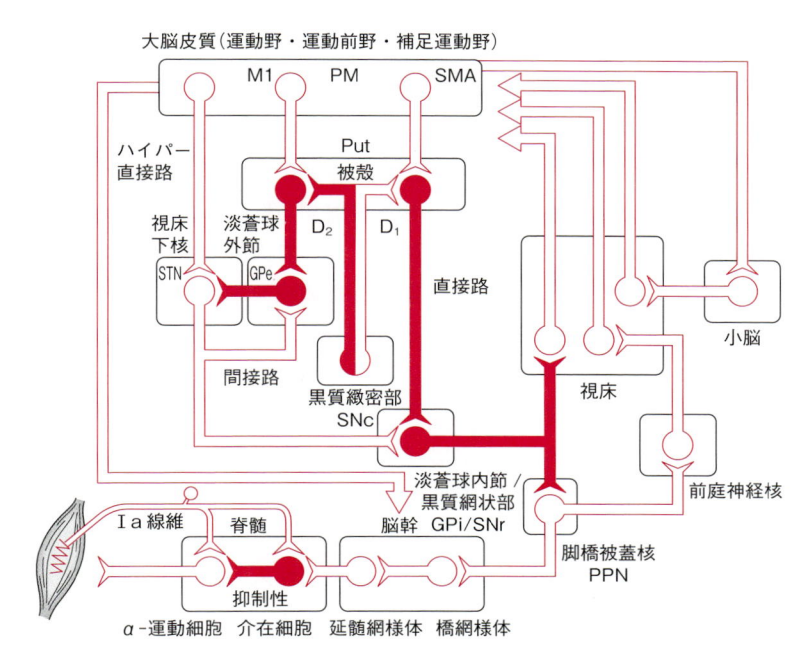

図5　大脳基底核回路と運動制御

[略号]　M1: 一次運動野，PM: 運動前野，SMA: 補足運動野，Put: 被殻，
STN: 視床下核，GPe: 淡蒼球外節，GPi: 淡蒼球内節，SNc: 黒質緻密部，
SNr: 黒質網様部，PPN: 脚橋被蓋核，D1: ドパミンD1受容体，
D2: ドパミンD2受容体　●━━抑制性ニューロン　○━━興奮性ニューロン

を介したシグナルは，このうち D1 受容体を介して興奮性に，D2 受容体を介して抑制性に伝達される．前者は淡蒼球内節／黒質網様部へ直接接続するため直接路とよばれ，後者は淡蒼球外節，さらに視床下核を経て淡蒼球内節／黒質網様部へ接続するため間接路とよばれている．つまり直接路は被殻に存在する D1 受容体をもつ中型有棘ニューロンから淡蒼球内節／黒質網様部に γ - アミノ酪酸（GABA）性抑制ニューロンを介して抑制的に結合している．一方，間接路は被殻の D2 受容体をもつ中型有棘ニューロンから淡蒼球外節に GABA を介して抑制刺激を伝え，その後，淡蒼球外節から視床下核に GABA 性抑制ニューロンで接続し，次に視床下核から淡蒼球内節／黒質網様部にグルタミン酸性興奮ニューロンを介して結合している．淡蒼球内節／黒質網様部からの GABA 性抑制ニューロンは視床腹外側核（VL 核）や脚橋被蓋核を抑制し，その後，視床 VL 核からのグルタミン酸性興奮ニューロンが運動前野，補足運動野，一次運動野のニューロンを興奮させることにより，最終的に大脳皮質・線条体が閉じた回路を形成している（図 5）．近年さらに，ハイパー直接路という概念が提唱されているが，これは被殻を介さずに大脳皮質からグルタミン酸性興奮ニューロンを介して直接視床下核へ投射する経路のことをいう．実際の運動制御においては，まずハイパー直接路を介して大脳皮質の広範囲が抑制され，続いて直接路によって大脳皮質の限局した領域を脱抑制によって興奮させ，さらに間接路を介して再び抑制することによって，目的とした運動を発現させると想定されている．

　パーキンソン病では黒質緻密部のドパミン性ニューロンが変性・脱落するため，直接路では被殻へのドパミンによる興奮性入力が低下し，さらに被殻から淡蒼球内節／黒質網様部への GABA 性抑制ニューロンの活動性が低下，淡蒼球内節／黒質網様部から視床への GABA 性抑制ニューロンの活動性が上昇する．一方，間接路では被殻へのドパミンによる抑制性入力が低下することによって被殻から淡蒼球外節への GABA 性抑制ニューロンの活動性が上昇し，淡蒼球外節から視床下核への GABA 性抑制ニューロンの活動性が低下，視床下核から淡蒼球内節／黒質網様部へのグルタミン酸性興奮ニューロンの活動性が上昇，間接路と同様に淡蒼球内節／黒質網様部から視床への GABA 性抑制ニューロンの活動性が上昇する．つまり被核へのドパミン入力の低下により，直接路・

間接路ともに淡蒼球内節 / 黒質網様部から視床への GABA 性抑制ニューロンの活動性を上昇させ, 最終的に視床から大脳皮質へのグルタミン酸性興奮ニューロンの活動性を低下させる方向に作用する. その結果, 大脳皮質のニューロンの活動性は低下し, 随意運動の障害が生じると考えられる.

　以上をまとめるとドパミンの減少により直接経路（抑制性）と間接経路（興奮性）の均衡状態が崩れ, 結果として視床下核と淡蒼球内節部の過剰興奮状態をきたし, これが視床や脚橋被蓋核への抑制性経路の増大をもたらしていると考えられている. 前述の通り, 視床 VL 核への抑制増大は大脳皮質運動野の活動性低下に繋がる. 一方で脚橋被蓋核の過剰抑制が運動機能とどのように関連しているかについては未だ不明の点が多いが最近, 脚橋被蓋核の遠心系であるコリン作動性ニューロンが直立姿勢・歩行に重要な役割をはたしていることを示唆する重要な知見が得られてきた. 実際, 姿勢反射障害の目立つパーキンソン病症例では同部の変性脱落が特に目立つこと, さらに実験動物（サル）において選択的に同部を破壊すると特に体幹優位の筋固縮, 腹側への体幹屈曲, 歩幅減少や歩行スピードの低下をきたすことが報告されている. 脚橋被蓋核の近傍には歩行誘発野が存在し, 淡蒼球内節 / 黒質網様部から GABA 性抑制ニューロンの投射を受け, 歩行運動の開始や遂行に関与していることも判明している. 姿勢反射障害にはすくみ足や方向転換の困難さを伴うことが多く, これらの症状発現には歩行誘発野の関与が示唆されている. つまり, 黒質緻密部のドパミン神経細胞の変性によって被殻へのドパミン入力が減少した結果, 淡蒼球内節 / 黒質網様部からの遠心系ニューロンが視床 VL 核や脚橋被蓋核を過剰抑制する結果となり, 無動や筋固縮のみならず, 姿勢異常や歩行障害にも繋がることが示唆されている.

〈武田　篤〉

2 わが国におけるパーキンソン病診療の現状と課題

　パーキンソン病の発症には国・地域や人種差，また性差はないと考えられている．その有病率は世界中で概ね 1,000 人に一人といわれている．しかし実はパーキンソン病の有病率はその社会の年齢構成の変化の影響を大きく受ける．表 4 にパーキンソン病の年齢別の有病率をこれまでの疫学調査報告結果から大まかに推定したものを示すが，40 歳未満ではきわめて稀なものの，その後年齢が高くなるにつれて患者数が増加し，70 歳以上では概ね 1％程度の有病率に達することがわかる．

　少子高齢化が進むわが国では，2008 年をピークとして既に総人口は減少に転じている．なかでも若年層の人口は今後減少の一途を辿り，団塊の世代といわれる第一次ベビーブームの世代がすべて後期高齢者になる 2025 年以降には，人口のなかで 65 歳以上の高齢者の占める割合（高齢化率）が 30％を超えることが確実視されている．こうした年齢構成の変化に基づいて，1990 年，2010 年，および 2030 年のパーキンソン病患者数の変化を推計したものを示す（図 6）．

　図 6 をみると 1990 年には 10 万人強だったわが国のパーキンソン病患者数が現在は概ね 20 万人を超えていると推計されることがわかる．しかも年齢構

表 4	パーキンソン病の年齢別推定有病率
（鳥取大学神経内科の疫学調査結果から推計）	

39歳以下	<1人	（<1/100,000）
40 〜 49歳	10人	（＝1/10,000）
50 〜 59歳	50人	（＝1/2,000）
60 〜 69歳	200人	（＝1/500）
70歳以上	800人	（＝1/125）

JCOPY 498-22853

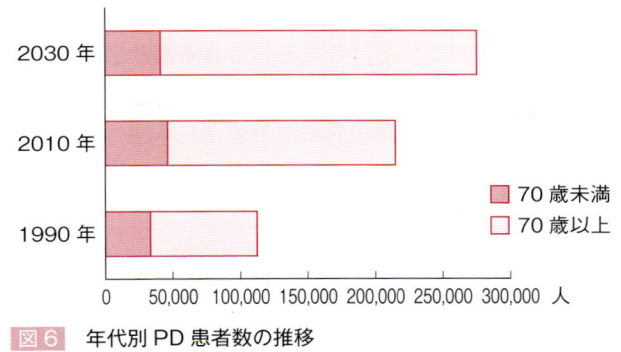

図6 年代別 PD 患者数の推移

日本の人口動態と将来予想（国立社会保障・人口問題研究所）を基に
年齢別有病率を掛けあわせて推計

成としては圧倒的に 70 歳以上の高齢者が多い．70 歳未満の患者数はあまり
増加しておらず，むしろ今後は人口の減少に伴って減少することが推定される．
その一方で 70 歳以上の高齢患者については今後も増加し続け，2030 年頃に
は全推計患者数 27 万人の内で 70 歳以上の患者が 85％以上を占めることにな
ることもわかる．つまり今後のわが国でのパーキンソン病診療については圧倒
的に高齢者が対象となることが確実視され，治療戦略についても高齢者を中心
とした再検討を進めていかなくてはならない．

　高齢者のパーキンソン病患者について特に問題となるのは，転倒，嚥下障害，
認知機能の低下といったドパミン補充療法に反応し難い症状であり，こうした
ドパミン補充療法不応性の症状が早くから顕在化しやすいことが大きな問題で
ある．その一方でジスキネジアの出現は若年・壮年発症例と比較して少ないこ
とも知られている．こうした年齢別患者構成の変化を考慮して，今後は早期か
らの治療介入方針についても再検討する必要があるだろう．すなわち転倒事故
や嚥下障害の早期出現を考慮したリハビリテーションなどの治療介入方法の確
立や認知症の発症・進展予防が今後のパーキンソン病診療の大きな課題となる．
その一方でこれまで大きな課題とされた運動合併症の予防に関する配慮はこれ
までよりは優先順位が下がる可能性もある．

　現在のわが国における人口構成の高齢化のスピードはこれまでの人類史上ど

の社会も経験したことのないものであり，近い将来，前人未到の超高齢社会に突入することが確実視されている．今後予想される高齢患者の激増を念頭においた新たな治療方針の確立が現在求められており，さらにそうした方法論の確立は，近い将来に同様の高齢社会の到来が予想される諸外国に先駆けて，特にわが国でなされる必要がある．

■文献

1）武田　篤．パーキンソン病の病因・病態生理．山本光利，編．GP・レジデントのための
　　パーキンソン病テキストブック．東京：アルタ出版；2012. p.30-9.
2）菊池昭夫，武田　篤．病態生理―無動，固縮，振戦，姿勢反射障害―．特集：パーキン
　　ソン病―基礎・臨床研究のアップデート．日本臨牀．2009; 67（増刊号4）: 133-8.

〈武田　篤〉

Ⅱ　診断について

II　診断について

1 ┃ 問診と神経診察から いかにパーキンソン病の診断に迫るか？

A. パーキンソン病の運動症状

特徴的な運動症状は以下の 4 つでこれを四徴という.

1）振戦

1 秒間に 10 回未満の比較的ゆっくりとした震えである. 手足の他に口唇を含む顔面にみられることもある. 安静時に目立ち, 動作を開始すると消失することが多いのも特徴である. 上肢の場合, 典型的には手指で丸薬を丸めるような運動を示す.

2）無動（あるいは寡動）

動作が全般的にゆっくりになる. 歩くときの歩幅が小さくなったり, 動作を繰り返す内に動きが更にだんだんと小さく速くなったりすることもある（加速運動）. また歩行時の手の振りが小さく, 特に動作の開始が苦手となり最初の一歩が出難くなる（すくみ足）こともある. 顔面の表情が乏しくなったり, 話すときも小声で歯切れが悪くなる場合もある.

3）筋強剛（または筋固縮）

筋肉に常に一定の緊張があり, 他者が手足を動かした時にうまく力を抜くことができない. 特にパーキンソン病の場合は, 動かした時に感じる硬さに強弱の変動があり, まるで渋くなった歯車を回しているような感じがすることが特徴であり, これを歯車様筋強剛とよび, 特にパーキンソン病に特徴的である.

4）姿勢保持障害

バランスが崩れた時, これを支えるための脚の一歩が出難いため, そのまま転倒しやすくなる. 倒れる際にも両手を拡げるなどの反射的動作ができず,

JCOPY 498-22853

しばしば立っていた時の姿勢のまま棒のように倒れるため骨折などの事故につながりやすい．特に後方へ転びやすくなる．パーキンソニズムに伴う姿勢保持障害については，体幹失調による易転倒性と区別する必要がある．

これまでの最も代表的な British Brain Bank の診断基準[1]では基本的に無動を認め，なおかつ，振戦・固縮・姿勢保持障害のいずれかを認めるときパーキンソニズムと診断していた．しかしながら 2015 年に Movement Disorder Society より新しい診断基準が公表され[2]，パーキンソン病の診断におけるパーキンソニズムの定義が変わった．新診断基準（表 1）によると，運動緩慢が見られることが必須であり，加えて静止時振戦か筋強剛のどちらか一つ，または両方が見られるものをパーキンソニズムと定義している．パーキンソン病の姿勢保持障害はほとんど進行期になってから出現し，早期の出現はむしろ進行性核上性麻痺や多系統萎縮症などの他疾患を示唆することが考慮され，パーキンソニズムの定義から姿勢保持障害が除外されたことに今後注意する必要がある．

パーキンソン病の診断では運動症状の左右差の存在が重要視されてきた．実際 8 割以上の症例で初発時から一貫して症状の左右差を認めることが知られている．1) の安静時振戦はパーキンソン病に特徴的であり，比較的わかりやすい症候でもある．しかし安静時振戦の出現率は全体の 5 割強程度にしか過ぎないことに注意を要する．逆にいえば全体の 5 割弱を占める安静時振戦のない症例は，しばしば適切な診断がなされないまま時間が経過してしまう危険性がある．こうした振戦のない症例を見逃さないためには，特に左右差のある筋強剛の確認が有用である．多くの例でわかりやすいのは手首である．検者の他動的な動きに抗する筋緊張が筋強剛として感じられるが，時に被検者が同時に同方向へ随意的に動かそうとするため軽微な筋強剛がわかり難くなることがある．このためなるべく臥位で全身の力を抜いた状態として，世間話などをしながら被検者の注意を逸らして筋強剛の評価をするとよい．場合によっては暗算を課したり，対側の随意運動を課して診察するような手技が有用の場合もあるが，時に過大評価になるので注意を要する．パーキンソン病の診断上，運動症状の経過観察も重要である．10 年以上パーキンソニズムが緩徐進行性に認

められる場合はパーキンソン病である可能性が高い．他の atypical parkin-sonism（多系統萎縮症や進行性核上性麻痺など）であれば，それ以外の特徴的な症候が加わり診断から除外される場合がほとんどである．逆に病初期から認知症や精神症状のみられる場合や，発症3年以内に姿勢保持障害やオン時すくみ足などドパミン補充療法に不応性の症状が出現する場合はむしろ他疾患を考える．なかでも，パーキンソニズムを主とする2つの神経変性疾患，多系統萎縮症（MSA-P）や進行性核上性麻痺（PSP）については，特に病初期においてしばしばパーキンソン病との鑑別が困難であり，L-ドパ（L/dopa）反応性も含めて実際上鑑別ができない場合もある．現在までに報告された結果によると，パーキンソン病の初期臨床診断の精度は概ね 80 ～ 90％程度といわれている．

　運動症状の程度により表2の通り重症度が分類されている．これらは後述の通り，難病認定と関係するため常に念頭においておく必要がある．

B. 運動症状と非運動症状

　中脳からのドパミン神経系は，前章で解説されている運動機能に関係したもの（黒質線条体系：図1にて黒で示す）のみならず，大脳前頭葉や辺縁系へもドパミンを供給している（中脳皮質系・中脳辺縁系：図1にて赤で示す）．後者は記憶や学習，あるいは喜びや満足感といった脳の高次機能と関係していることがわかっている．パーキンソン病ではこの両者でドパミン不足が生じることがわかっており，これによって運動機能障害のみならず，情動面でも障害が生じ，抑うつや不安状態に陥りやすいことが示唆されている．こうした運動症状以外のパーキンソン病の症状を非運動症状という．

　非運動症状には抑うつや不安などのドパミン不足に直接関係した症状のほか，睡眠障害（不眠や日中の眠気），記憶障害といった精神症状，さらに頻尿，起立性低血圧（立ちくらみ），便秘といった自律神経症状，そして嗅覚低下などがみられることが知られている．こうした運動・非運動症状が総合的にパーキンソン病の症状（Parkinson's Complex）を形成すると考えられている．

　これらの非運動症状はしばしば運動症状の出現（＝パーキンソン病の発症）以前からみられることが報告され，またその出現頻度もそれぞれ5割を超え

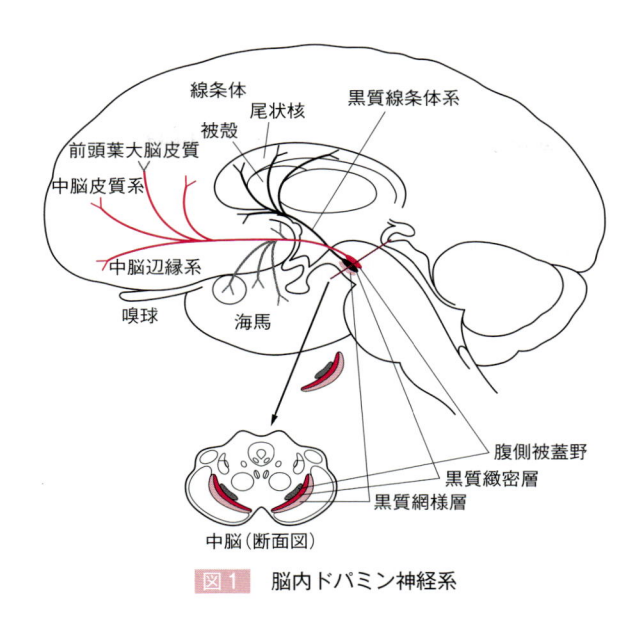

図1 脳内ドパミン神経系

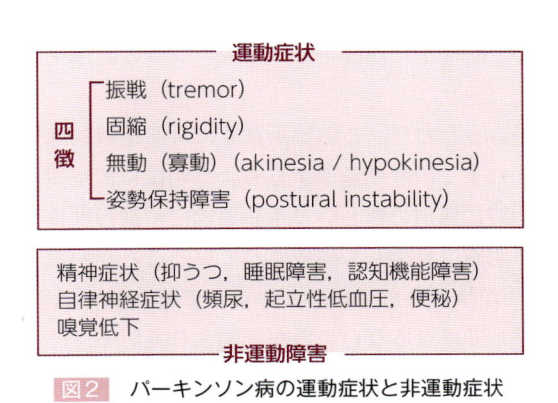

図2 パーキンソン病の運動症状と非運動症状

ることが明らかとなり，初期診断にも有用であることが明らかとされてきた．特に便秘の存在や嗅覚低下，そして抑うつや不安といった精神症状，不眠やレム睡眠行動障害を示唆する寝言などの睡眠時の症状などを問診時に注意するこ

ともまたパーキンソン病の診断制度を上げていくうえで極めて有用である．診察時には起立性低血圧の有無も確認するとよい．起立性低血圧があるにも関わらず反射性の頻脈が認められない場合は，心臓交感神経系の変性が示唆されるためパーキンソン病の可能性が高くなる．

C. パーキンソン病の新しい診断基準 (表1)

　このように特に近年，パーキンソン病の運動症状と非運動症状に関する理解が進み，さらに新しい検査法が開発されたり病理学的な病態進展モデルが提唱されるなど，パーキンソン病に関する知見が集積されてきたことから，2015年に新たな診断基準が International Parkinson and Movement Disorder Society（MDS）から提唱された[2]．これは表1に示すように，診断の特異度が90%以上になることを目標とした厳格な診断基準（Clinically established Parkinson's disease）と感度・特異度の両方が80%以上となることを目標とした実用的な診断基準（Clinically probable Parkinson's disease）の二つのレベルからなっている．パーキンソン病診療ガイドライン2018でも基本的にこの新MDS診断基準に沿ってパーキンソン病の診断を進めることが推奨されている[3]．

　表1に示されているとおり，この診断基準による絶対的除外基準，相対的除外基準ともに，これまでの診断基準よりもより明確に鑑別対象となる他のパーキンソン症候群，特に鑑別の難しい多系統萎縮症や進行性核上性麻痺，大脳皮質基底核変性症を明確に意識して作成されていることがわかる．絶対的除外基準にL-ドパ不応性が挙げられているが，ここで600 mg以下のL-ドパ投与で治療反応性を判断してはならないことが記載されている．L-ドパの腸管吸収には個人差があるため，300 mg程度の低用量では治療反応が確認できないことがしばしばあることに特に注意する必要がある．臨床的に確実なパーキンソン病と診断するには，2つ以上の支持的基準に合致する必要があるが，支持的基準の1と2はL-ドパ治療に関連した項目のため，未治療パーキンソン病の診断には使えない．このため新診断基準により，未治療のパーキンソン病を臨床的に確実なパーキンソン病と診断するには，静止時振戦を認めるとともに，嗅

覚低下か MIBG 心筋シンチグラフィーでの取り込み低下を確認する必要がある．パーキンソン病の診断時における MIBG 心筋シンチグラフィーはすでに保険適用となっているが，保険適用となっている 2 つの嗅覚検査法（アリナミンテストと T&T オルファクトリーメータ）は，主に嗅覚閾値の変化を検出する検査法のため，パーキンソン病で低下する嗅覚識別覚を評価するうえで必ずしも有用でない．このため簡便に嗅覚識別覚を評価できる嗅覚検査法の保険適用が待たれている．

　実際の診療においては運動症状の程度により表 2 のとおり重症度が分類されている．これらは後述の通り，難病認定と関係するため常に念頭に置いておく必要がある．

表1 **国際運動障害疾患学会による新しい診断基準**（Postuma RB, et al. MDS clinical diagnostic criteria for Parkinson's disease. Mov Disord. 2015, 30: 1591-601[2]. より改変）

下記の I と II をともに満たすものをパーキンソニズムと定義する

I	動作緩慢がみられる
II	静止時振戦か筋強剛のどちらかまたは両方が見られる

● **臨床的に確実なパーキンソン病**（Clinically established Parkinson's Disease）
パーキンソニズムが存在しさらに，

1)	絶対的除外基準に抵触しない．
2)	少なくとも2つの支持的基準に合致する．
3)	相対的除外基準に抵触しない．

● **臨床的にほぼ確実なパーキンソン病**（Clinically probable Parkinson's Disease）
パーキンソニズムが存在しさらに，

1)	絶対的除外基準に抵触しない．
2)	相対的除外基準と同数以上の支持的基準がみられる．ただし2つを超える相対的除外基準がみられてはならない．

・ **絶対的除外基準**（Absolute exclusion criteria）

1.	小脳症候がみられる．
2.	下方への核上性眼球運動障害がみられる．

（つづく）

（つづき）

3.	発症5年以内に前頭側頭型認知症や原発性進行性失語症の診断基準を満たす症候がみられる.
4.	下肢に限局したパーキンソン症状が3年を超えてみられる.
5.	薬剤性パーキンソニズムとして矛盾のないドパミン遮断薬の使用歴がある.
6.	中等度以上の重症度にも関わらず, 高用量（>600 mg）のL-ドパによる症候の改善がみられない.
7.	明白な皮質性感覚障害, 肢節観念運動失行や進行性失語がみられる.
8.	シナプス前性のドパミン系が機能画像検査により正常と評価される.
9.	パーキンソニズムをきたす可能性のある他疾患の可能性が高いと考えられる.

・支持的基準（Supportive criteria）

1.	明白で劇的なドパミン補充療法に対する反応性がみられる. この場合, 初期治療の段階では正常かそれに近いレベルまでの改善がみられる必要がある. もし初期治療に対する反応性が評価できない場合は以下のいずれかで判断する. a. 用量の増減により顕著な症状の変動（UPDRSパートⅢでのスコアが30％を超える）がみられる, または患者または介護者より治療により顕著な改善がみられたことがあることが確認できる. b. 明らかに顕著なオン・オフ現象がみられる.
2.	L-ドパ誘発性のジスキネジアがみられる.
3.	四肢の静止時振戦が診察上確認できる.
4.	他のパーキンソニズムを示す疾患との鑑別診断上, 80％を超える特異度を示す検査法が陽性である. 現在この基準を満たす検査として以下の2つが挙げられる. ・嗅覚喪失または年齢・性を考慮した上で明らかな嗅覚低下の存在 ・MIBG心筋シンチグラフィーによる心筋交感神経系の脱神経所見

・相対的除外基準（Red flags）

1.	5年以内に車椅子利用となるような急速な歩行障害の進展がみられる.
2.	5年以上の経過で運動症状の増悪がみられない.
3.	発症5年以内に重度の構音障害や嚥下障害などの球症状がみられる.
4.	日中または夜間の吸気性喘鳴や頻繁に生じる深い吸気*注など, 吸気性の呼吸障害がみられる.
5.	発症から5年以内に以下のような重度の自律神経障害がみられる. a. 起立性低血圧: 立位3分以内に少なくとも収縮期で30 mmHgまたは拡張期で15 mmHgの血圧低下がみられる. b. 発症から5年以内に重度の尿失禁や尿閉がみられる.
6.	年間1回を超える頻度で繰り返す発症3年以内の転倒.
7.	発症から10年以内に, 顕著な首下がり（anterocollis）や手足の関節拘縮がみられる.

（つづく）

（つづき）

8.	5年の罹病期間の中で以下のようなよくみられる非運動症候を認めない. ・睡眠障害: 睡眠の維持障害による不眠, 日中の過剰な傾眠, レム睡眠行動障害の症状 ・自律神経障害: 便秘, 日中の頻尿, 症候を伴う起立性低血圧 ・嗅覚障害 ・精神症状: うつ状態, 不安, 幻覚
9.	他では説明のできない錐体路症候がみられる.
10.	経過中一貫して左右対称性のパーキンソニズムがみられる.

＊注 inspiratory sighs: 多系統萎縮症で時にみられる呼吸障害の一つで, しばしば突然不規則に生じる深いため息様の吸気

表2　改訂版 Hoehn and Yahr の重症度分類と厚生労働省の生活機能障害度

ステージ 1	症状は一側性で, 機能的障害はないかあっても軽度.
ステージ 1.5	一側性の症状に, 頸部など体幹の障害が加わる.
ステージ 2	両側性の障害があるが姿勢保持の障害はない. 日常生活, 職業は多少の障害はあるが行い得る.
ステージ 2.5	両側性の障害に後方突進が加わるが, 自分で立ち直れる.
ステージ 3	立ち直り反射に障害がみられる. 活動は制限されるが自力での生活が可能である.
ステージ 4	重篤な機能障害を呈し, 自力のみによる生活は困難となるが, まだ支えられずに立つこと, 歩くことはどうにか可能である.
ステージ 5	立つことは不可能で, 介助なしにはベッドまたは車椅子の生活を余儀なくされる.

1度	日常生活, 通院にほとんど介助を要しない.
2度	日常生活, 通院に部分的介助を要する.
3度	日常生活に全面的介助を要し, 独立では歩行起立不能.

■文献

1) Gibb WRG, Lees AJ. The relevance of the Lewy body to the pathogenesis of idiopathic Parkinson's disease. J Neurol Neurosurg Psychiatry. 1988; 51: 745-52.
2) Postuma RB, Berg D, Stern M, et al. MDS clinical diagnostic criteria for Parkinson's disease. Mov Disord. 2015; 30: 1591-601.
3) 「パーキンソン病治療ガイドライン」作成委員会, 編. 日本神経学会, 監. パーキンソン病診療ガイドライン 2018. 東京: 医学書院; 2018.

〈武田　篤〉

2 補助検査

A. 嗅覚検査

　約 70 ～ 80% のパーキンソン病患者で病初期から嗅覚が障害される．その嗅覚異常は罹病期間や重症度，治療内容と関連しない．検査で嗅覚低下を指摘された約 70% の症例では嗅覚低下の自覚がなかったとの報告があり，患者の主張を鵜呑みにしてはいけない．高度のアレルギー性鼻炎や副鼻腔炎，頭部外傷でも嗅覚低下をきたすので，それらを合併していないかについても注意が必要である．世界的に最も広く用いられている嗅覚検査法は UPSIT（University of Pennsylvania smell identification test）であり，日常生活でよく経験する 40 種類のニオイを識別する検査方法である．日本では OSIT-J（Odor Stick Identification Test for Japanese）が用いられることが多く，これは 12 種類のニオイを識別する検査方法で簡便に約 10 分程度で検査できる．安価で被検者への侵襲もほとんどない．嗅覚低下は必ずしもパーキンソン病に特異的ではなく，レビー小体病理と関連しており α シヌクレイノパチーで低下する．レビー小体型認知症は病初期から嗅覚低下があり，多系統萎縮症の一部でも嗅覚が障害される．一方で，α シヌクレイノパチー以外の進行性核上麻痺や大脳皮質基底核変性症，脳血管性パーキンソニズムでは嗅覚低下を示さない [1]．

B. 自律神経系の検査

1 ▶ 起立試験

　パーキンソン病における起立性低血圧の頻度は報告によって様々であるが，

おおよそ 40% にみられ [2]，病初期ではその頻度は少なく症状の進行とともに増える．パーキンソン病治療薬である L-ドパ（L/dopa）やドパミンアゴニストのセレギリン塩酸塩（エフピー®）が起立性低血圧を誘発や悪化させることがある．起立性低血圧とは，臥位から起立時（シェロング試験）や 60 度以上（head-up tilt 試験）で，3 分以内に収縮期血圧が 20 mmHg 以上または拡張期血圧が 10 mmHg 以上の低下（あるいは収縮期血圧が 30 mmHg 以上または拡張期血圧が 15 mmHg 以上の低下）があった場合をいう．起立性低血圧は圧受容器から延髄の血管運動中枢までの求心路，あるいは延髄血管運動中枢から脊髄中間外側核，交感神経に至るまでの遠心路の障害によって起こる．パーキンソン病では心臓交感神経終末に α シヌクレインが集積していることから，少なくとも末梢レベルでの障害の関与が示唆される．パーキンソン病以外では，多系統萎縮症で起立性低血圧を伴うことが多い．

2 ▶ 心電図 R-R 間隔変動係数（CV_{R-R}）

一般的に副交感神経機能の指標として用いられるが，交感神経機能の関与もある．CV_{R-R} は安静時の連続した 100 心拍の R-R 間隔の平均値と標準偏差から求める [CV_{R-R}（%）＝標準偏差 / 平均値 × 100]．CV_{R-R} は加齢とともに低下を示し，進行したパーキンソン病では低下を示すことが多い．

3 ▶ 黒質超音波検査

1995 年に Becker らは，経頭蓋超音波検査でパーキンソン病患者の黒質が高輝度に描出できることを報告した [3]．正常では中脳周囲の脳槽が高輝度に見え，相対的に中脳自体がハート型に低輝度に浮き上がって見える．パーキンソン病患者の約 90% 以上で中脳にある黒質が高輝度に見えるが，健常者でも 10% 前後で陽性になる．黒質が高輝度に見える原因について詳細はわかっていない．しかし特にアジア人の高齢女性では，頭蓋内が全く見えず検査そのものが困難な場合が多い．さらに，輝度評価の客観性の問題があり，日常診療ではあまり普及していないのが現状である．

4 ▶▶脳 MRI

　通常の脳 MRI 撮影では，パーキンソン病において形態学的構造異常はない．もし，形態学的に異常が指摘されるのであれば，他疾患を考える必要がある．例えば，橋におけるクロスサインや被殻外側におけるスリットサインは多系統萎縮症を，中脳被蓋部の萎縮（矢状断でハチドリに類似していることからハチドリサインとよばれることがある）は進行性核上性麻痺を，前頭葉や頭頂葉での大脳皮質萎縮の左右差があれば大脳皮質基底核変性症を，大脳基底核や大脳深部白質などに虚血性病変が多発していれば脳血管性パーキンソニズムを考え

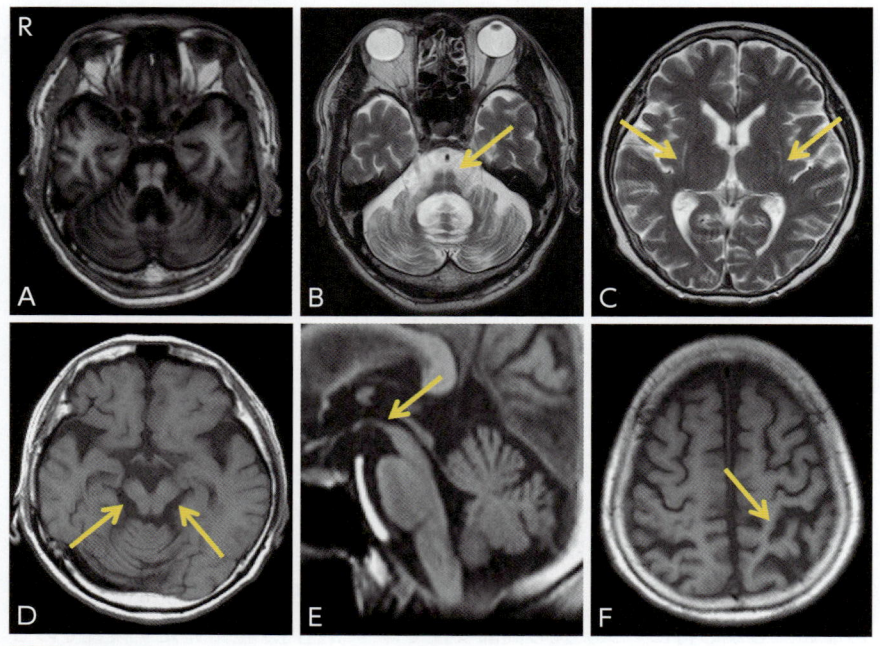

図3　脳 MRI

多系統萎縮症患者（A: T1WI，B: T2WI，C: T2WI），進行性核上性麻痺患者（D: T1WI，E: T1WI），大脳皮質基底核変性症患者（F: T1WI）．多系統萎縮症では小脳や脳幹の萎縮，第四脳室拡大（A），橋の十字サイン（B），被殻外側のスリットサイン（C）を認める．進行性核上性麻痺では中脳被蓋部の萎縮（D~E）があり，ハチドリサイン（E）を認める．大脳皮質基底核変性症では左中心後溝開大（F）があり，頭頂葉での大脳皮質萎縮の左右差を認める．

るべきである（図3）．本態性振戦や薬剤性パーキンソニズム，心因性パーキンソニズムでは形態学的異常は認めない．

5 ▶ 脳血流 SPECT・脳代謝 PET

通常の解析ではパーキンソン病に特異的所見はない．多系統萎縮症では小脳や被殻で脳血流・脳代謝の低下，レビー小体型認知症では後頭葉や皮質連合野で低下，進行性核上性麻痺では前頭葉で低下，大脳皮質基底核変性症では前頭葉から頭頂葉あるいは線条体で左右非対称の低下がみられる．

6 ▶ ドパミントランスポーターシンチグラフィ（DAT scan）

ドパミントランスポーター（DAT）は線条体内の黒質線条体ドパミン神経終末部に高発現している．^{123}I-ioflupane（^{123}I-FP-CIT）が DAT に高親和性を示すことを利用して，線条体内の DAT を画像化しドパミン神経の変性・脱落の程度を評価することができる検査である．^{23}I-ioflupane を静脈内投与3時間後に30分間頭部を撮像する．評価方法として，水平断面像で ^{123}I-ioflupane の線条体への集積を視覚的に評価するのが一般的である．線条体での集積の定量指標として，specific binding ratio（SBR）があるが，シルビウス裂の萎縮などの影響を受けるために参考にならない場合が多々ある．SBR のカットオフ値はおおよそ 4.5 ぐらいといわれているが，施設間で異なるため施設ごとにカットオフ値を決定する必要がある．視覚的に正常例ではカンマ（,）状に，集積低下例では被殻後背側での集積低下を示しドット（.）状に見える．パーキンソン病ではドット状に集積低下がみられる（図4）．集積低下を認めない本態性振戦や脳血管性パーキンソニズム，薬剤性パーキンソニズム，心因性パーキンゾニズムとの鑑別に有効である．しかしながら，パーキンソン病と他のパーキンソン症候群（レビー小体型認知症や多系統萎縮症，進行性核上性麻痺，大脳皮質基底核変性症）との鑑別は困難である（図4）．集積低下の左右差が症状の左右差と一致することが多い．また，臨床的にパーキンソン病と考えられていた患者の 10 ～ 20％ に集積低下を認めないことがあり，SWEDDs（scans without evidence of dopaminergic deficits）とよばれている[4]．成人発症ジストニー振戦や本態性振戦，うつ病，脳血管性パー

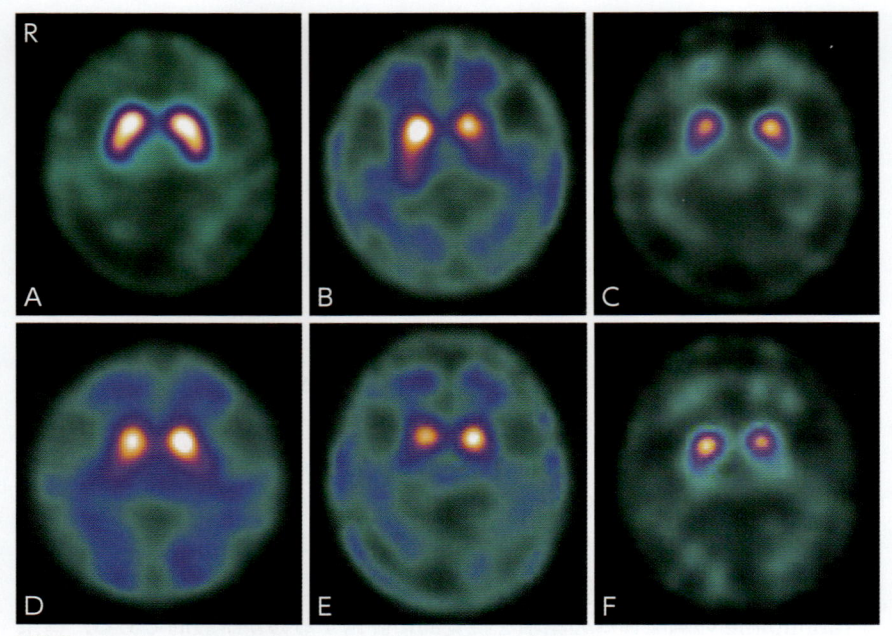

図4 ドパミントランスポーターシンチグラム（DAT scan）

正常健常者（A）とパーキンソン病患者（B），レビー小体型認知症患者（C），多系統萎縮症患者（D），進行性核上性麻痺患者（E），大脳皮質基底核変性症患者（F）．視覚的に正常健常者（A）ではカンマ状に，集積低下症例（B〜F）ではドット状に見える．このパーキンソン病患者では左側でより被殻後背側での^{123}I-ioflupane集積低下があり，右側に強い症状とサイドが一致している（B）．集積低下を示す疾患群間の鑑別は困難である（B〜F）．

キンソニズム，心因性パーキンソニズム，ドパミン反応性ジストニアなどが含まれていると考えられている．薬剤の影響として，選択的セロトニン再取り込み阻害薬〔フルボキサミンマレイン酸塩（デプロメール®，ルボックス®），パロキセチン塩酸塩水和物（パキシル®），塩酸セルトラリン（ジェイゾロフト®）〕で背景組織での^{123}I-ioflupane の集積低下が起こり相対的に線条体と背景組織における^{123}I-ioflupane の集積比が上昇する可能性がある．メチルフェニデート塩酸塩（リタリン®，コンサータ®），アモキサピン（アモキサン®），マジンドール（サノレックス®），コカイン塩酸塩（コカイン塩酸塩），メタンフェタミン塩酸塩（ヒロポン®）で線条体での^{123}I-ioflupane 集積低下の可能性がある．

7 ▶ [¹²³I]MIBG 心筋シンチグラフィ

ノルアドレナリンの生理的アナログである MIBG（メタヨードベンジルグアニジン）が交感神経終末で摂取・貯蔵・放出されることを利用して，心臓交感神経機能を画像化し評価することができる検査である．[¹²³I]MIBG 111Mbq（3mCi）を安静時に静注し，20 ～ 30 分後（早期像）と 3 ～ 4 時間後（後期像）に胸部を撮像する．評価方法として，一般的には正面プラナー像で，心臓（H）と上縦隔（M）に関心領域を置き，その比である H/M 比を使用することが多い．パーキンソン病では早期像，後期像ともに H/M 比は低下する（図5）．また，発症早期の場合には H/M 比の低下を認めないことがあるが，症状の進行とともに低下を認めてくることがある．パーキンソン病以外の疾患では，レビー小体型認知症や多系統萎縮症の一部，すなわち α シヌクレイノパチーで H/M 比の低下を示す．一方，進行性核上性麻痺や大脳皮質基底核変性症のようなタウオパチー，本態性振戦，脳血管性パーキンソニズム，薬剤性パーキンソニズム，心因性パーキンソニズムでは低下を示さない．虚血性心疾患や糖尿病，家族性アミロイドポリニューロパチーなどの疾患では H/M 比は低下を示すことがあるので合併していないか注意が必要である．また，三環

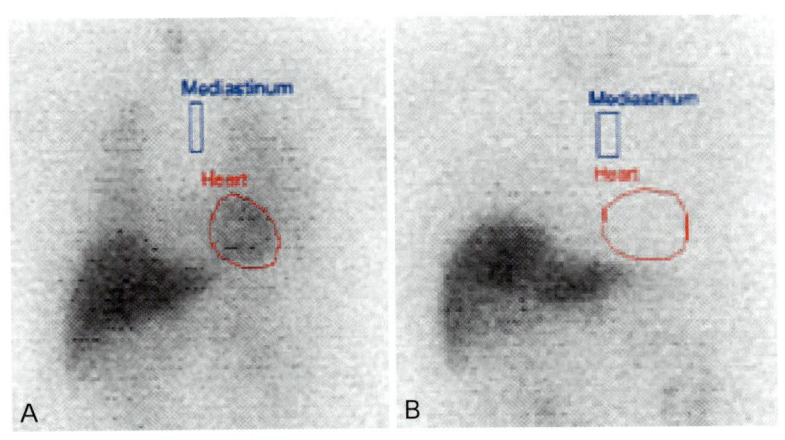

図5 [¹²³I]MIBG 心筋シンチグラム

正常健常者（A）とパーキンソン病患者（B）．パーキンソン病患者では心臓でのMIBG集積が低下している（B）．

系の抗うつ薬などの薬剤が H/M 比の低下を引き起こすことがあり，検査前に服薬歴を確認しておく必要性がある．

■文献

1) 菊池昭夫，武田　篤．パーキンソン病の嗅覚低下．神経内科．2007; 66: 72-7.

2) Goldstein DS. Orthostatic hypotension as an early finding in Parkinson's disease. Clin Auton Res. 2006; 16: 46-54.

3) Becker G, Seufert J, Bogdahn U, et al. Degeneration of substantia nigra in chronic Parkinson's disease visualized by transcranial color-coded real-time sonography. Neurology. 1995; 45: 182-4.

4) Schwingenschuh P, Ruge D, Edwards MJ, et al. Distinguishing SWEDDs patients with asymmetric resting tremor from Parkinson's disease: a clinical and electrophysiological study. Mov Disord. 2010; 25: 560-9.

〈菊池昭夫〉

JCOPY 498-22853

3 鑑別診断上問題となる主な疾患

■はじめに

　パーキンソン病（Parkinson's disease: PD）は 4 大運動症状，すなわち安静時振戦，筋固縮，寡動 / 無動，姿勢保持障害および様々な非運動症状を特徴とする慢性進行性の神経変性疾患である．PD の臨床診断は十分な病歴聴取と神経学的診察があれば比較的容易であるが，一部の症例，特に病初期には全ての症候が揃わないことも多く，診断に苦慮する場合がある．正確な診断は患者の予後判定や適切な治療介入のために必須である．本項では PD の鑑別診断上問題となる主な疾患群について概説する．

A. PD と鑑別を要する主な疾患

　パーキンソニズムを呈する PD 以外の神経変性疾患として，レビー小体型認知症（dementia with Lewy bodies: DLB），多系統萎縮症（multiple system atrophy: MSA），進行性核上性麻痺（progressive supranuclear palsy: PSP），あるいは大脳皮質基底核変性症（corticobasal degeneration: CBD）などがあげられる．これらのほか，本態性振戦（essential tremor: ET）や薬剤性，代謝性，感染症，血管障害など様々な原因から生じる 2 次性パーキンソニズムも PD と見誤られる場合がある．以下，主な疾患について鑑別上のポイントを述べる．

1 ▶ 本態性振戦（ET）

　ET は動作時の振戦を特徴とする疾患で，人口の 2.5 ～ 10 ％程度にみられる頻度の高い運動異常症である．ET の罹病率は加齢とともに増加するが，家

族性の場合には若年齢での発症も稀ならずみられる．ET の責任病変については明確な回答は得られていないが，小脳‒下オリーブ核系の異常などが推定されている．ET では，①家族内発症の頻度が高い（50％以上），②PD では左右差が認められるのに比し，多くは左右対称性である，③PD の振戦（4～6 Hz）と比べ速く細かい振戦である（4～10 Hz），④姿勢時および動作時に目立つ，⑤PD に多くみられる回内‒回外型ではなく屈曲‒伸展型の振戦である，⑥PD と比べ頭部や声のふるえを伴うことが多い，などの特徴がある[1]．

2 ▶▶ レビー小体型認知症（DLB）

　DLB はアルツハイマー病（Alzheimer's disease: AD）に次いで多い変性性認知症で，本邦では認知症の約 20％が本症に該当し，60～90 万人の患者がいると推定されている．1976 年以降，小阪らが認知症とパーキンソニズムを主症状とし，レビー小体が脳幹の他に大脳皮質や扁桃核にも多数出現する症例を報告したことで，認知されるようになった疾患概念であり，1995 年の国際ワークショップを経て DLB と命名され今日に至っている[2]．臨床的には記憶，視知覚・視覚構成・視空間能力，注意，遂行機能など広範な認知機能障害がみられるが，アルツハイマー病（AD）と比較すると記憶障害が軽い一方，視覚認知障害および視覚構成／視空間障害が強く，幻視や錯視，誤認妄想などの訴えが多い．また DLB では認知機能の変動が特徴的で，より多面的に病歴を聴取する必要がある[1]．頻回の転倒，失神，うつ，レム睡眠行動障害は DLB との合併率が高いとされ，診断上有用である．周知の通り James Parkinson が 1817 年に自著「An Essay on the Shaking Palsy」で 6 例の PD 患者を報告した際には「知性と感覚は保たれる」と記述されていた．しかしながら，PD には病初期より特有の認知機能障害が高率にみられ，進行とともに次第に増悪し，最終的には 80％程度の例で認知症（PD with dementia: PDD）に至ることが広く知られるようになっている．DLB と PDD の関係に関しては，パーキンソン症候群から認知症発現まで 1 年未満ならば DLB と診断し，1 年以上であれば PDD と診断する one-year-rule が提唱されている．一方，DLB と PDD は臨床症状の多くの部分で共通点があり，病理学的にも DLB と PDD ではレビー病理の分布と程度，AD 病理の程度に

おいて差が認められるものの PD，PDD，DLB には連続性がみられるのが事実である．

3 ▶ 多系統萎縮症（MSA）

　1969 年に Graham と Oppenheim らによりドパ不応性パーキンソニズム，小脳失調および自律神経症状を併発する症例として最初に報告された疾患である．病理学的には黒質系線条体系，オリーブ橋小脳系，ならびに自律神経系を主体に神経細胞死が生じる神経変性疾患である．病態機序は不明であるが，オリゴデンドログリア胞体内に神経膠細胞質封入体（glial cytoplasmic inclusion: GCI）が形成されることが明らかにされ，MSA に特異的な病理診断マーカーと考えられている．GCI はレビー小体の主要構成分子である α シヌクレイン陽性であり，MSA は PD や DLB と同様，シヌクレイノパチーに分類される．有病率は 10 万人あたり 3 ～ 4 人，平均発症年齢は 60 歳で男女差はなく平均予命は発症から 7 ～ 9 年程度と予後不良の疾患である．臨床的には膀胱直腸障害や起立性低血圧などの自律神経障害，小脳失調，パーキンソニズムおよび錐体路徴候が種々の程度で混在して認められ，以前はパーキンソニズムを主体とする線条体黒質変性症（striatonigral degeneration: SND），小脳症状を主体とするオリーブ橋小脳萎縮（olivopontocerebellar atrophy: OPCA）および自律神経症状を中核症状とするシャイ・ドレーガー症候群（Shy-Drager syndrome: SDS）の 3 病型に分類されていた．現在は自律神経障害（起立性低血圧あるいは排尿障害）と運動障害（パーキンソニズムまたは小脳障害）の両者を有するものと定義され，運動障害の内容により小脳型（MSA-C），パーキンソン型（MSA-P）と分類される．本邦では MSA-C が多く（83.8％），MSA-P は 16.2％と少ない．MSA にみられるパーキンソニズムは L-ドパ（L/dopa）への反応性が悪く，左右差が少なく振戦が少ない傾向にある．認知機能については PD と比べ保たれる場合が多いが進行と共に低下する．MSA と PD の鑑別診断には画像診断が有用であり，頭部 MRI にて被殻，中小脳脚，橋，小脳の萎縮に加え，T2 強調画像や FLAIR 像で脳橋に十字状の高信号（hot cross bun とよばれるイギリスの菓子パンに似ることから，hot cross bun sign とよばれる），T2 強調画像で被殻外側後部

の線状高信号（slit sign），中小脳脚の高信号などの所見が認められる．
^{123}I-MIBG 心筋シンチグラフィでは心臓／縦隔取り込み比（H/M 比）の低下
がみられない場合が多いが，なかには PD 同様に低下がみられる例もあり注意
を要する．

4 ▶▶ 進行性核上性麻痺（PSP）

　1964 年に Steele JC，Richardson JC，Olszewski J らによって最初に報
告された疾患である．病理学的にはルイ体，黒質，淡蒼球内節，中脳被蓋，小
脳歯状核を中心に，視床，淡蒼球外節，線条体，中脳網様体，赤核，青斑核，
橋被蓋および橋核，下オリーブ核に強い変性がみられる．変性神経細胞には異
常タウ蛋白陽性の神経原線維変化が出現し，AD や後述する CBD と同様，タ
ウオパチーに分類される．臨床的には前頭葉症状などの認知機能障害，核上性
眼球運動障害，偽性球麻痺，構音障害，体幹・四肢の筋強剛，姿勢保持障害な
どの臨床症候を呈する[1]．通常 50 ～ 60 歳代に発症し，男女比は 5：2 で男性
に多く，平均 5 ～ 7 年で死亡する．PSP にみられるパーキンソニズムは振戦
が少なく，筋強剛も四肢よりも頸部や体幹に強く現れ，しばしば頸部ジストニ
アを呈すること，初期から転倒を伴う姿勢保持障害が目立ち L-ドパに反応し
ない場合が多いなどの特徴がある．Williams らは剖検例の検討から，PSP を
早期から姿勢保持障害と易転倒性，垂直性眼球運動障害など典型的な臨床像を
呈する Richardson syndrome（RS），非対称性の臨床症候と振戦を呈し初
期には L-ドパ反応性パーキンソニズムを呈する PSP-parkinsonism
（PSP-P），すくみ足を主体とした純粋無動症を呈する pure akinesia with
gait freezing（PAGF）の 3 亜系に分類することを提唱している[3]．これら
に加え，病初期から小脳症状を随伴する例も PSP の一部にみられるとの報告
があり，小脳型 PSP（PSP predominant cerebellar ataxia：PSP-C）と
いう病型も唱えられている．頭部 MRI 正中矢状断像での中脳被蓋萎縮（萎縮
した中脳正中吻側部がハチドリの嘴に似るため hummingbird sign とよばれ
る），第三脳室拡大などが診断上有用とされるが，必ずしもこれらの所見を満
たさない症例もあり注意を要する．通常 PSP では ^{123}I-MIBG 心筋シンチグラ
フィで H/M 比の低下は認めないとされ，PD との鑑別上有用である．

JCOPY 498-22853

5 ▶▶ 大脳皮質基底核変性症（CBD）

　1968 年に Rebeiz により報告された疾患単位で，病理学的に大脳皮質と皮質下神経核（特に黒質と淡蒼球）の神経細胞が変性脱落し，神経およびグリア細胞内に異常リン酸化タウが蓄積するタウオパチーに属する疾患である．臨床的には中年期以降（平均 60 歳台）に発症し，緩徐進行性の経過を辿り，大脳皮質徴候として肢節運動失行，観念運動失行，皮質性感覚障害，強制把握，他人の手徴候などがみられるとともに，錐体外路徴候として無動・筋強剛やジストニア，ミオクローヌスを認め，かつこれらの神経症候に左右差がみられるのが特徴である．近年 CBD と臨床診断された症例の病理診断について後ろ向きの検討がなされ，Boeve らは CBD と臨床診断した 13 例で病理診断が CBD となったのは 7 名にすぎず，CBD を正しく診断するには病理診断を必要とすると唱えている．これを受け，CBS（corticobasal syndrome）を臨床診断名，CBD を病理診断名として区別して使用する機運が高まり現在に至っている [4]．臨床的 CBS の死後病理解剖による病理診断としては，CBD の他に PSP，AD，前頭側頭型認知症，プリオン病などが含まれるとされる．

6 ▶▶ SWEDDs

　SWEDDs とは scans without evidence of dopaminergic deficits の略であり，PD と診断されながら，ドパミントランスポーターイメージング（DaTscan）にて異常を示さない一群をさす用語である [5]．臨床的に PD と診断された約 5 〜 15％が SWEDDs に該当するとされ，通常レボドパ治療への反応性不良である場合が多い．SWEDDs 群では，PD に比べて頭部の振戦が多く，振戦の左右差が目立つこと，ジストニーの要素が多くみられるが無動の要素は少ないなどの特徴があるとされる．SWEDDs には ET，脳血管性パーキンソニズム，心因性パーキンソニズム，ドパミン反応性ジストニアなどの疾患が混在していると推定される．

7 ▶▶ 2 次性パーキンソニズム

（1）薬剤性パーキンソニズム

　ドパミン拮抗作用のある抗精神病薬，三環系・四環系抗うつ薬，炭酸リチウ

表3	2次性パーキンソニズムの原因となる主な薬剤

	一般名	商品名
抗精神病薬	ハロペリドール クロルプロマジン フルフェナジン ペルフェナジン チアプリド リスペリドン	セレネース ウインタミン，コントミン フルメジン，フルデカシン ピーゼットシー，トリラホン グラマリール リスパダール，リスパダールコンスタ
消化性潰瘍治療薬	スルピリド ファモチジン ラニチジン	ドグマチール，アビリット ガスター ザンタック
制吐薬	メトクロプラミド ドンペリドン	プリンペラン ナウゼリン
カルシウム拮抗薬	アムロジピン ジルチアゼム	アムロジン ヘルベッサー
その他の降圧薬	レセルピン	アポプロン
抗不整脈薬	アミオダロン アプリンジン	アンカロン アスペノン
認知症治療薬	ドネペジル	アリセプト
抗てんかん薬	バルプロ酸	デパケン，バレリン
免疫抑制薬	シクロホスファミド	エンドキサン
抗腫瘍薬	テガフール シタラビン	アチロン，サンフラール， キロサイド
抗真菌薬	アムホテリシンB	ファンギゾン，アムビゾーム

ム，セロトニン再取り込阻害薬，セロトニン・ノルアドレナリン再取り込阻害薬，消化性潰瘍治療薬，制吐薬，カルシウム拮抗薬，認知症治療薬，抗てんかん薬，免疫抑制薬，抗腫瘍薬，抗真菌薬，など数多くの薬剤が2次性パーキンソニズムの原因となる（表3）．薬剤性パーキンソニズムの多くは左右均等に生じ，比較的急速な症状出現がみられる．寡動，固縮，歩行障害が強く生じ，安静時振戦は少ない．薬剤性パーキンソニズムを議論する際には，発症前あるいは病初期のPD患者に医薬品を投与したことが，症状の発現に関与していないかということが常に問題となる．実際，被疑薬を中止後に薬剤性パーキンソニズムになった患者の長期経過を追った結果，約1割近くの者が後にPDと診断されたという報告もある．

(2) 中毒性パーキンソニズム

(A) 一酸化炭素中毒

炭鉱爆発，ガス中毒，石油ストーブの不完全燃焼，自動車排気ガスの吸入などで起こるが，遅発性にパーキンソニズムを呈することが知られている．頭部CT で両側淡蒼球壊死が特徴である．

(B) 二硫化炭素

セロハンやレーヨン製造過程で溶剤として利用されているほか，ゴムの加硫促進剤などに用いられる．揮発性が高く皮膚からも吸収される．慢性曝露により小脳失調，パーキンソン症候群，末梢神経障害のほか認知機能低下を生じる．

(C) MPTP（methyl-phenyl-tetrahydropyridine）

合成ヘロイン製造時に副産物として生じた同剤を内服した米国の化学者が，パーキンソニズムを呈したということで，広く知られるようになった．剖検では黒質ドパミン神経脱落に加え，レビー小体の出現も確認されている．

(D) マンガン

肝硬変や長期 IVH 患者のほか，マンガン鉱山労働者や革なめし業従事者にみられ，頭部 MRI では淡蒼球に T1 強調画像で高信号を示すのが特徴である．L-ドパの反応性は不良である．

(E) 水銀

慢性の金属水銀蒸気吸引にてパーキンソニズム，小脳失調，認知機能低下を呈したとの報告がある．頭部 MRI では大脳皮質および小脳に萎縮がみられる．

(F) 農薬

ロテノンやパラコートなどミトコンドリアを傷害する農薬への曝露により，パーキンソニズムが生じることが知られている．

(3) 脳血管障害

大脳基底核の多発梗塞や虚血性の大脳白質変性が原因で生じ，開脚位の小刻み歩行と筋強剛を特徴とする．下半身に症状が目立つため lower body Parkinsonism と表現される．頭部 MRI で基底核に小梗塞巣がみられる．振戦は目立たず，鉛管様固縮を呈する例が多い．L-ドパへの反応は不良である．

(4) 頭部外傷

ボクサーのように頭部に強い衝撃を繰り返し受け脳震盪を生じた場合に，

パーキンソン症候群を示すことがある.

(5) 黒質線条体路を障害する脳内病変

水頭症, 慢性硬膜下血腫, 脳腫瘍などの症例でパーキンソニズムを呈する場合がある.

(6) 代謝性疾患

銅代謝異常症 (ウイルソン病), 鉄代謝異常症 (pantothenate-kinase-associated neurodegeneration: PKAN, neuroferritinopathy, セルロプラスミン欠損症など), 副甲状腺機能低下症, 偽性副甲状腺機能低下症, 肝不全, 電解質異常などに続発する extrapontine myelinolysis などでパーキンソニズムを呈することが知られている.

(7) 中枢神経系感染症

1916年からの約10年間, 世界的に流行した嗜眠性脳炎 / フォンエコノモ (von Economo) 脳炎によるパーキンソニズムが有名である. 1930年以降の発生の報告はほとんどない. このほか, 日本脳炎, インフルエンザ脳症, HIV脳症, 神経梅毒, プリオン病, 進行性多巣性白質脳症, トキソプラズマ脳症などの症例にパーキンソニズムを認める場合がある.

■文献

1) Massano J, Bhatia KP. Clinical approach to Parkinson's disease: features, diagnosis, and principles of management. Cold Spring Harb Perspect Med. 2012; 2: a008870.

2) Kosaka K, Oyanagi S, Matsushita M, et al. Presenile dementia with Alzheimer-, Pick- and Lewy-body changes. Acta Neuropathol. 1976; 36: 221-33.

3) Williams DR, Holton JL, Strand K, et al. Pure akinesia with gait freezing: a third clinical phenotype of progressive supranuclear palsy. Mov Disord. 2007; 22: 2235-41.

4) Boeve BF. The multiple phenotypes of corticobasal syndrome and corticobasal degeneration: implications for further study. J Mol Neurosci. 2011; 45: 350-3.

5) Schneider SA, Edwards MJ, Mir P, et al. Patients with adult-onset dystonic tremor resembling parkinsonian tremor have scans without evidence of dopaminergic deficit (SWEDDs). Mov Disord. 2007; 22: 2210-5.

〈長谷川隆文〉

Ⅲ　主なパーキンソン病治療薬のまとめ

1 | ドパミン系薬剤

A. ドパミン系薬剤の開発

　パーキンソン病（PD）の治療薬の歴史は 1860 年代のベラドンナ・アルカロイドの使用に始まる．例えばヒトラーは第二次世界大戦下の晩年に PD を患いアルカロイド類であるコカインを使用していたとされている．その後 1950 年代には抗コリン薬が開発されたが，その効果は限定的であった．1960 年代に佐野勇らにより大脳基底核のドパミン濃度低下が報告され，ほぼ同時期に Hornykiesicz らによって L-ドパ（L/dopa）が PD 治療薬として開発された．PD に対する L-ドパの効果は劇的であった．しかし L-ドパは末梢でアミノ酸脱炭酸酵素（AADC）により約 90％が分解されるために脳内移行率が悪く，また嘔吐など消化器系の副作用が多いのが欠点であった．これらを克服するための手段として，ドパ脱炭酸酵素阻害薬（decarboxylase inhibitor: DCI）と L-ドパの配合薬である L-dopa/DCI が 1980 年代に開発され現在も最も運動症状改善効果を有する薬剤として使用されている．しかし，L-dopa/DCI の長期使用（おおむね 2 ～ 5 年程度）によりウェアリング・オフ（wearing off）やジスキネジアなどの運動合併症を生じることが次第に明らかとなってきた．これに対する対策として，ドパミン受容体を持続的に刺激する治療戦略（continuous dopaminergic stimulation: CDS）が運動合併症の予防と治療に有効であることが提唱され，それを実現する薬剤として種々のドパミンアゴニストが開発された．まず 1974 年に麦角系ドパミンアゴニスト（DA）であるブロモクリプチン（パーロデル®）が開発された．DA は L-dopa/DCI のように黒質ドパミン神経による代謝を経ずに直接脳内ドパミン受容体に作用するため，ドパミン神経に負担をかけず保護的に働く可能性がある．いく

JCOPY 498-22853

つかの大規模臨床試験により，DA 開始群では L-dopa/DCI 開始群と比較して，発症 5 年以内の運動合併症の発生が少ないことが証明[1-6] されていることから現在，原則として 65 歳以下の非高齢者 PD については，DA を開始薬とすることが推奨されている．しかし，DA だけでは十分な運動症状改善効果が得られにくいことから L-dopa/DCI の併用を行っているのが現状である．このように L-dopa/DCI や DA は現在の治療薬の主軸であるが，その他のドパミン系薬剤としてドパミンや L-ドパの代謝を調節する MAO-B（monoamine oxidase-B）阻害薬や COMT（catechol-O-methyltransferase）阻害薬も開発されている．MAO-B 阻害薬は MAO-B を阻害することによりドパミンの分解を抑えることで脳内ドパミン濃度を上昇させて，パーキンソン症状を改善する効果を示す．MAO-B 阻害薬は単独使用でも運動症状改善効果が認められ，65 歳以下の非高齢者 PD については，初期治療においても第一選択薬の一つであり DA と同様に開始薬として推奨されている[7]．また，L-ドパとの併用によりオフ症状の改善効果や L-ドパの節減効果も認められ進行期治療においても有用である．COMT 阻害薬は末梢での L-ドパの分解を抑制することにより血中濃度の半減期を延長してオフを短縮する効果を有しているため，進行期における運動合併症の対処法として有用である．表 1 に切り替え時などの参考のため，ドパミン系薬剤における L-ドパ換算表（levodopa equivalent dose: LED）[8] を記載している．薬剤相互の正確な比較は不可能であり，あくまで目安ではあるが参考にしていただきたい．

表 1 ドパミン系薬剤と L-ドパ用量換算表（LED）

(Tomlinson CL, et al. Mov Disord. 2010; 25: 2649-53)[6]

種類	薬剤	LED (mg/100 mg L-ドパ)
L-ドパ製剤	L-dopa/DCI	100
L-ドパ製剤	デュオドーパ®	90
DA	ロピニロール	5
DA	プラミペキソール	1
DA	ロチゴチン	7.5
DA	ペルゴリド	1
DA	カベルゴリン	1.5
DA	ブロモクリプチン	10
MAO-B阻害薬	セレギリン	10
COMT阻害薬	エンタカポン	L-ドパ量×0.33

B. L-ドパ（表1〜2）

　カルビドパ製剤とベンセラジド製剤が使用されており，本邦ではそれぞれL-ドパに対する重量比で 10％のカルビドパ配合のメネシット®やネオドパストン®などと，25％のベンセラジドが配合されたイーシードパール®，マドパー®，ネオドパゾール®などが使用されている．1日の中枢刺激回数をできるだけ均一にする意味において L-dopa/DCI は原則として 150 mg 分 3 で開始し，300 mg から 600 mg 分 3 を維持量とする．導入時に悪心，眠気やだるさを訴えることがあるが，一般的にベンセラジド製剤のほうが DCI の含有が多いため血中濃度のピークが上昇しやすく，導入時の副作用出現頻度がやや高いといわれている．一方で特に 1 日量で 300 mg 程度の低用量時には，ベンセラジド製剤のほうがカルビドパ製剤より優れた臨床効果を示す可能性がある．また消化器症状の既往のあるケースなどでは，開始時に限定してドンペリドン（ナウゼリン®）30 mg 分 3 を L-dopa/DCI に併用する場合もある．L-dopa/DCI は早期および進行期いずれにおいても他剤に比較して最も優れた運動症状改善効果を有している[9]．DA と比較しても，運動症状改善効果の力価に比して幻覚などの副作用が少ない．このため特に精神系の副作用が発現しやすい高齢者では L-dopa/DCI が第一選択薬である．非高齢者では将来的な運動合併症の出現を軽減することを目的として DA が第一選択薬とされるが，DA だけでは十分な運動症状改善効果が得られない場合に L-dopa/DCI が追加薬として選択される．幻覚やせん妄の治療アルゴリズムにおいても，L-dopa/DCI の減量は最後の選択肢となる．L-dopa/DCI の半減期は 1 時間程度であるが，ドパミン神経細胞内でドパミンに変換・蓄積され，さらに神経終末から放出後にも細胞内に再取り込みされることから，ドパミン神経細胞がある程度保たれている時期には数時間程度の持続効果が期待できる．詳細については運動合併症の項目で述べるが，運動合併症の中でウェアリング・オフなど薬効の短縮に伴うオフ症状には頻回投与，血中濃度最高時ジスキネジア（peak-dose dyskinesia）などの薬効過剰症状には，L-dopa/DCI の 1 回量を減らす対応が必要になる．以下に述べるように運動合併症への対策として，小腸へゲル状の L-dopa/DCI を持続投与するデュオドーパ®が開発されているが，今後さら

| 表2 | ドパミン系薬剤の用法 |

種類	薬剤	投与方法	維持量	投与回数	血中半減期
L-ドパ製剤	L-ドパ/カルビドパ	経口	L-ドパとして200～1,500 mg	2～8回	1 hr
L-ドパ製剤	L-ドパ/ベンセラジド	経口	L-ドパとして300～600 mg	2～8回	1 hr
L-ドパ製剤	L-ドパ/カルビドパ/エンタカポン	経口	L-ドパとして200～1,500 mg[注1]	2～8回	1.5 hr
DA	ロピニロール速放錠	経口	3～15 mg	3回	4 hr
DA	ロピニロール徐放錠	経口	2～16 mg	1回	8 hr
DA	プラミペキソール速放錠	経口	1.5～4.5 mg	3回	6 hr
DA	プラミペキソール徐放錠	経口	1.5～4.5 mg	1回	8 hr
DA	ロチゴチン	貼付	9～36 mg	1回	6 hr
DA	ペルゴリド	経口	750～1,250 µg	3回	21 hr
DA	カベルゴリン	経口	1～3 mg	1回	30 hr
DA	ブロモクリプチン	経口	15～22.5 mg	3回	3 hr
MAO-B阻害剤	セレギリン徐放錠	経口	5～10 mg	1～2回	5 hr[注2]
COMT阻害剤	エンタカポン	経口	L-ドパ/DCI 100 mgに対して100～200 mg	4～8回	1 hr

[注1] 1日総カルビドパ量として1,500 mgを超えない，1日総エンタカポン量として1,600 mgを超えない
[注2] MAO-B阻害活性の半減期は約14日

に長時間効果が持続するように drug delibery の面から工夫された L-ドパ製剤の開発が進められている．

C. デュオドーパ®治療

　小腸近位部のアミノ酸吸収部位へ直接 L-ドパを持続投与できる方法としてデュオドーパ®が開発され，2016 年 9 月に本邦で上市されている．この製剤は，

L-ドパ / カルビドパを 4 対 1 で配合するゲル状の水溶性懸濁液である．L-ドパ / カルビドパ 2,000 mg 分に相当するカセット（100 mL）を携帯用ポータブルポンプに装着し持続注入する．用法として日中 16 時間の投与が推奨されている．導入前に内服していた薬剤量から LED で換算した早朝 L-ドパ量の 80％を起床時にボーラスで投与する．その後，導入前に内服していた薬剤量から換算した総 L-ドパ量を日中に 16 時間かけて持続注入し，就寝後は注入を休む．これにより日中活動時の血中 L-ドパ濃度を一定に保つことが可能となり，さらに脳内ドパミン濃度の変動を避けることもできるため CDS の実現が期待できる．デュオドーパ®の導入により通常の経口 L-dopa/DCI 製剤と比較して血中濃度変動が極めて少ないばかりではなく，吸収に個人差が少ないという結果が得られている．L-dopa/DCI 製剤は最も強力な運動症状改善効果を示すが，デュオドーパ®はその腸管からの吸収を安定化することにより，運動症状改善効果とともに，オフ時間の短縮効果や日常生活に支障となるジスキネジアの軽減効果を示す [10-11]．一方で，手術治療であることから腸瘻やデバイスに関わる有害事象が 30-40％に認められる．この中でチューブ挿入に関連した合併症が約 8％，腹膜炎が約 3％と術後 3 カ月内に多く認められている．DUODOPA Study Group [12] によるデュオドーパ®の臨床試験によると，エントリーしたほぼ全例がアポカイン無効例や深部脳刺激（deep brain stimulation: DBS）適応外例であったのにも関わらず，デュオドーパ®を施行した約 90％の症例で有効性が示されている．しかし，デュオドーパ®投与との因果関係はなかったとされているものの，導入後に転倒などを契機とした早期死亡例が少なからず報告されていることから適応を慎重に決定する必要がある．

D. ドパミンアゴニスト（DA）[1-6] （表 1 ～ 3）

1 ▶ 基本的な考え方・特徴

　DA は将来的な運動合併症の予防・軽減に有効であることから，非高齢者で認知症を伴わない場合は初期治療の第一選択である．しかし，発症約 7 年後以降の長期的な運動合併症の予防・軽減効果は証明されていないことも考慮す

る必要がある[7]. 嘔吐などの消化器系副作用が認められることから導入時には少量から開始して漸増する必要がある. ウェアリング・オフなどの motor fluctuation に加えて，ジスキネジアを予防できることが大規模臨床試験によって証明されている唯一の薬剤である. オフ時間短縮効果とオフ症状の改善効果を共に有しており，ウェアリング・オフの改善を含む運動合併症の軽減効果が期待できる. ドパミン受容体は D1 受容体ファミリー（D1, D5）および D2 受容体ファミリー（D2, D3, D4）に大別されているが，DA に共通してみられるのは D2 刺激作用である. 世代の新しい DA としてロピニロール（レキップ CR®），プラミペキソール（ミラペックス LA®），ロチゴチン（ニュープロパッチ®貼付剤），アポモルヒネ（アポカイン®）などがあり，いずれも非麦角系に属する. 比較的世代の古い DA としては，ブロモクリプチン（パーロデル®），カベルゴリン（カバサール®），ペルゴリド（ペルマックス®）などがあり，麦角系に属する. 麦角系 DA は長期・大量使用で心臓弁膜症，肺線維症などの副作用が稀に出現することが報告され，特にカベルゴリン，ペルゴリドについては心臓弁膜症のリスクが中等度から重度の間に分類されている[13]. これらの薬剤は現在第二選択薬となっている. 導入後も心臓弁膜症のリスクを考慮し，開始から 3 ～ 6 カ月後に 1 回およびその後は 6 から 12 カ月毎に 1 回の心エコー，身体所見，胸部 X 線検査によるモニタリングが必要となっている.

　世代の新しい非麦角系の DA は，心臓弁膜症などの重篤な副作用が少なく，さらに最近では徐放性 DA や貼付剤 DA が開発されたこともあり，現在の DA

表3　経口および貼付剤 DA の特徴

	D1結合	D2結合	運動症状改善効果	運動合併症予防効果	運動合併総治療効果	心臓弁膜症リスク
ロピニロール	−	+	++	有効	有効	−
プラミペキソール	−	+	++	有効	有効	−
ニュープロパッチ	+	+	++	不明	有効	−
ペルゴリド	+	+	++	有効	有効	++
カベルゴリン	±	+	++	有効	有効な可能性	+++
ブロモクリプチン	−	+	+	有効な可能性	有効な可能性	+

治療薬の中で第一選択とされている．運動合併症を有する PD 症例に徐放性 DA などの長時間作用型非麦角系 DA を追加することにより，運動合併症軽減効果としてオフ時間短縮効果や日常生活に支障のあるジスキネジアを伴わないオン時間延長効果だけではなく，ジスキネジア抑制効果も期待される [14]．非麦角系 DA の一般的な副作用として，日中の傾眠とともに前兆のない突発的睡眠が報告されており，自動車運転，機械操作，高所作業に従事させないように注意喚起がなされている．一方で麦角系 DA では非麦角系よりも突発的睡眠は少ないと考えられている．麦角系，非麦角系 DA 共にプラセボに比較して幻覚 [15]，特に幻視の副作用が比較的多く，高齢者や認知機能障害を有するケースでは注意が必要である．また，病的ギャンブルなどの衝動制御障害も DA 使用時の副作用として時に認められるので注意を要する．

　次に，それぞれの DA について主に大規模臨床試験で証明されている事項を簡潔に記載する．

2 ▶▶ 個々の DA の用法・特徴

(1) ロピニロール（レキップ®CR およびレキップ®IR）

　ロピニロールは，D2 ファミリーに結合親和性が強く，D1 ファミリーにはほとんど結合しない非麦角系 DA 経口薬である．運動合併症の軽減効果や運動症状改善効果に加え，運動合併症の予防効果 [1] を有している．速放錠としてのレキップ®IR および徐放錠としてのレキップ®CR がある．レキップ®IR は 0.75 mg 分 3 で開始し 3 mg から 15 mg 分 3 を維持量とし，レキップ®CR は 2 mg 分 1 で開始し 4 mg から 16 mg 分 1 を維持量とする．現在はレキップ®IR よりもより CDS の実現に有効であると考えられるレキップ®CR が主に使用されている．徐放錠 DA であるレキップ®CR は 24 時間効果が持続するために 1 日 1 回投与で十分な薬効が期待でき，ピークとトラフの差も約 1.5 倍程度と小さいことが特徴である．ロピニロール徐放錠については，運動合併症軽減効果としてオフ時間短縮効果や日常生活に支障のあるジスキネジアを伴わないオン時間延長効果だけではなく，ジスキネジア抑制効果も報告されている [14, 16]．副作用としてはプラセボと比較して日中傾眠および衝動制御障害のリスクが高くなる可能性がある．他にロピニロールとしては貼付剤が現在本邦

で開発中である.

(2) プラミペキソール (ミラペックス®LA およびビ・シフロール®)

プラミペキソールはロピニロールと同様に D2 ファミリーに結合親和性が強く, D1 ファミリーにはほとんど結合しない非麦角系 DA 経口薬であるプラミペキソールはロピニロールと同様に運動合併症軽減効果や運動症状改善効果に加え, 運動合併症の予防効果[2]を有している. また別の臨床試験結果からうつ症状の改善効果も示されている[17]. 速放錠としてのビ・シフロール®および徐放錠としてのミラペックス®LA がある. ビ・シフロール®は 0.25 mg 分 2 で開始し 1.5 mg から 4.5 mg 分 3 を維持量とし, ミラペックス®LA は 0.375 mg 分 1 で開始し 1.5 mg から 4.5 mg 分 1 を維持量とする. 徐放錠 DA であるミラペックス®LA はレキップ®CR と同様に 24 時間効果が持続するために 1 日 1 回投与であり, ピークとトラフの差が約 1.5 倍程度と小さいことが特徴である. したがって現在はビ・シフロール®よりミラペックス®LA が主に使用されている. 速放錠から徐放錠への即日切り替え試験や長期試験も行われ, 有効性や安全性に問題はないとされている[18]. プラミペキソール徐放錠はロピニロール徐放錠と同様に, ジスキネジア抑制効果がある[14]. 特に非高齢者で抑うつを合併している症例では最適応と考えられる. また, PD では下肢静止不能症候群 (restless legs syndrome) を合併することがあるが, 内服後の血中濃度上昇が比較的早いためビ・シフロールの就寝前投与が有効である. 一方で, 他の DA と比較して幻覚のリスクは変わらないものの, せん妄のリスクが 2.6 倍と高い[15]ことも報告されており, 高齢者や認知機能障害を有するケースでは注意が必要である. また突発的睡眠や日中傾眠および衝動制御障害のリスクが高いことが報告されている.

(3) ロチゴチン (ニュープロパッチ®貼付剤)

ロチゴチンは D2 ファミリーに結合親和性が強く, ロピニロールやプラミペキソールとは違い D1 ファミリーにも結合親和性を有する非麦角系貼付剤 DA である. ニュープロパッチ®は 4.5 mg を 1 日 1 回で開始し 9 mg から 36 mg を維持量とする. 運動合併症の予防効果に関するエビデンスはまだないが, ロピニロールとの比較試験において運動合併症の軽減効果, 運動症状改善効果において同等の効果[19]を示している. 貼付剤 DA のメリットとして血中濃度の

維持が可能で，起床時オフ症状にも有効である[20]．また，ビ・シフロール®と同様に下肢静止不能症候群（restless legs syndrome）に対しても有効である．副作用として局所貼付部位の皮膚反応が約50％の症例で認められることが欠点である．局所部位反応を低減するために，①入浴後に貼付する，②湿疹などの皮疹がない部位に貼る，③適宜ヒルドイド®クリームやワセリン®などの保湿剤を塗る，④同じ場所に連続して貼らない，などの工夫が必要である．また，皮膚反応が強い際はベタメタゾン吉草酸エステル（リンデロン®Ｖ）軟膏やベクロメタゾンプロピオン酸エステル（プロパデルム®）軟膏などのステロイド軟膏の併用が必要な場合もある．貼付剤であるため，特に運動障害の強い症例では本人が貼ることができないこともあり，自己管理が難しい場合もあることを考慮する．D1刺激効果を有することからレキップ®CRやミラペックス®LA無効例に対しても選択肢となり得る．また，ロピニロールやプラミペキソールと比較すると衝動性制御障害の頻度が少ないとされており，リスクの高いケースにも選択肢となりうる[21]．

（4）アポモルヒネ（アポカイン®）

アポカイン®はD2ファミリーに対する結合親和性とともにD1ファミリーに結合親和性があり，DAの中で最も強いD1刺激作用を示す非麦角系DAである．半減期が短く腸管からの吸収直後に肝臓で大部分が代謝分解されるため，経口薬としては実用化できなかった．しかし注射製剤として実用化され，本邦ではオフ症状に対するレスキュー療法として保険適用となっている．皮下注射後30分以内に速やかに有効性を示し，オフ症状の改善が1時間程度持続することから，L-ドパ長期投与後に運動合併症を有する症例のADLを維持する目的で使用されている．1回1mgから開始し1回1mgから6mgを頓用の維持量とする．ただし，現行の注射機器は安全性について問題ないものの，操作が煩雑であるのが欠点である．このため認知機能がよく運動機能がある程度保たれている症例でないと，オフ時に的確に機器を操作することが困難である場合も想定され，今後の注射機器の改良が望まれる．海外ではさらにCDSを実現するための手段として，アポモルヒネ持続皮下注射療法（本邦適用外）が実用化されている．

(5) ペルゴリド（ペルマックス®）

ペルゴリドは D1 および D2 ファミリーに結合親和性がある麦角系 DA 経口薬である．ペルマックス®は 50 μg 分 1 で開始し 750 μg 分 3 から 1,250 μg 分 3（500 μg － 500 μg － 250 μg などの不均等処方）を維持量とする．ペルゴリドは早期において運動症状改善効果に加え，運動合併症の治療と予防にも有効[3] な薬剤である．麦角系 DA であり長期・大量使用で心臓弁膜症の副作用がまれに出現すると報告されて以来，第二選択薬の位置づけとなり使用頻度は減少している．使用の際は麦角系であることから心臓モニタリングが必須である．上記の通り運動症状に対する有効性は十分に証明されており，突発的睡眠などで非麦角系 DA が使用できない際に選択肢となり得る．

(6) カベルゴリン（カバサール®）

カベルゴリンは D2 ファミリーに結合親和性があるが，D1 ファミリーにも弱い結合親和性を示す麦角系 DA 経口薬である．0.25 mg 分 1 で開始し 1 mg から 3 mg 分 1 を維持量とする．早期治療に有用であるほか，運動合併症の治療と予防[4] にも有効な薬剤である．ロピニロールやプラミペキソールとの比較試験において運動症状の改善効果は同等であった[22]．必要投与量が比較的高いこともあり，心臓弁膜症の発生頻度はペルゴリドよりも高く，麦角系であることから使用中の心臓モニタリングが必須である．副作用への危惧から DA として第二選択薬であるものの，半減期が長いことから夜間のオフ症状が強い症例に有用である．

(7) ブロモクリプチン（パーロデル®）

ブロモクリプチンは D2 ファミリーに結合親和性があるが，D1 ファミリーにほとんど結合しない麦角系 DA 経口薬である．パーロデル®は 2.5 mg 分 1 で開始し 15 mg から 22.5 mg 分 3 を維持量とする．運動合併症の予防効果はある程度示されているものの，ロピニロールやプラミペキソールとの比較試験において運動症状の改善効果はやや劣っていた[23-24]．カベルゴリン，ペルゴリドと比較すると心臓弁膜症のリスクは低いが心臓モニタリングが必須であり，後腹膜線維症や肺線維症の副作用の報告もまれにある．このため他の麦角系 DA と同様に第一選択とはならない．

ブロモクリプチンは悪性症候群の治療薬としても有用である．パーキンソン

病治療ガイドライン 2011 において，中等度以上の悪性症候群にはダントロレンとともにブロモクリプチンの胃内注入療法[25]を用いることが推奨されている．悪性症候群に対するパーロデル®の用量は通常のパーキンソン病治療の維持量と同様に 15 mg から 22.5 mg 分 3 投与が勧められている．

E．MAO-B（monoamine oxidase-B）阻害薬

　MAO-B 阻害薬としてはラサジリンおよびセレギリンがある．本邦で保険適用となっているのはセレギリン（エフピー®）のみであったが，ラサジリンについては 2018 年本邦でも承認され，選択肢の一つとなった．MAO-B はドパミンやセロトニンなどモノアミンの分解酵素であり，脳内ドパミンの約 80% は MAO-B によって代謝されていることが知られている．脳内セロトニン代謝に対する作用からうつ病に対する薬剤として当初開発されたが，十分な有効性を示すことができなかった．しかし，セレギリンは脳内ドパミン代謝に対する作用もみられたことから抗パーキンソン病薬としての開発がスタートし，1975 年に L-dopa/DCI 治療の補助薬として PD に有効であることが示された．以後複数の臨床試験結果から，①単独使用における運動症状改善効果，②オフ時の症状改善効果，③ L-ドパの節減効果などが示されている．2.5 mg から開始し 5 mg まで増量後，約 4 日で効果が発現し最終的に定常状態に達すると L-ドパの効果を 30% 増量する効果があることが報告されている[26]．セレギリン（エフピー®）OD 錠は 2.5 mg 分 1 で開始し 5 mg 分 1 から 10 mg 分 2 を維持量とする．主な副作用としては，幻覚，せん妄，ジスキネジアの増悪などがあるが，セレギリンの MAO-B 阻害活性の半減期は約 14 日と長いため，中止後も回復までに数日以上を要することが多い．こうしたことから認知機能の低下があり，幻覚のリスクが高いようなケースには使用を控えることが勧められる．また，セロトニン代謝に対する作用があることから抗うつ薬との併用でセロトニン症候群を引き起こすリスクが高まる可能性があり，① SSRI（セロトニン選択的再取り込み阻害薬）であるパロキセチン（パキシル®），セルトラリン（ジェイゾロフト®），エスシタロプラム（レクサプロ®），フルボキサミン（ルボックス®），② SNRI（セロトニン，ノルアドレナリン再取り込み阻

害薬）であるデュロキセチン（サインバルタ®），ミルナシプライン（トレドミン®），③ NaSSA（ノルアドレナリン作動性，選択的セロトニン作動性抗うつ薬）であるミルタザピン（レメロン®，リフレックス®），④三環系抗うつ薬であるアミトリプチリン（トリプタノール®）など，さらに⑤オピオイドの一種であるトラマドール（トラマール®）などが併用禁忌となっている．PD では，20 ～ 60％にうつ，40 ～ 70％に痛みを合併するために，しばしば抗うつ薬の処方を受ける機会がある．初診で来院した際を含めて，定期的に他院での服薬状況を確認する必要がある．

　MAO-B 阻害薬であるラサジリンは，海外の臨床試験において進行期パーキンソン病における COMT 阻害薬と同等のオフ短縮効果や運動症状改善効果を示している．Delayed-start trial（図 1）のデザインで実施された海外のラサジリン二重盲検試験において，1 mg 投与 delayed start 群は early start 群と比較して，その後長期にわたって運動症状のスコアが悪いことが報告された．この結果の解釈については議論が分かれているが，進行抑制効果[27]を認めているとも解釈できる．2018 年，ラサジリンは本邦でも承認され，選択肢の一つとなった．

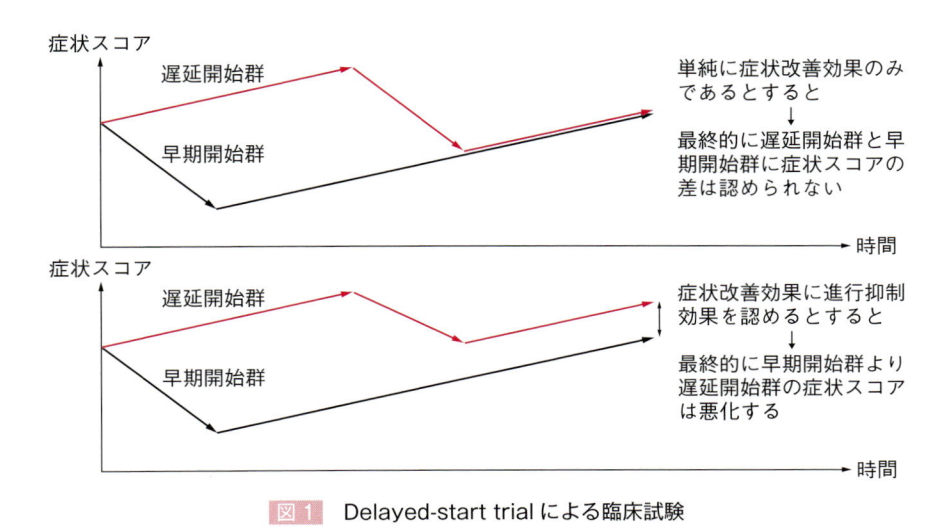

図1　Delayed-start trial による臨床試験

F. COMT（catechol-O-methyltransferase）阻害薬

　COMT 阻害薬であるエンタカポン（コムタン®）とともにエンタカポンと L-dopa/DCI との合剤であるスタレボ®が本邦で保険適用となっている．L-ドパの分解については芳香族アミノ酸脱炭酸酵素（aromatic amino acid decarboxylase: AADC）だけでなく，COMT も担っていることが知られている．COMT は末梢で L-ドパを 3-O-methyl-dopa に分解することから，COMT 阻害薬は L-ドパの末梢での分解を抑制し中枢神経系に効率よく移行させるとともに，L-ドパの血中半減期を延ばすことが可能であり，臨床的にもオフ時間の短縮効果[28]が証明されている．副作用として，1 日 4 回以上の使用時には連用によって特に午後以降の L-ドパ血中濃度のピークを上昇させてしてしまうことがあり，ジスキネジアや幻覚など L-ドパ血中濃度に依存性の副作用を増悪させる場合があるので注意を要する．L-ドパ 100 mg に対して 100 ～ 200 mg のエンタカポンを同時投与する．また，エンタカポンと L-dopa/ カルビドパとの合剤であるスタレボ®も 2014 年から上市されている．スタレボ L50®（L-ドパ 50 mg，カルビドパ 5 mg，エンタカポン 100 mg）およびスタレボ L100®（L-ドパ 100 mg，カルビドパ 10 mg，エンタカポン 100 mg）の規格があるが，アドヒアランスの観点からは L-dopa/DCI にエンタカポン単剤を併用するよりも使用しやすいといえる．L-dopa/DCI，DA，MAO-B 阻害薬と異なり，中枢での直接効果はなく，あくまで末梢 L-ドパの代謝に関与していることから，エンタカポン単独での治療効果は認められず，L-dopa/DCI の併用薬としてのみ有用である．長時間作用型の COMT 阻害薬（1 日 1 回服用）であるオピカポンが 2016 年に欧州で承認されたが，2018 年に本邦でも治験が終了し承認申請がされた．今後の上市に期待したい．

■文献

1) Hauser RA, Rascol O, Korczyn AD, et al. Ten-year follow-up of Parkinson's disease patients randomized to initial therapy with ropinirole or levodopa. Mov Disord. 2007; 22: 2409-17.

2) Parkinson Study Group. Pramipexole vs levodopa as initial treatment for

Parkinson disease: A randomized controlled trial. JAMA. 2000; 284: 1931-8.

3) Oertel WH, Wolters E, Sampaio C, et al. Pergolide versus levodopa monotherapy in early Parkinson's disease patients: The PELMOPET study. Mov Disord. 2006; 21: 343-53.

4) Bracco F, Battaglia A, Chouza C, et al. PKDS009 Study Group. The long-acting dopamine receptor agonist cabergoline in early Parkinson's disease: final results of a 5-year, double-blind, levodopa-controlled study. CNS Drugs. 2004; 18: 733-46.

5) Goetz CG, Poewe W, Rascol O, et al. Evidence-based medical review update: pharmacological and surgical treatments of Parkinson's disease: 2001 to 2004. Mov Disord. 2005; 20: 523-39.

6) Fox SH, Katzenschlager R, Lim SY, et al. The movement disorder society evidence-based medicine review update: Treatments for the motor symptoms of Parkinson's disease. Mov Disord. 2011; 26: S2-41.

7) PD Med Collaborative Group, Gray R, Ives N, et al. Long-term effectiveness of dopamine agonists and monoamine oxidase B inhibitors compared with levodopa as initial treatment for Parkinson's disease (PD MED): a large, open-label, pragmatic randomised trial. Lancet. 2014; 384: 1196-205.

8) Tomlinson CL, Stowe R, Patel S, et al. Systematic review of levodopa dose equivalency reporting in Parkinson's disease. Mov Disord. 2010; 25: 2649-53.

9) Lewitt PA. Levodopa for the treatment of Parkinson's disease. N Engl J Med. 2008; 359: 2468-76.

10) Olanow CW, Kieburtz K, Odin P, et al. LCIG horizon study group. Continuous intrajejunal infusion of levodopa-carbidopa intestinal gel for patients with advanced Parkinson's disease: a randomised, controlled, double-blind, double-dummy study. Lancet Neurol. 2014; 13: 141-9.

11) Antonini A, Yegin A, Preda C, et al. GLORIA study investigators and coordinators. Global long-term study on motor and non-motor symptoms and safety of levodopa-carbidopa intestinal gel in routine care of advanced Parkinson's disease patients; 12-month interim outcomes. Parkinsonism Relat Disord. 2015; 21: 231-5.

12) Devos D. French DUODOPA Study Group. Patient profile, indications, efficacy and safety of duodenal levodopa infusion in advanced Parkinson's disease. Mov Disord. 2009; 24: 993-1000.

13) Rasmussen VG, Stergaard K, Dupont E, et al. The risk of valvular regurgitation in patients with Parkinson's disease treated with dopamine receptor agonists. Mov Disord. 2011; 26: 801-6.

14) Zhou CQ, Zhang JW, Wang M, et al. Meta-analysis of the efficacy and safety of long-acting non-ergot dopamine agonists in Parkinson's disease. Clin Neurosci. 2014; 21: 1094-101.

15) Kulisevsky J, Pagonabarraga J. Tolerability and safety of ropinirole versus other dopamine agonists and levodopa in the treatment of Parkinson's disease: meta-analysis of randomized controlled trials. Drug Saf. 2010; 33: 147-61.

16) Watts RL, Lyons KE, Pahwa R, et al; 228 Study Investigators. Onset of dyskinesia with adjunct ropinirole prolonged-release or additional levodopa in early Parkinson's disease. Mov Disord. 2010; 25: 858-66.

17) Barone P, Poewe W, Albrecht S, et al. Pramipexole for the treatment of depressive symptoms in patients with Parkinson's disease. a randomised, double-blind, placebo-controlled trial. Lancet Neurol. 2010; 9: 573-80.

18) Hauser RA, Schapira AH, Barone P, et al. Pramipexole ER Studies Group. Long-term safety and sustained efficacy of extended-release pramipexole in early and advanced Parkinson's disease. Eur J Neurol. 2014; 21: 736-43.

19) Mizuno Y, Nomoto M, Hasegawa K, et al. Rotigotine Trial Group. Rotigotine vs ropinirole in advanced stage Parkinson's disease: a double-blind study. Parkinsonism Relat Disord. 2014; 20: 1388-93.

20) Trenkwalder C, Kies B, Rudzinska M, et al. Recover Study Group. Rotigotine effects on early morning motor function and sleep in Parkinson's disease: a double-blind, randomized, placebo-controlled study（RECOVER）. Mov Disord. 2011; 26: 90-9.

21) Garcia-Ruiz PJ, Martinez Castrillo JC, Alonso-Canovas A, et al. Impulse control disorder in patients with Parkinson's disease under dopamine agonist therapy: a multicentre study. J Neurol Neurosurg Psychiatry. 2014; 85: 840-4.

22) Inzelberg R, Schechtman E, Nisipeanu P. Cabergoline, pramipexole and ropinirole used as monotherapy in early Parkinson's disease: an evidence-based comparison. Drugs Aging. 2003; 20: 847-55.

23) Brunt ER, Brooks DJ, Korczyn AD, et al; 043 Study Group. A six-month multicentre, double-blind, bromocriptine-controlled study of the safety and efficacy of ropinirole in the treatment of patients with Parkinson's disease not

JCOPY 498-22853

optimally controlled by L-dopa. J Neural Transm. 2002; 109: 489-502.

24) Mizuno Y, Yanagisawa N, Kuno S, et al. Japanese Pramipexole Study Group. Randomized, double-blind study of pramipexole with placebo and bromocriptine in advanced Parkinson's disease. Mov Disord. 2003; 18: 1149-56.

25) Ikebe S, Harada T, Hashimoto T, et al. Prevention and treatment of malignant syndrome in Parkinson's disease: a consensus statement of the malignant syndrome research group. Parkinsonism Relat Disord. 2003; 9 Suppl 1: S47-9. Review.

26) Shoulson I, Oakes D, Fahn S, et al. Parkinson Study Group. Impact of sustained deprenyl (selegiline) in levodopa-treated Parkinson's disease. a randomized placebo-controlled extension of the deprenyl and tocopherol antioxidative therapy of parkinsonism trial. Ann Neurol. 2002; 51: 604-12.

27) Olanow CW, Rascol O, Hauser R, et al; ADAGIO Study Investigators. A double-blind, delayed-start trial of rasagiline in Parkinson's disease. N Engl J Med. 2009; 361: 1268-78.

28) Mizuno Y, Kanazawa I, Kuno S, et al. Placebo-controlled, double-blind dose-finding study of entacapone in fluctuating parkinsonian patients. Mov Disord. 2007; 22: 75-80.

〈大泉英樹, 武田　篤〉

2 | 非ドパミン系薬剤

代表的な非ドパミン系薬剤に関して解説する.

A. 抗コリン薬

　抗コリン薬は中枢神経系のムスカリン性アセチルコリン受容体をブロックすることで抗パーキンソン効果を示す薬剤である．振戦・筋強剛・無動などの症状に有効とされており，特に振戦に対し有効であるとされている．線条体のアセチルコリン系インターニューロンは，一部でドパミン系と拮抗状態になっている（図2）ため，減弱したドパミン系を補う意味で抗コリン薬が使用されてきた．しかしながら認知症を伴うパーキンソン病のみならず認知機能の保たれているパーキンソン病でも，ドパミン系だけでなくアセチルコリン系も比較的早期から障害されることが明らかとされ，しかもその程度はアルツハイマー病におけるアセチルコリン系の障害に劣らないことが最近の研究結果から示されている[1]．特に前脳基底部のアセチルコリン神経系は認知症発症前の病初期からパーキンソン病において減少し，これがやがてパーキンソン病に併発する認知症の病態基盤となることがわかってきている．また，パーキンソン病で姿勢保持障害が目立つ症例は，脚橋被蓋核のアセチルコリン系の神経が脱落していることも示されており，抗コリン薬の使用に関してはこれまで以上に注意が必要であるとの認識が広まっている．現在では認知機能の保たれている非高齢者において，他剤抵抗性の振戦の治療を目的として限定的に使用する場合がほとんどとなっている．さらに重篤な副作用としては前立腺肥大症における尿閉誘発のリスク，閉塞性狭隅角緑内障における急性緑内障発作誘発のリスクがあり，それぞれ禁忌となっている．またコリ

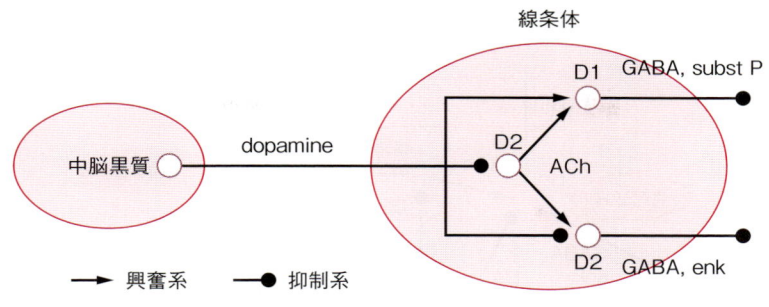

図2 線条体のアセチルコリン受容体をもつ神経の働き

GABA: gamma-aminobutyric acid, enk: エンケファリン, subst P: サブスタンスP,
ACh: アセチルコリン, D1: D1受容体, D2: D2受容体

ン系遮断の結果として多い副作用に口渇や便秘がある．先に述べた通り，コリン系の抑制は認知機能の低下を助長する恐れがあり，その結果として幻覚，妄想，せん妄，認知症の悪化という副作用もしばしば認められるため認知機能の低下が懸念される症例や高齢者では原則として用いないようにすべきである．また使用に際しては少量から開始し，中止する場合も，急激な減量でパーキンソン症状が急増悪することもあるため，ゆっくりと減量をする．

B. 塩酸アマンタジン（シンメトレル®）

当初はA型インフルエンザ感染症の治療薬として開発されていたが，その後使用中にパーキンソン症状が改善した患者が報告され，適応が拡大されて現在に至っている．本剤の抗パーキンソン作用のメカニズムの詳細は完全には明らかにされていないが，脳内ドパミン神経終末からのドパミン放出促進作用や，ドパミン再取り込み阻害作用を有していることが知られている．血中濃度最高時ジスキネジアは線条体内でのグルタミン酸作動性の活動の異常な亢進により起こると考えられているが，これにはN-methyl-D-aspartate（NMDA）受容体と metabolic glutamate receptor（mGluR）（図3 ❹・❺）が関与することが知られている．アマンタジンには NMDA 受容体の拮抗作用があること

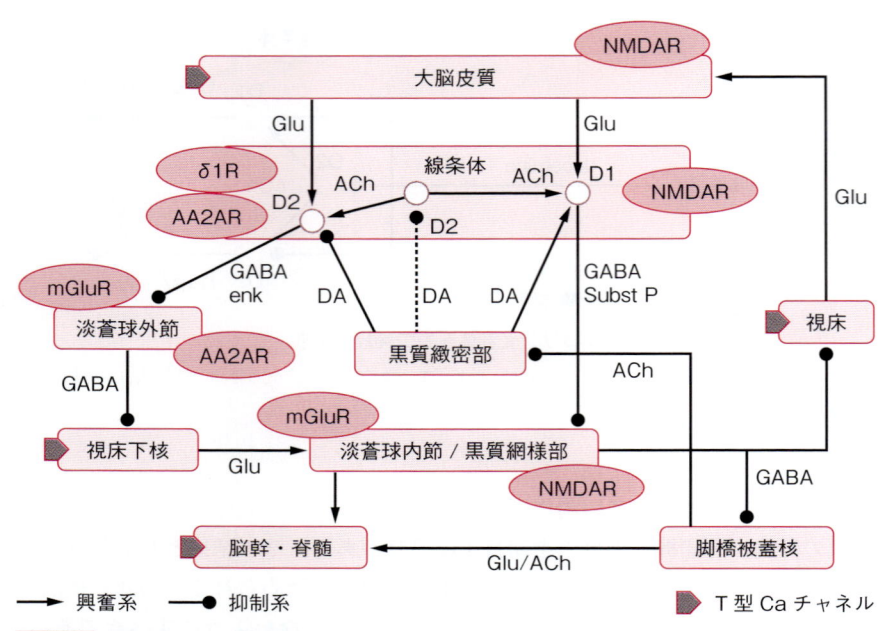

　健常者の基底核回路の仮説

Glu: グルタミン酸，enk: エンケファリン，Subst P: サブスタンスP，ACh: アセチルコリン，
AA2AR: アデノシンA2a受容体，mGluR: 代謝型グルタミン酸受容体，D1: D1受容体，D2: D2
受容体，NMDA: N-methyl-D-aspartate受容体，δ1R: オピオイドδ1受容体

も明らかにされており，これによってジスキネジアを改善させる可能性がある
[2]．事実複数の臨床試験結果から，アマンタジン 300 mg 投与でジスキネジア
を半減させることが明らかとなっている．Thomas らの検討では，アマンタ
ジン 300 mg/day は L-ドパ誘発性ジスキネジアを改善するが，効果の持続は
8 カ月以下であるとされた[3]．しかし実際には 1 年以上の長期にジスキネジア
を抑制できる症例もあり，2014 年に公表された試験では，平均 3 年間以上は
peak-dose ジスキネジアに対する効果が持続すると報告され[4]，運動合併症
の治療手段として有力な選択肢となっている．さらに認知機能が低下した症例
では，意欲・自発性の改善効果があるとされている．
　肝臓での代謝を経ずに腎臓で直接排泄されるため腎機能障害のある患者では

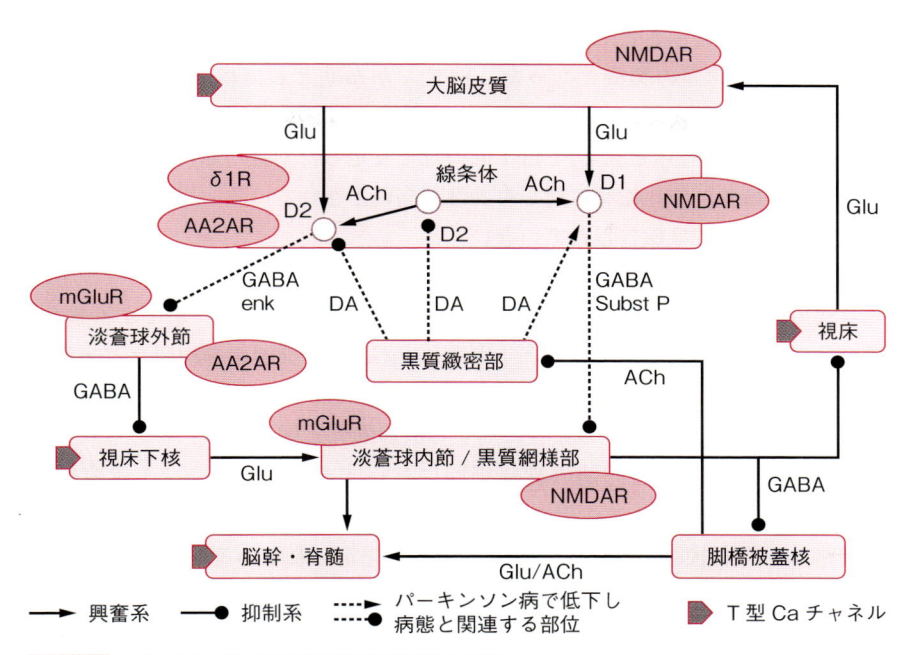

図3 Ⓑ パーキンソン病患者の基底核回路の仮説

Glu: グルタミン酸, enk: エンケファリン, Subst P: サブスタンスP, ACh: アセチルコリン, AA2AR: アデノシンA2a受容体, mGluR: 代謝型グルタミン酸受容体, D1: D1受容体, D2: D2受容体, NMDA: N-methyl-D-aspartate受容体, δ1R: オピオイドδ1受容体

低用量でも血中濃度が異常高値を示す場合があり特に慎重に投与を行う. 高齢者ではしばしば明らかな腎不全の徴候のない症例でも予想外に腎機能が低下している場合があるので, 注意が必要であり, 投与開始前に先立って必ず腎機能の評価を行うようにする. ほかにも, 投与開始時に, めまい感, 焦燥感, 不眠, 不安などの中枢症状と, 悪心, 嘔吐などの消化器症状がみられることがある. また長期投与に伴う副作用として, 下腿浮腫, 網状皮斑などがある.

C. ゾニサミド (トレリーフ®)

ゾニサミドは日本で開発された抗てんかん薬で, てんかんを合併したパーキ

ンソン病患者に使用された際に，運動機能の改善効果があることが日本で発見
されたことが開発の契機となった．抗てんかん薬としては $300 \sim 600$ mg/
day が常用量であるが，UPDRS-Ⅲの改善を主要評価することが示されている．
半減期は 70 時間程度と長く，1 日 1 回投与で安定した効果が期待できる．無動，
固縮などのほか，特に振戦に対し有効性が高いとされている．早期における治
療効果は現時点では報告されていない．

　ゾニサミドの薬効機序には不明の点が多いが，実験データからは，中枢ドパ
ミン濃度を増大させる作用のほか，T 型 Ca チャネル阻害[5]，オピオイド $\delta 1$
受容体アゴニストとしての作用[6]，さらに mGluR の機能修飾作用など多彩な
薬理効果が知られている（図3）．この内，T 型 Ca チャネル阻害作用が特に
L-ドパ（L/dopa）不応性の振戦に対する改善効果と関連すると考えられてい
る．また，大脳基底核回路の神経細胞に存在するオピオイド $\delta 1$ 受容体や
mGluR の機能を修飾する作用を介して，ドパミン不足によって生じた間接路・
直接路の不均衡状態を是正する効果があると想定されている[7]（図3 Ⓐ・Ⓑ）．
臨床的には，L-ドパをすでに使用している進行期の患者において，さらに運動
症状を改善させたい場合やオフを改善したい場合によい適応となる．他の薬剤
よりもジスキネジアや幻覚のような副作用が少ないことは本剤の大きな利点で
ある．高齢者にも認容性が高く使用しやすい．副作用としては眠気，口渇，嘔
気，悪心，幻覚などが知られているがパーキンソン病での適応用量の範囲では
その頻度は少ない．発汗減少が稀にみられることがあり，夏季には高体温に伴
う熱中症に注意が必要である．

D. ドロキシドパ（ドプス®）

　ドパミン系ではなく，ノルアドレナリンの前駆物質である[8]（図4）．パーキ
ンソン病ではノルアドレナリン作動性ニューロンを多数もつ神経核である青斑
核も早期から障害され，歩行とバランスの障害と関連しているとの仮説があ
る[9]．日本の臨床試験の結果から，ドロキシドパ 600 mg/day の投与により，
運動症状全般のみならず，すくみ足がプラセボに比して有意に改善することが
示されているが，海外の臨床試験ではすくみ足に対する有効性を証明できてい

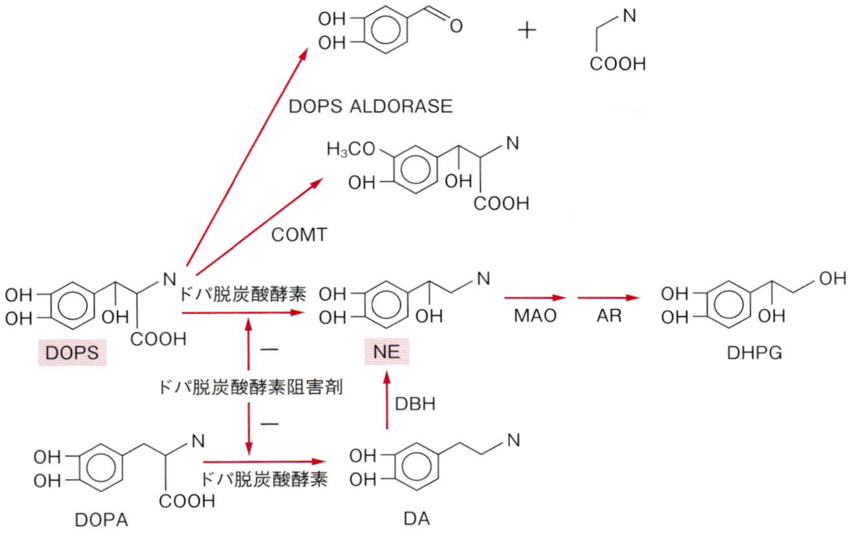

図4 ドロキシドパの代謝経路，L-ドパとの比較 (Goldstein DS. Cardiovasc Drug Rev. 2006; 24: 189-203[8]) より一部改変)

DOPS: L-threo-3,4-dihydroxyphenylserine（ドロキシドパ），DOPA: L-3,4-dihydroxyphenyl-alanine，MAO: monoamine oxidase，NE: ノルエピネフリン，COMT: catechol-O-methyl-transferase，DHPG: dihidroxyphenylglycol，AR: aldehyde/aldose reductase.

L-DOPS（ドロキシドパ）は構造的にL-ドパと似通っている．ドパ脱炭酸酵素によりL-DOPSはノルアドレナリンに，L-ドパはドパミンに変換される．これを阻害するのがドパ脱炭酸酵素阻害薬である.

ない．実際患者により有効性が異なるので，効果がはっきりしないのであれば投与を漫然と継続すべきではない．すくみ足がオフ時に生じている場合は，オフ時間短縮を目標に他剤による治療を工夫することを優先すべきであるが，オン時に生じているすくみ足の場合にはリハビリテーションを行うと共にドロキシドパ 600 mg/day の使用を検討する．また，起立性低血圧の症状および平均収縮期血圧を改善することが報告されている[10]．ドパ脱炭酸酵素阻害薬（DCI）を併用した状態では，末梢でのドロキシドパからノルアドレナリンへの代謝が抑制されるため，L-dopa/DCI と併用する場合は，起立性低血圧に

対する効果が減弱することに注意する．主な副作用として悪心・嘔吐などの消化器症状，頭痛，血圧上昇などがある．

E. アデノシン受容体拮抗薬

　アデノシン A2a 受容体に対する選択的拮抗薬イストラデフィリン（ノウリアスト®）は，L-ドパとの併用で抗パーキンソン効果を示すことが本邦の臨床試験によって世界に先駆けて示された．L-ドパで治療中にみられるオフ時の症状を軽減するとともにオフ時間を短縮する[11]．1日1回20mgで開始するが，効果不十分の場合は40mgまで増量可能である．20mgでオフ症状の改善とオフ時間の短縮効果が示され，40mgではオン時の運動症状改善効果も示されている．アデノシン A2a 受容体は線条体から淡蒼球に投射する中型有棘神経細胞上に多く発現している[12]（図3 Ⓐ）．この受容体への刺激はドパミン D2 受容体の働きに拮抗しており，A2a 受容体を遮断することにより，ドパミン刺激を介さずに抗パーキンソン作用を示すことが可能であると考えられている．主な副作用としては，悪心，めまい，ジスキネジアの増悪が報告されている．

　このように現在いくつかの非ドパミン系の治療薬が既に臨床で使用されている．それぞれ効果，作用機序および副作用が異なっており（図3 Ⓐ・Ⓑ，表4），これを理解しドパミン系薬剤では改善しきれない症状の改善をはかることが重要である．

表4　非ドパミン系薬剤のそれぞれの特徴

	とくに効果があるとされる症状	副作用	禁忌
抗コリン薬	振戦	認知機能の悪化，便秘，口渇，緑内障の増悪，排尿障害	緑内障，前立腺肥大症，重症筋無力症
塩酸アマンタジン	ジスキネジア	めまい感，焦燥感，不眠，不安，下腿浮腫，網状皮斑	
アデノシン受容体拮抗薬	ウェアリング・オフ	ジスキネジアの増悪，悪心，めまい	重度の肝障害
ゾニサミド	ウェアリング・オフ	眠気，口渇，嘔気，悪心，発汗減少	
ドロキシドパ	すくみ足	悪心・嘔吐，頭痛，血圧上昇	閉塞性狭隅角緑内障

JCOPY 498-22853

■文献

1) Bohnen NI, Kaufer DI, Ivanco LS, et al. Cortical cholinergic function is more severely affected in parkinsonian dementia than in Alzheimer disease: an in vivo positron emission tomographic study. Arch Neurol. 2003; 60: 1745-8.

2) Fox SH. Non-dopaminergic treatments for motor control in Parkinson's disease. Drugs. 2013; 73: 1405-15.

3) Thomas A, Iacono D, Luciano AL, et al. Duration of amantadine benefit on dyskinesia of severe Parkinson's disease. J Neurol Neurosurg Psychiatry. 2004; 75: 141-3.

4) Ory-Magne F, Corvol JC, Azulay JP, et al. Withdrawing amantadine in dyskinetic patients with Parkinson disease: the AMANDYSK trial. Neurology. 2014; 82: 300-7.

5) Murata M. Novel therapeutic effects of the anti-convulsant, zonisamide, on Parkinson's disease. Curr Pharm Des. 2004; 10: 687-93.

6) Yamamura S, Ohoyama K, Nagase H, et al. Zonisamide enhances delta receptor-associated neurotransmitter release in striato-pallidal pathway. Neuropharmacology. 2009; 57: 322-31.

7) Fukuyama K, Tanahashi S, Hoshikawa M, et al. Zonisamide regulates basal ganglia transmission via astroglial kynurenine pathway. Neuropharmacology. 2014; 76 Pt A: 137-45.

8) Goldstein DS. L-Dihydroxyphenylserine (L-DOPS): a norepinephrine prodrug. Cardiovasc Drug Rev. 2006; 24: 189-203.

9) Tohgi H, Abe T, Takahashi S. The effects of L-threo-3,4-dihydroxyphenylserine on the total norepinephrine and dopamine concentrations in the cerebrospinal fluid and freezing gait in parkinsonian patients. J Neural Transm Park Dis Dement Sect. 1993; 5: 27-34.

10) Hauser RA, Isaacson S, Lisk JP, et al. Droxidopa for the short-term treatment of symptomatic neurogenic orthostatic hypotension in Parkinson's disease (nOH306B). Mov Disord. 2015; 30: 646-54. doi: 10.1002/mds.26086. Epub 2014 Dec 9.

11) Kondo T, Mizuno Y; Japanese Istradefylline Study Group. A long-term study of istradefylline safety and efficacy in patients with Parkinson disease. Clin Neuropharmacol. 2015; 38: 41-6.

12) Svenningsson P, Hall H, Sedvall G, et al. Distribution of adenosine receptors in the postmortem human brain: an extended autoradiographic study. Synapse. 1997; 27: 322-35.

〈谷口さやか, 武田　篤〉

IV 初期治療

1 ┊ 説明と同意

　パーキンソン病の日本での有病率は 10 万人あたり約 150 人といわれ [1]，1,000 人に 1 人以上が罹患していることになる．年齢が上がるほど有病率は上昇することが知られ人口の高齢化に伴い年々増加しており，現在本邦ではおよそ 20 万人の患者が存在すると推定されている．しかし医療関係者でない限り，パーキンソン病という病名を聞いて疾患の全体像を思い浮かべられる人は稀であり，多くの患者とその家族にとってはあまり馴染みがないものと考えられる．まして一般にはパーキンソン病という病名は難治性の不治の病としての印象が強く，時に人生に対する死刑宣告の如く受け取られる場合もあるので病名告知にあたっては十分に注意すべきである．また，パーキンソン病の診断を直接的に確定できる検査や画像診断法はなく，剖検で確認されたブレインバンクでの生前診断の精度は概ね 80 ～ 90％である [2]．病歴，現症，諸検査結果からパーキンソン病であろうとの診断に至った場合でも，初回から断言することはせず，その可能性が高いといった説明からスタートしたほうが患者側の受容はよい．パーキンソン病の可能性が高いが他疾患の可能性は否定できないこと，そしてもしパーキンソン病であれば，治療法は色々とあり確実に改善していけること，さらには天寿を全うできるであろうことを説明し，患者とその家族の不安をできるだけ和らげることが特に初期治療の導入をスムースに進めるためにも肝要である．

　パーキンソン病の治療は長期にわたるため，患者の治療継続への意欲と医療者側への信頼感を得ることがよりよい治療を進めていく上で必要不可欠である．患者側にも自覚をもたせるとともに，楽天的な気持ちで前向きに疾患と向き合える環境を作り出すことは長期の経過のなかで非常に大切であり，それをなくして薬物治療と並行して進めていくべきリハビリテーションなどの

指導・実施は不可能に近い．どの疾患治療においても重要なことであるが，患者自身に病態と治療法について一定の理解を得ることがパーキンソン病の場合は特に重要である．病初期は比較的単純な用法による内服治療のことが多いが，病気の進行に伴い内服薬の種類が増え，個人の症状，またその日の症状に合わせて1回の内服薬の量や内服する回数，時間帯などの用法もしばしば複雑化する．さらには頓用薬や注射，手術治療なども選択肢となる場合もある．内服薬の用法については，ある程度患者に調整を任せてよい部分もある一方で，知識のない状態で自己判断すると危険な場合もあることを理解してもらう必要がある．患者への説明はできる限りわかりやすくすることを心がける．長くなりすぎても相手が理解できなくなるので，初回の説明では簡潔に要点を説明し，何度かにわたって，説明を繰り返すこともまた必要である．

　診療中にしばしば患者から質問される項目について以下に簡単に解説する．実際の説明の際の参考情報としていただければ幸いである．

「パーキンソン病はどのような治療があるのでしょうか？」

　障害されたドパミン神経細胞をもとに戻す治療は現時点ではなく，主に内服薬で不足しているドパミンを補充することが治療の柱になる．貼付剤や注射，手術療法もあるが，手術療法といっても悪くなった病巣を取り除くような根治療法ではないので，早期に手術すればよいというものではない．完全に病気が治るわけにはいかないが，薬物療法，手術療法を含めて現在の治療法でかなり症状が改善する．年齢とともに，徐々に疾患が進行することは避けられないが通常そのスピードは緩やかである．

「パーキンソン病は死ぬ病気ですか？」

　基本的にはパーキンソン病自体で亡くなることはないと考えられる．パーキンソン病の生命予後について，海外の検討では，平均発症年齢が 61.9 ± 10.7 歳の症例群における検討では，発症から死亡までの平均が 13.7 ± 7.1 年であり，発症年齢が高いほど平均余命は短くなる傾向がみられた[3]．多くの場合，誤嚥による肺炎や尿路感染など感染のリスクが通常より高くなること，またADLの悪化により転倒して骨折を合併すること，などを背景として予後不良

の状態に陥ることが多い．逆にいえば治療（薬物療法，リハビリなど）をきちんと進めて，感染や転倒などの事故を防いでいければ予後を改善させることができる．

「この病気は認知症になりますか？」

当初パーキンソン病は運動障害をきたす疾患であり，認知症を発症しないとされていたが，パーキンソン病にも認知症が高率に合併することが最近明らかとなってきた．その背景として年々高齢発症のケースが増えていること，また治療法の進歩によりパーキンソン病の生命予後が格段に改善したことがあると推定されている．パーキンソン病から認知症を伴うパーキンソン病：Parkinson disease with dementia（PDD）への進展は平均 10 年程度で起こり，最終的には 80％近くの症例が認知症にまで至る[4]．認知症の進展を防止する治療法は確立されてはいないが，アルツハイマー病の治療に使われている薬剤がある程度有効であることが示唆されているので追加されることが多い．一方で，認知機能が悪化した際には避けるべき薬（抗コリン薬など）もあるので，それまで内服していた薬の減量や中止などの調整が必要になることも多い．例えば注意力が低下したり，料理の手順を間違うようになるなど，認知機能障害が疑われるような症状がみられた際には早めに相談してほしい．たとえ認知機能障害が生じてもパーキンソン病では記憶力は保たれていることが多い，その一方で幻覚・妄想などの精神症状がしばしばみられるので注意を要する[5]．なかでも幻視の頻度が最も高く，虫や人，動物など生き物が見えることが多い．こうした精神症状は薬剤の副作用と考えられがちであるが，実は背景として認知機能障害が存在することがほとんどなのでこれも早めに相談してほしい．

「この病気は遺伝しますか？」

遺伝性のパーキンソン病は一部にみられ，全パーキンソン病患者の 10％弱が家族性ではないかと推定されている[6]．家族性パーキンソン病の臨床像は孤発性パーキンソン病と変わらないものが多い．家族歴のない場合，子供に遺伝する可能性を強く心配する必要はないが，比較的若い時期（40 歳未満）に発症した場合，また血縁者がパーキンソン病と診断された症例や，パーキンソン

病との診断に至らないまでも，原因不明のふるえや歩行障害が疑われる例が存在する場合は，遺伝子診断を勧める．

「パーキンソン病によい食べ物やサプリメントはありますか？　あるいは食べないほうがよいものはありますか？」

　食べ物でパーキンソン病に対する有効性が証明されたものはない．ソラマメなどの豆類には天然のL-ドパ（L/dopa）が多く含まれている．特にムクナ豆がL-ドパを多量に含む豆類として知られている．ただしこれらを治療として用いようとしても含有量が一定せず，治療効果が予測できない．特にL-ドパ内服中には全体として過剰になる危険性もあり避けたほうがよい．パーキンソン病では便秘になりやすいため，便秘の予防となるような食物，例えば食物繊維，なかでも水溶性繊維質（たとえば昆布やわかめなどの海藻類など）が勧められる．頻尿に悩んで水分摂取を控えることによって脱水状態に陥り，便秘を悪化させる場合がある．特に夏は水分を制限しないようにしないと時に生命の危険があるので注意する．

　サプリメントに関しても有効性が証明されたものはない．パーキンソン病患者には喫煙者が少ないという複数の報告がある．また疫学上では喫煙歴とパーキンソン病の発症リスクには明らかな負の相関があり，特に長く禁煙するとパーキンソン病のリスクは上がるとされている．そのため，喫煙にはパーキンソン病の防止効果があるとする説があるが，喫煙とパーキンソン病の発症における明らかな因果関係は解明していない．また，喫煙によりがんや血管病などのリスクが上昇することを考慮すると，予防のための喫煙は勧められない．カフェインやコーヒー飲料の摂取がパーキンソン病のリスクを減少させる可能性が示されているが，因果関係ははっきりしていない[7]．牛乳やチーズなどの乳製品の摂取量が多いとパーキンソン病発症リスクが増大するとの報告がある[8]．コエンザイムQ10とアスタキサンチンに関しては実験モデルでの症状改善報告はあるが，明らかな臨床試験での報告はない．

　一方で食事やある種のサプリメントによって内服薬の吸収が変化し，効果に影響することがわかっている（表1）．L-ドパをタンパク質とともに摂取した場合には，消化管からの吸収が低下し，薬効が減弱する場合もあるので注意を

表1	L-ドパの吸収に影響する食べ物，サプリメント	
吸収をよくする食べ物，サプリメント	吸収を阻害する食べ物，サプリメント
オレンジジュースなど酸性の飲みもの レモンなどの酸性果汁の多い果物 ビタミンC	タンパク質 牛乳 鉄剤 ビタミンB_6（L-ドパ単剤のみ）

要する．鉄剤は消化管内でL-ドパとキレートを形成して吸収を低下させるので，併用しないように注意が必要である．どうしても鉄剤の内服が必要な場合は，薬剤内服との時間間隔を30分程度以上離すようにする．またL-ドパは酸性の状況下で溶解するので，酸性の飲料を同時に摂取することなどで吸収がよくなる可能性がある．ビタミンCも酸性であることから，併用によってL-ドパの吸収をよくするかもしれない．一方で，グレープフルーツは肝臓における代謝酵素CYP3A4の機能を不可逆的に不活性化する成分を含んでおり，カベルゴリン（カバサール®），ブロモクリプチン（パーロデル®）の代謝が減少し，血中濃度を上昇させる作用がある．加熱処理されたものは問題ないが，生のグレープフルーツ果実や，果汁濃度の高いジュースの飲用はこれらの内服をしている場合に注意が必要である．逆に制酸効果のある飲み物，たとえば牛乳でL-ドパを内服すると吸収が極端に低下する可能性がある．L-ドパ単剤の場合はビタミンB_6の服用で作用が減弱するため，マルチビタミンやビタミンBが入ったサプリメントに関しては注意が必要であるといわれるが，現在はほとんどの場合単剤ではなくL-dopa/DCI配合剤が使用されているので問題となることはない．

「薬を飲んだらかえって悪くなると聞いたことがありますが本当ですか？」

　以前にはL-ドパの神経毒性から投与が早いほど疾患の進行が早まるという説もあったが，現在は否定されている．さらに後述する臨床試験の結果などにより，早期からのドパミン補充療法導入によりむしろ運動障害の固定化を避けて，よい状態をより長く維持することができると考えられている．ドパミン補充療法の開始を遅くすることによるメリットはないというのが現在のコンセンサスである．パーキンソン病の内服薬は根本的には対症療法であるが，内服が

必要ではない早期のケースでも治療開始のタイミングを遅らせないように定期的な経過観察が重要である.

「運動はしてよいのですか？」

パーキンソン病を発症すると，その進行速度に個人差はあるものの，徐々に身体が動かしにくくなり日常生活に支障が出る．しかし動きにくいからといって運動に消極的になると，筋力や関節の機能低下を招く．無理のない範囲で体を動かしたほうがよい．1 日 20 ～ 30 分を目安に体調をみながら体を動かすとよい．運動の継続がパーキンソン病の運動障害の進行を抑制できることを示唆する研究報告もある.

「家族が気をつけることはありますか？」

パーキンソン病における薬物治療は患者にとって命綱であり，きちんと内服を続けることが病気を安定化させるために最も重要であることを家族にもよく理解していただく必要がある．なんらかの事情で急に内服を中止しなければならない際には，すぐに病院に連絡してもらう．抗パーキンソン病薬の中断は時に悪性症候群の誘因となる．悪性症候群とは主にドパミン系刺激薬（L-ドパ，ドパミンアゴニスト）の中止・減量，または向精神薬の開始や中断・再開などによって，高熱，意識障害，筋強直，横紋筋融解などをきたす症候群である．急速な減量だけでなく，なかには脱水や便秘などにより薬剤の腸管からの吸収が下がることにより急に減薬したのと同じ状態に陥るケースもあるので注意が必要である．どの程度の量までなら減量してよいかに関する明確な規定はないが，L-ドパ / ベンゼラジド合剤 600 mg/day から L-ドパ単剤 200 mg/day に減量したところ悪性症候群となった症例の報告があり [9]，単剤と合剤の差はあるものの，L-ドパの 1 日での減量は 400 mg/day 未満にすべきである．認知機能に問題がない症例でもしばしば自己判断での怠薬・中断，減量をしてしまう例がみられる．自己判断での内服薬の中断や減量は避けなくてはならないことを本人のみでなく家族にもよく理解していただくことが大切である．さらに進行期では転倒のリスクが高まる．発症初期であっても，転倒しやすい場合もあるので注意が必要である．転びやすい段差を作らないなど，家庭内の環境を

整備することも重要である.

■文献

1) 中島健二，和田健二，植村佑介，他．我が国におけるパーキンソン病の疫学研究．日本臨牀．2009; 67（増刊号4　パーキンソン病: 基礎・臨床研究のアップデート）: 19-23.

2) Tolosa E, Wenning G, Poewe W. The diagnosis of Parkinson's disease. Lancet Neurol. 2006; 5: 75-86.

3) Kempster PA, O'Sullivan SS, Holton JL, et al. Relationships between age and late progression of Parkinson's disease: a clinico-pathological study. Brain. 2010; 133（Pt 6）: 1755-62.

4) Grover S, Somaiya M, Kumar S, et al. Psychiatric aspects of Parkinson's disease. J Neurosci Rural Pract. 2015; 6: 65-76.

5) McKeith IG, Boeve BF, Dickson DW, et al. Dignosis and management of dementia with Lewy bodies. Neurology. 2017; 89: 1-13.

6) de Lau LM, Breteler MM. Epidemiology of Parkinson's disease. Lancet Neurol. 2006; 5: 525-35.

7) Ross GW, Abbott RD, Petrovitch H, et al. Relationship between caffeine intake and Parkinson disease. JAMA. 2000; 284: 1378-9.

8) Chen H, O'Reilly E, McCullough ML, et al.Consumption of dairy products and risk of Parkinson's disease. Am J Epidemiol. 2007; 165: 998-1006. Epub 2007 Jan 31.

9) Hashimoto T, Tokuda T, Hanyu N, et al. Withdrawal of levodopa and other risk factors for malignant syndrome in Parkinson's disease. Parkinsonism Relat Disord. 2003; 9 suppl 1: S25-S30.

〈谷口さやか，武田　篤〉

2 治療のタイミング

　日本神経内科学会のパーキンソン病診療ガイドライン2018[1] では, 早期パーキンソン病を未治療のまま経過観察することのリスクを考慮し, 特別の理由がない限りにおいて, 診断後できるだけ早期に治療開始することを提案している. 先に述べたとおり薬物治療の開始を遅らせることにより疾患進行が遅延化されるエビデンスはなく, 治療を遅らせる利点はない. むしろドパミン補充を遅らせることにより不可逆的な神経可塑性の変化が生じ, 障害が固定化することで運動機能の悪化が早まり, 長期的なQOLが低下することが示唆されている.

　ELLDOPA study[2] では, 早期パーキンソン病症例をプラセボ群, L-dopa/DCI配合剤投与群に分け, それぞれ150 mg/day, 同300 mg/day, 同600 mg/dayを40週間継続しつつ経過観察した. 1年後, 2週間の治療薬wash-out期間の後に評価したUPDRS（Unified Parkinoson's Disease Rating Scale）スコアは600 mg投与群において一番低く, 運動障害の程度が軽度であった. これは一見, 黒質神経細胞に対するL-ドパ（L/dopa）の神経保護効果を示しているようにもみえる. しかし, 画像データや他の臨床試験結果などを総合的に考慮すると, 黒質神経細胞が保護されたとは考えにくく, むしろ十分量のL-ドパを投与することにより, 枯渇していた線条体のドパミンが適切に補充され, それ以降の神経回路網が維持・活性化されたことによってこうした結果が得られたのであろうと現在は考えられている.

　同様にDATATOP studyの解析により, 未治療のパーキンソン病患者でMAO-B阻害薬であるセレギリン（エフピー®）の治療を受けた群と受けなかった群で比較した結果, セレギリン投与患者群でL-ドパが必要になる時期はセレギリン未投与患者より9カ月遅かった[3] ことが示された. これは最初セレギリンによるパーキンソン病の進行抑制効果ではないかと考えられたが, その

後の検討ではセレギリンのもつドパミン補充効果によるパーキンソン症状の改善効果が主たる要因であると結論された．また MAO-B 阻害薬であるラサジリン（本邦では未発売）を用いた臨床試験 TEMPO study[4] では，ラサジリン 1 mg 投与群とプラセボ投与群に分け，その両方に 6 カ月後にラサジリン 1 mg を投与したところ，その後少なくとも 5 年半にわたって，6 カ月早くラサジリンを投与した群のほうが運動症状の程度が軽度であったが，これもドパミン系を早期から賦活した結果であると考えられている．

　以上から L-ドパを含むドパミン補充療法の導入を遅らせることによる長期予後の改善はみられず，ドパミン補充の開始時期は遅らせるべきではないと現在は考えられている．支障となっている運動障害を改善して就労を含む日常生活が維持できるように，早期から十分なドパミン補充療法を開始導入することが重要である．

■文献

1) 日本神経学会, 監. パーキンソン病診療ガイドライン 2018. 東京: 医学書院: 2018.

2) Fahn S, Oakes D, Shoulson I, et al; Parkinson Study Group. Levodopa and the progression of Parkinson's disease. N Engl J Med. 2004; 351: 2498-508.

3) Shoulson I. DATATOP: a decade of neuroprotective inquiry. Parkinson Study Group. Deprenyl and tocopherol antioxidative therapy of parkinsonism. Ann Neurol. 1998; 44 (3 Suppl 1): S160-6.

4) Hauser RA, Lew MF, Hurtig HI, et al. Long-term outcome of early versus delayed rasagiline treatment in early Parkinson's disease. Mov Disord. 2009; 24: 564-73.

〈谷口さやか，武田　篤〉

3　治療法の選択

　パーキンソン病の薬物治療開始の際に，いずれの抗パーキンソン病薬を用いるかについては，年齢，運動症状の程度，合併症などの患者背景を考慮した上で決める必要がある．治療開始後数年すると，L-ドパ（L/dopa）を中心とする抗パーキンソン病薬の効果持続時間が短縮し，薬物の血中濃度の変動とともに症状が変動するウェアリング・オフ（wearing off）現象や，自分の意思とは関係なく，主に薬の血中濃度が高いときに不随意運動の一種であるジスキネジアがみられるようになる．こうした運動合併症は日常生活の大きな支障となるため，できるだけ予防していく必要がある．前述した ELLDOPA study において[1]，最も用量の多い 600 mg/day 投与群では他群と比較し，有意差をもって運動合併症が多かったが，これは L-ドパの総投与量と相関することが報告されている．病初期でドパミン神経系が比較的保たれている間は，脳内で産生されたドパミンはドパミン神経細胞内に貯蔵されるため血中 L-ドパ濃度の変動の影響を受けないが，ドパミン神経の変性脱落が進行すると，L-ドパの間欠的な投与によって生じた血中濃度の変動がそのまま中枢神経系でのドパミン濃度に影響を与えるようになる（図1）．そこで中枢神経系でのドパミン濃度をできるだけ一定にする（continuous dopaminergic stimulation: CDS）ことで運動合併症の予防，および治療をしていこうというのが現在の基本的な考え方である．病態の進行とともに L-ドパ投与によって生じた人工的な脳内ドパミン濃度変化の繰り返しが，ドパミン受容体，特に D1 受容体を繰り返し刺激することでシグナル伝達系を含む感受性の変化を生じ，運動合併症に至るとされている（Ⅴ-1. 運動合併症の項を参照）．ドパミンアゴニストは L-ドパよりも半減期が長く，また D2 刺激作用が主体であることから，運動合併症の予防という点では，L-ドパよりも L-ドパ以外の薬物療法（ドパミンアゴニスト，

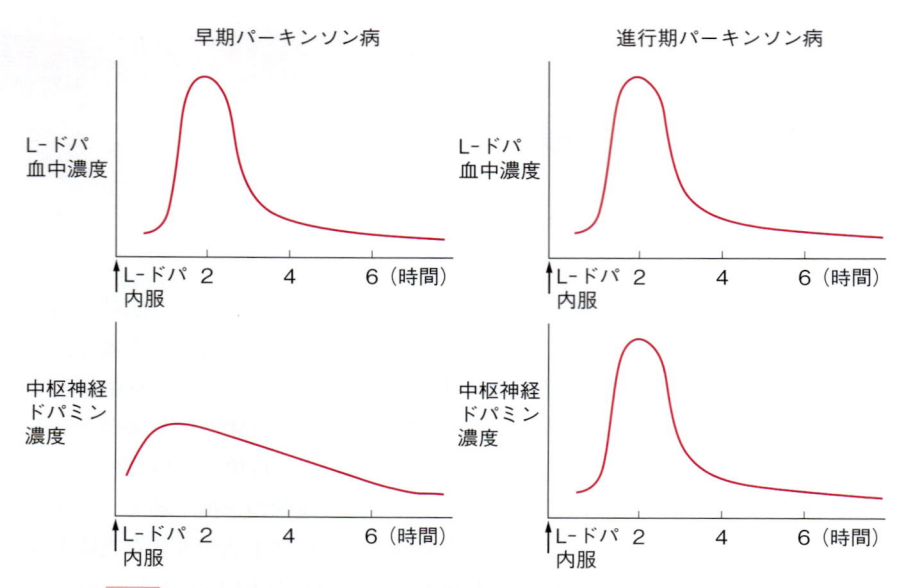

図1　パーキンソン病の進行に伴う中枢神経ドパミン濃度変化のイメージ

MAO-B 阻害薬）で治療を開始したほうがよい．これまで報告されてきたドパ
ミンアゴニスト治療開始群とL-ドパ単独使用群を比較した大規模臨床試験の
結果は，いずれもドパミンアゴニスト群で有意に低い運動合併症発現を示して
いる[2-3]．

　また，ドパミンアゴニストを早期から使用することにより，L-ドパ使用量の
減量が期待できるが，ドパミンアゴニストは消化器症状や精神症状，浮腫，眠
気などの副作用がL-ドパに比較して多いのが欠点である．特に非麦角系のド
パミンアゴニストには突発的睡眠の副作用が報告されており，車を運転しなけ
ればならないような職業ではL-ドパが第一選択される．また一般にドパミン
アゴニストの運動障害改善効果はL-ドパに劣るため，就労や日常生活におい
て問題がある場合には，早期にL-ドパの投与を開始することを検討する必要
がある．一般に65歳未満の発症例では長期投与による運動合併症出現の予防
を考え，L-ドパ以外の内服薬で開始することを優先する．ドパミンアゴニスト
については現在使用されている薬剤で唯一，早期導入によるウェアリング・オ

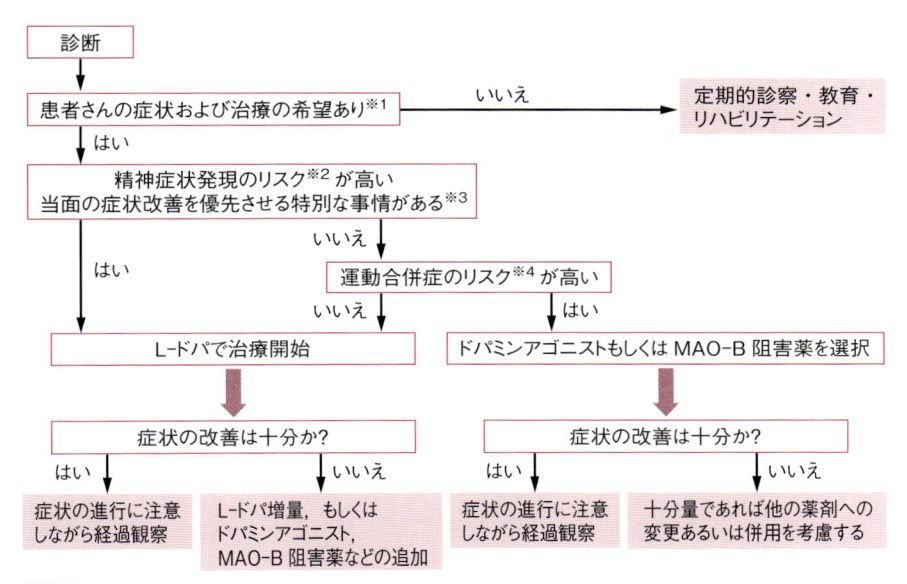

図2 早期治療パーキンソン病患者の治療アルゴリズム（日本神経学会, 監. パーキンソン病治療ガイドライン 2018. 東京: 医学書院; 2018. p.107[4] より）

※1: 背景, 仕事, 患者の希望などを考慮してよく話し合う必要がある.
※2: 認知症の合併など
※3: 症状が重い（例えばホーン-ヤール（Hoehn-Y）分類で3度以上）, 転倒リスクが高い, 患者にとって症状改善の必要度が高い, など
※4: 65歳未満の発症など

フとジスキネジアの発現を予防できることが証明されており, 65 歳未満発症の症例ではドパミンアゴニストで治療を開始することが基本的には推奨される. ほかに MAO-B 阻害薬による治療開始についても L-ドパ用量の削減効果があり, 中長期的なウェアリング・オフの予防効果が示されているため推奨できる. さらに経験的には, 塩酸アマンタジン（シンメトレル®）による治療開始や, 非高齢者で認知機能に問題がなく他剤に抵抗性の振戦を示す例などで抗コリン薬による治療開始も選択肢になり得るが, これらについてはエビデンスが示されていない. 日常生活に支障がなく, 本人の薬物治療に対する抵抗感がある場合などがしばらく経過観察してもよいが, その場合も治療導入が遅れ過ぎることのないように注意する.

パーキンソン病治療ガイドライン 2018[4]（図2）ではパーキンソン病の初期治療は原則として L-ドパかドパミンアゴニスト，MAO-B 阻害薬を使用することとなっている．PD MED 試験では，パーキンソン病の早期患者について，初期治療薬として L-ドパ単剤とドパミンアゴニストおよび MAO-B 阻害薬併用の効果を無作為化試験で検証している[5]．その結果，主要評価項目の質問票（PDQ-39）の可動性スコアは，他の 2 群より L-ドパ単独群で平均 1.8 点良好だったが，初回療法として MAO-B 阻害薬とドパミンアゴニストの間に運動症状の改善効果やその後の運動合併症の出現について大きな差異はなかった．セレギリン（エフピー®）では日中の傾眠や突発的睡眠といった問題が少なく，自動車運転が必要な例では特に選択肢となると思われる．

以下はパーキンソン病初期の症例である．症例ごとに治療法の選択について解説する．

Case Study

Case 1

58 歳男性　会社員．仕事内容は事務職で，通勤はバスを使用している．

既往歴，家族歴に特記事項はない．市販薬も服用していない．
半年前に何もしていない時，食事中などに左手がふるえていることを家族に言われて気がついた．徐々にふるえている時間が増え，左足のふるえもみられるようになった．

近医を受診したところ，「パーキンソン病」と言われ，1 カ月前にロピニロール（レキップ®）0.75 mg　3 ×毎食後で処方されたが吐き気がしてすぐに止めてしまった．

Second opinion を求めて来院した．

● 神経学的所見：顔面に masked face を認める．
左手足に軽度の筋固縮がみられる．歩行時に軽度の前傾姿勢を認める．Retropulsion は認めない．認知機能は保たれている．
● 画像所見：頭部 CT　異常なし．

　この症例は症状が片側であり，Hoehn-Yahr 1 度のパーキンソン病を疑う症例である．65 歳未満の発症であり，ドパミンアゴニストの内服が推奨される．本症例ではロピニロール（レキップ®）で治療が開始されている．ドパミンアゴニストで治療を開始する際には嘔気などの副作用が出にくいように徐々に増量するのが原則であるが，しばしば本例のように，ドパミンアゴニストの投与開始時に吐き気を主とした消化器症状がみられる．ドパミンアゴニストは脳内線条体でドパミン受容体に結合し効果を示すが，ドパミン受容体はこれ以外の脳組織，消化管を含む末梢組織にも広く存在する．特に延髄第四脳室底にある嘔吐中枢（chemoreceptor trigger zone: CTZ）のドパミン受容体を刺激することで，吐き気を起こす可能性がある．またドパミンアゴニストは消化管の運動抑制作用ももつため，胃液が貯留することで吐き気が誘発される可能性もある．このため消化管運動を促進するような消化管機能改善薬の追加を行うことで改善がみられる場合もある．そこでドパミンアゴニストの内服を開始するときには，ドンペリドン（ナウゼリン®）などの末梢性ドパミン受容体拮抗薬の内服を追加して消化器系副作用の予防を試みるとよい．L-ドパの内服導入時でも，消化器系副作用が出現した場合は併用を検討する．ドンペリドンは脳内に移行しないとされるが，稀に中枢神経系にも作用しパーキンソニズムを悪化させることがあり得るので注意が必要である．本例の吐き気は軽度であったが，副作用があるならすぐ止めたほうがいいかと思って止めただけであり症状は許容範囲内であるということであった．他のアゴニストの選択もあると伝えた上で，ドンペリドン 30 mg 3 ×毎食前の内服を追加，ドパミンアゴニストをプラミペキソール（ビ・シフロール®またはミラペックス®）に変更し，徐々に増量することとなった．ドンペリドンの内服を行っても，消化器症状が強く内服できないようであれば，他のドパミンアゴニストも試してみるとよい．それでも内服継続が難しいようであれば MAO-B 阻害薬に切り替えてみる．振戦が主な症状であり，認知機能は保たれていることから，抗コリン薬の使用も選択肢となる．会議など特に振戦を止めたい場合などに限定した抗コリン薬の頓服といった使用方法も可能である．ドパミンアゴニスト，MAO-B 阻害薬で十分な治療効果が得られないときは，セレギリン，アマンタジン，L-ドパ製剤への変更，あるいは併用を考慮する．

Case 2

72 歳女性　無職．一人暮らし．内科疾患の既往歴は特記すべきものはないが，緑内障のため眼科通院中である．

1 年前に夫が死亡し，それから気力がわかない．夫の死後から声が小さくなり，電話などで相手に聞きづらいと文句を言われることが多くなったが，気が滅入っているせいだと思っていた．声の小ささは徐々に悪化して，普通の会話でも聞き取りにくいと言われることが多くなった．同じころから動きも鈍くなった気がしている．細かい動作が少しずつ困難になってきた．また歩いていて方向転換するのが難しいと自覚するようになった．数カ月前から右手がふるえはじめ，友人にパーキンソン病ではないかと言われて心配になり来院した．夫が先立ってから何事にも気力がわかない，「頭の病気」だなんて，一人で暮らしているのに不安で仕方がないと訴えている．うつ症状があるためプラミペキソール（ビ・シフロール®）0.25 mg/day で開始，徐々に増量したところ，両下肢にむくみが強くなってきた．靴を履くのも難しい．痛みも伴ってきている．

● 身体学的所見：甲状腺の腫脹は認めない．胸部聴診に雑音は認めない．両下肢に著明な pitting edema を認める．

● 神経学的所見：意識清明．脳神経系には異常なし．声は抑揚がなく小声である．

四肢には軽度の筋固縮がある．歩行は小刻み歩行で，軽度の前傾姿勢を認める．

MMSE 29/30, HDS-R 30/30．明らかな認知機能障害は指摘されない．

● 画像所見：頭部 CT では年齢相応の萎縮のみ指摘される．胸部 X 線写真も正常範囲内．

採血，検尿では血算，生化学に異常なし．凝固能異常も指摘されない．

パーキンソン病治療ガイドライン 2018 では，運動合併症のリスクが高いと

される場合以外は，まず運動機能改善を優先させるためにも L-ドパを選択するとしている[4]（図 2）．認知症を合併した場合も，運動機能改善効果の力価に比して精神症状の副作用が少ない L-ドパを選択することが勧められる．この症例は，一人暮らしで不安も強く，早く症状を改善させるためにも L-ドパで開始した．さらに本例は眼科通院中で，緑内障があることにも留意する必要がある．既往歴を聞いたときに，しばしば内科疾患は申告するが眼科に通っていることを言わない場合もあるので注意が必要である．70 歳以上では 10％以上が緑内障を罹患していると言われている．緑内障の 90％が開放隅角緑内障で，閉塞性挟隅角緑内障は 10％以下であるが，後者に対して抗コリン薬とともに L-ドパの投与は禁忌とされている．もしも閉塞性挟隅角緑内障が合併しているのであれば，L-ドパの投与に先立って眼科に依頼し虹彩切開術などの対応が可能か，どのような状態なのか，について事前に眼科主治医に問い合わせることが必要である．虹彩切開術を施行後は内服可能になることもあるが，これも眼科医との相談が必要である．

本症例ではうつ症状がみられるが，うつは軽度のものも含むとパーキンソン病の約 50％にみられるとされる．パーキンソン病のうつ症状には，セロトニン系のみならず，ノルアドレナリン，ドパミンの低下も関与すると考えられている．このため運動症状の改善効果との一石二鳥の効果を狙って，まずはドパミンアゴニストによる治療を進めることが推奨されるが，改善がみられないときには大うつ病の合併の可能性もあるため，三環系抗うつ薬の投与や，選択的セロトニン再取り込み阻害薬（SSRI）の投与も検討する．なお，三環系抗うつ薬と SSRI については MAO-B 阻害薬であるセレギリンとの併用が禁忌なので，注意が必要である．

また，本症例では靴を履くのも難しい高度の浮腫を認めている．パーキンソン病患者に下肢浮腫が出現することはしばしばみられるが，まず最初に浮腫を呈する全身性疾患の合併，すなわち心不全，腎機能障害，肝機能障害，低アルブミン血症，低栄養，甲状腺機能低下症などの併発の有無を確認する必要がある．心不全がある場合には，心臓弁膜症の有無を確認する．麦角系ドパミンアゴニストを内服中の場合は特に注意が必要である．左右差がある場合は下肢深部静脈血栓症の可能性も考え，下肢静脈の超音波検査による血管の評価を行い，

除外する必要がある．下腿浮腫の要因は様々であり，運動低下によるリンパ浮腫などの要因も無視できない．この場合は原則として可逆性ではあるが慢性化すると難治化する．上記の疾患を除外してもなお下肢浮腫の原因が明らかとならない場合には，薬剤性の下肢浮腫の可能性を考える．ドパミンアゴニストによる下腿浮腫は特に下方 1/2 ～ 1/3 に多いとされる．薬剤性の下腿浮腫が疑われる場合には，可能性のある薬剤を減量または中止してみる．薬剤の減量または中止により，下肢浮腫が軽快または治癒した場合には薬剤性浮腫であった可能性が高い．本例の場合は，採血，X線，心電図，心臓超音波を施行し，これらで特に浮腫の原因を特定するに至らなかった．同時にプラミペキソールを徐々に減量し，L-ドパに変更したが改善が十分でなく，フロセミド（ラシックス®）20 mg 1×朝食後を追加投与した．数カ月で靴も履けないような浮腫はなくなったが，足の甲を押すとわずかにへこむような浮腫は残存したため，利尿薬の内服は継続した．利尿薬としてスピロノラクトン（アルダクトンA®）も選択肢にある．

Case 3

76歳男性，無職．高血圧症と胃潰瘍の既往があり，近医で処方された降圧剤と胃腸薬を継続している．

2年前から左上肢が食事中にふるえているのに家族が気づいた．1年前には左下肢も時折ふるえ，数カ月前から右上肢もふるえている．3カ月前に転んでから動きも遅くなった．家族はこのところ表情も乏しい気がしている．いつからかははっきりと思い出せないが，このところ食事が以前より美味しいと感じられなくなった．

● 神経学的所見：四肢に軽度の筋固縮を認める．診察時に左上下肢に静止時振戦を認める．時折左上肢もふるえる．椅子からの立ち上がりに手をつく必要がある．歩行は前傾姿勢で，左手の手の振りが少ない．

MMSE 26/30点．

● 画像所見：頭部CTで年齢相応の萎縮と，大脳白質領域に拡がる低

吸収域が散見される.

心筋 MIBG シンチグラフィでは取り込み低下を認める.

L-dopa/DCI 配合剤（メネシット®）300 mg 3 ×毎食後で内服を開始し，2 カ月継続したが改善した実感はない．家族は少し動きが早くなった気がする，というが本人の自覚はない．メネシット® 450 mg 3 ×毎食後まで増量したが，本人はあまり変化がないと言っている．

本症例は 75 歳以上なので，ガイドラインに沿い [4]（図 2），L-dopa/DCI 配合剤で開始している．L-ドパの腸管吸収には大きな個人差があり，吸収効率の悪さから血中濃度が十分に上昇せずに，効果が実感されないことがある．300 mg/day 程度で効果がみられない症例でも L-ドパそのものが無効なのではなく，腸管からの吸収が不十分であるために必要な量のドパミン補充に至っていなかった可能性がある．このため効果の判定のためには，L-ドパは最低でも 600 mg/day までは増量してみることが必要である．また，効果を実感していなくても減量により効果を確認できる場合もあるので，本人が減量したいという気持ちが強いのであれば，一度減らしてみるのも選択肢の一つである．本例の場合，家族の印象としては効いているとのことだったので，本人の中で実感が薄いだけで効果は出ている可能性があると判断した．

また，この症例は降圧剤と胃腸薬を内服している．降圧剤と胃腸薬は以下のように，種類によってはパーキンソニズムを悪化させるので注意が必要である．パーキンソニズムを悪化させる内服薬として，ハロペリドール（セレネース®），チアプリド（グラマリール®）をはじめとした抗精神病薬，メトクロプラミド（プリンペラン®）などの制吐剤，消化器病薬・抗精神病薬として使用されるスルピリド（ドグマチール®）などは頻度も高く有名であるが，まれに Ca-blocker やメチルドパ（アルドメット®）などの降圧剤，抗真菌薬であるアムホテリシン B などでも悪化の報告があるので注意が必要である．また，H_2-blocker など胃酸分泌を抑制する作用のある薬剤は L-ドパの吸収を妨げ症状を悪化させる可能性があるので，レバミピド（ムコスタ®）などの，防御因子増強薬などに変更可能かどうか検討する．出血性胃潰瘍の既往がある場合など

で，proton pump inhibitor（PPI）や H_2-blocker を使用したい場合は，食後の L-ドパの服用を食前に変更してみることで吸収が改善されて薬効を示すこともある．ピロリ菌の感染例では除菌により胃酸分泌が改善し，L-ドパの薬効も改善したとの報告がある．

　本例では食事が美味しく感じられなくなった，と訴えている．パーキンソン病の症例をみているとよくみられる問題点であるが，主な原因としては下記の要因が考えられる．

①ドパミンアゴニスト，L-ドパによる消化器症状のため美味しいと感じられなくなっている．ドパミン過剰になっている際に，「砂をかむようで味がしなくなった」と訴える症例を経験する．このような場合はドンペリドン（ナウゼリン®）の内服を追加し，可能であればドパミンアゴニスト，L-ドパを減量することで改善することがある．

②嗅覚障害があり，ニオイを感じられないために以前より食事が美味しく感じられない．ニオイというのは食事における大事な要素であるので，ニオイが感じられないと食事の美味しさが減ったように感じることがある．このような際には嗅覚の評価を行い，低下がある場合はコリンエステラーゼ阻害剤の追加を検討する．我々の経験では，これによりパーキンソン病の嗅覚障害が改善する場合がある．

③嚥下障害などにより食事摂取量が低下して栄養不足となった結果，亜鉛欠乏症となり，これによる味覚障害を併発している可能性もある．このような場合は亜鉛の補充が必要となるので，ポラプレジング（プロマック®）の処方などによる亜鉛の補充を検討する．

④うつの症状として食事が美味しく感じられない，と訴えている可能性がある．症状によってはうつの評価も行い，適切な治療を開始する．

　パーキンソン病治療のためのガイドライン[4] が整備され，エビデンスに基づいた治療を提供することが可能となった．ただガイドラインの中でも，患者の社会的背景や患者自身の自覚的な症状などにより，個別化した治療が推奨されており，診療する側も内服薬の長所，短所をよく理解し処方していくことが重要である．

■文献

1) Fahn S, Oakes D, Shoulson I, et al. Parkinson Study Group. Levodopa and the progression of Parkinson's disease. N Engl J Med. 2004; 351: 2498-508.

2) Goetz CG, Poewe W, Rascol O, et al. Evidence-based medical review update: pharmacological and surgical treatments of Parkinson's disease: 2001 to 2004. Mov Disord. 2005; 20: 523-39.

3) Oertel WH, Wolters E, Sampaio C, et al. Pergolide versus levodopa monotherapy in early Parkinson's disease patients: The PELMOPET study. Mov Disord. 2006; 21: 343-53.

4) 日本神経学会, 監. パーキンソン病治療ガイドライン 2018. 東京: 医学書院; 2018. p.107.

5) PD Med Collaborative Group, Gray R, Ives N, et al. Long-term effectiveness of dopamine agonists and monoamine oxidase B inhibitors compared with levodopa as initial treatment for Parkinson's disease (PD MED): a large, open-label, pragmatic randomised trial. Lancet. 2014; 384: 1196-205.

〈谷口さやか, 武田　篤〉

V　進行期治療

1 ｜ 運動合併症

A. 運動合併症の病態

　進行期 PD ではしばしば薬効が不安定となり，運動症状の日内変動が生じるようになる．これを運動合併症（motor complication）というが，主にL-dopa/DCI の長期投与に伴って生じると考えられている．運動合併症として代表的なものはウェアリング・オフ（wearing off），血中濃度最高時ジスキネジア（peak-dose dyskinesia）である．ウェアリング・オフは L-dopa/DCI の効果の持続時間が短縮し，薬効の切れるオフの時間が出現する現象を指す．血中濃度最高時ジスキネジアは主に舞踏運動，時折ジストニアも伴う不随意運動であり，L-dopa/DCI が最も効いているドパミン刺激のピーク時にみられる過敏症状の一種と考えられる．オフ時にもジストニアがみられることがあるが，これは主に下肢にみられ舞踏運動を伴わないのに対して，オン時にみられる血中濃度最高時ジスキネジアの一種としてのジストニアは顔面や体幹に優位にみられ，しばしば舞踏運動など他の不随意運動を伴う点などで鑑別する．図 1 に運動合併症の病態メカニズムを示す．PD の進行とともにドパミン神経細胞が変性脱落しドパミンを保持する機能が低下，さらにはドパミン保持能力をもたないセロトニン神経細胞も L-dopa/DCI からのドパミン産生の一部を代行するようになり，神経細胞外ドパミン濃度の急峻な変化をきたすようになる．こうして L-ドパ（L/dopa）内服に伴う間欠的な血中 L-ドパ（＝アミノ酸）濃度の変化が，ついには脳内ドパミン（＝アミン）濃度の変動を惹起するようになり，その結果として生じる急峻なドパミン刺激の変化，特に D1 受容体への人工的な刺激変動の繰り返しがシナプス可塑性にも影響を与え，最終的に少量のドパミン濃度の変動で過剰な運動制御系の変

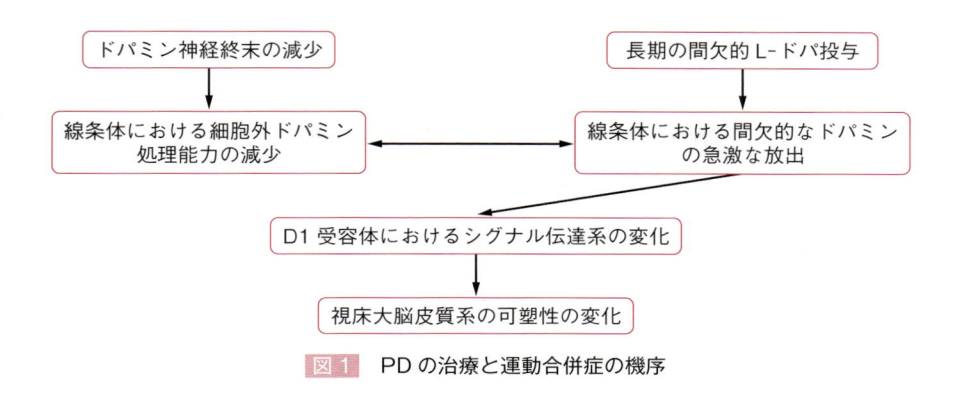

図1　PD の治療と運動合併症の機序

動をきたすような状態に陥ると考えられている（図1）．早期 PD を対象とした ELLDOPA study[1] において，L-dopa/DCI 100 mg 1 日 3 回投与群と比較して 200 mg 1 日 3 回投与群にて有意に多い運動合併症がみられた．例えばジスキネジアの頻度は少用量群が約 2％であったのに対して高用量群では約 17％と有意に多い結果であった．すなわち運動合併症予防の観点からは，黒質線条体系のドパミン受容体へのドパミン刺激が，薬剤の投与によって人工的に繰り返し大きく変動することは好ましくないことが示唆される．

　運動合併症は発症後 5 年で出現し始め，発症 10 年ではウェアリング・オフなどの motor fluctuation は約 60％，ジスキネジアは約 50％出現する[2]．運動合併症としては，先に述べたウェアリング・オフの他，no on, delayed on, on-off などの運動症状の変動（図2）とともに，同じく先に述べた血中濃度最高時ジスキネジアの他，二相性ジスキネジア（diphasic dyskinesia），早朝ジストニア（early morning dystonia）など不随意運動の一種であるジスキネジア（図3）が知られている．delayed on や no on は L-ドパを 30 分以上内服しても効果が得られない現象を指し，L-ドパの吸収や脳内への移行遅延が主な原因であると考えられている．On-off 現象は L-dopa/DCI の内服時間に関係なくスイッチを入れたり，切ったりするように急激に症状が変動する現象のことである．二相性ジスキネジアは L-ドパの効き始めと効果の減弱時に出現する不随意運動である．明確な病態生理はよくわかっていないが，下肢

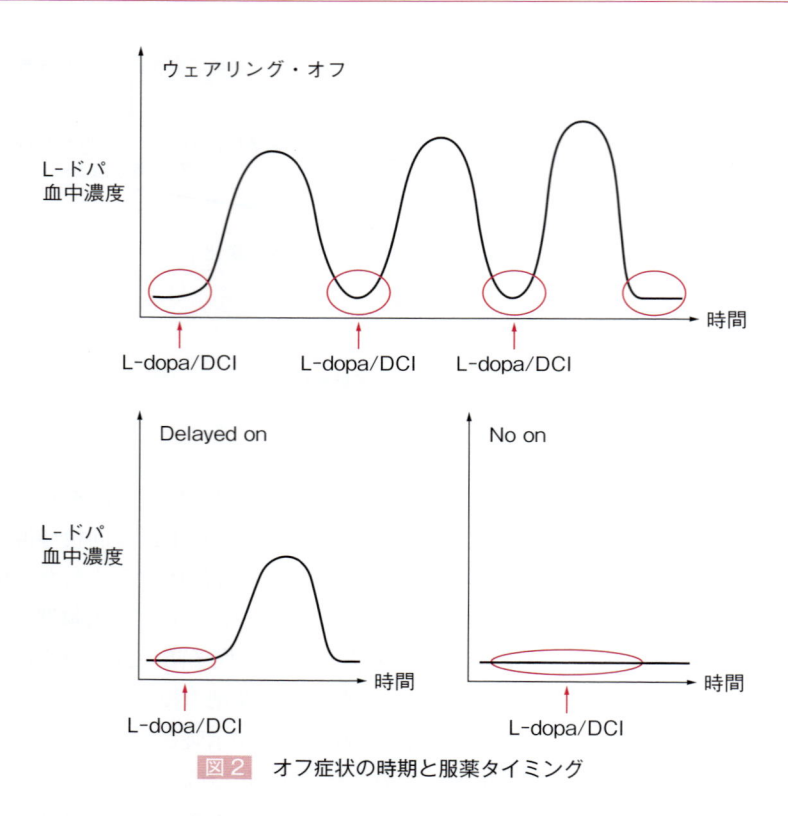

図2　オフ症状の時期と服薬タイミング

優位の常同的な不随意運動で，バリスムもしくはジストニア様不随意運動であることが多い．Delayed on を伴っているケースもあり，薬剤の服用時間との相関を詳細に解析しなければ血中濃度最高時ジスキネジアと判別するのがしばしば困難である．早朝ジストニアは起床時のオフ時に足が屈曲し，痛みが出現する現象である．しばしばすくみ足を伴い歩行障害の原因となる．基本的には，早朝のオフに伴う筋トーヌスの上昇に伴っていると考えられる．

B. 運動合併症とその治療戦略

先に述べた通り L-dopa/DCI は長期投与でしばしば運動合併症を生じるも

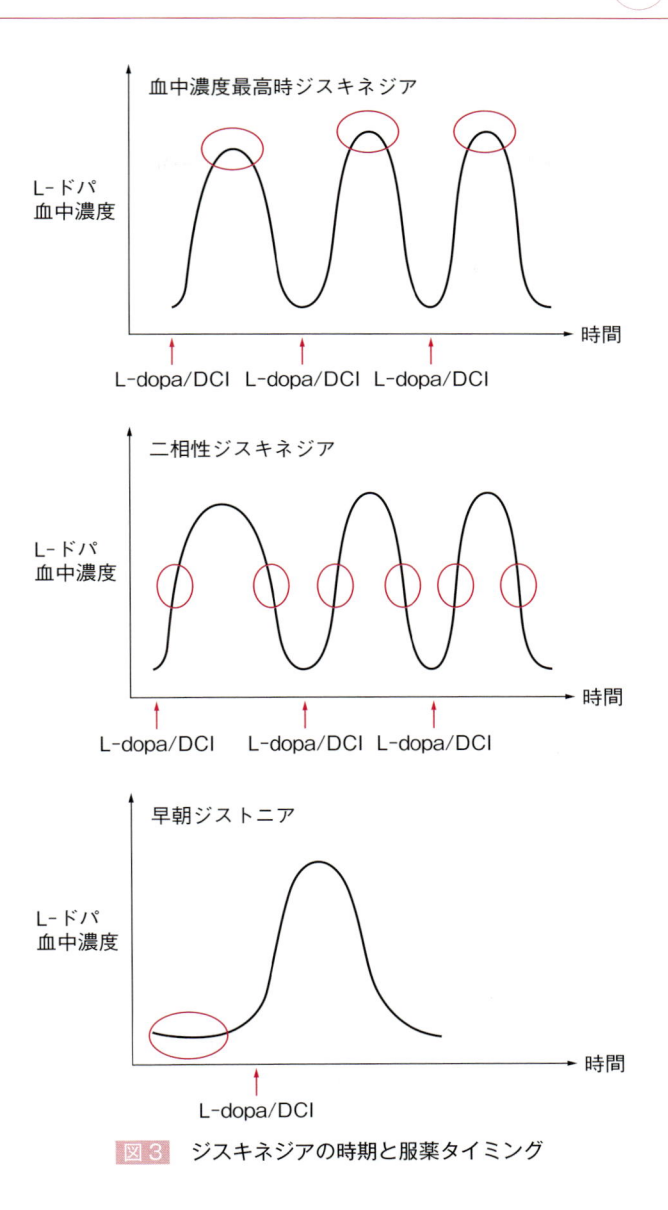

図3　ジスキネジアの時期と服薬タイミング

のの，ドパミンアゴニスト（DA）を含む他剤と比較すると短期的には副作用が少なく，PD の全経過を通じて最も強い運動症状改善効果を有する薬剤である．しかしながら L-dopa/DCI の長期投与に伴う運動合併症は，患者 ADL や QOL を大きく下げることから，その予防と治療の戦略を確立することは非常に重要であると考えられる．図 1 に示した病態機序からドパミン受容体に対して安定したドパミン刺激を加えることが，運動合併症の予防と治療に重要であると考えられ，CDS（continuous dopamine stimulation）という概念が提唱された．CDS を実現するために，まず L-dopa/DCI よりも半減期が長いドパミンアゴニスト（DA）による運動症状の治療法が実用化された．ドパミン受容体は D1 受容体ファミリー（D1，D5）および D2 受容体ファミリー（D2，D3，D4）に大別され，特に D1 受容体刺激の変動がジスキネジアの発現に強く関連しているといわれている．これまでの大規模臨床試験の結果から DA 開始群は L-ドパで治療を開始した群と比較して，発症 5 年以内のウェアリング・オフやジスキネジアなどの運動合併症の出現が有意に少ないことが報告され[3]ている．理由として，そもそも DA の半減期は 4 ～ 30hr であり，L-dopa/DCI の半減期は 1hr であることから DA がより長く CDS に近いドパミン受容体刺激が得られること，DA は L-dopa/DCI と比較して D1 受容体刺激作用が少ないことがあげられる．さらに近年は，drug delivery の工夫により徐放錠 DA，貼付剤 DA，DA 持続皮下注療法なども実用化されてきた．徐放錠や貼付剤の DA では，日内の血中濃度のピーク／トラフ比が 1.5 程度とさらに安定的なドパミン刺激が可能となったことから，より理想的な CDS が達成できる可能性がある．一方で，DA の運動合併症予防効果については治療開始後 7 ～ 10 年以降になると期待できないこと[4]にも留意する必要がある．最近，L-dopa/DCI についても小腸内まで挿入されたチューブを介して L-ドパを持続投与する L-ドパ持続経腸療法（デュオドーパ®）が開発され 2016 年 9 月には本邦でも上市された．詳細は Ⅲ-1 ドパミン系薬剤の項に譲るが，経口 L-dopa/DCI 製剤と比較して，運動症状の改善効果とともにオフ時間の短縮効果や日常生活に支障となるジスキネジア時間の短縮効果が認められており[5]，現時点では最も強力なドパミン補充療法と捉えられる．脳深部刺激療法[6]とともに Device Aided Therapy（DAT）に位置づけられており，新しい運動

合併症の治療選択肢となった. さらに, 皮下注により持続吸収されるようにした L-ドパ製剤, さらに体内に吸収されてから L-dopa/DCI に変換することにより吸収を安定化させることを目指したプロドラッグなどが開発中である. 本邦ではこれまでに徐放錠の DA, 貼付剤による DA が保険適用となっている.

一方で, 運動合併症を示している症例では, 脳内ドパミンの低下に伴うオフ時に内的不穏状態, 抑うつ, 痛みに対する過敏症状など, 非運動症状の増悪も示すケースが多い. こうした非運動症状の変動は, 運動合併症を指す motor fluctuation に対して, non motor fluctuation といわれている[7]. このため患者がオフ症状と訴える内容が内的不穏状態や抑うつを伴うような場合には non motor fluctuation を疑い, motor fluctuation の治療に準じてドパミン刺激を安定化することが必要である.

C. 運動合併症とその対応

運動合併症の治療で最も大事なことは最も患者にとって苦痛であるオフ症状を軽減することである. すなわちウェアリング・オフ, delayed on/no on, 早朝ジストニアの治療はジスキネジアへの対処よりも優先されるべきである.

D. ウェアリング・オフの治療 (図4)

ウェアリング・オフ現象の治療で最も大事なことは, いつオフ症状があるのかを症状日誌などでできるだけ詳細に把握することである. 特に時間が限られている外来診療においては, 自己申告のみに判断を委ねると, 本当にウェアリング・オフなのか, それとも on off なのか判断に苦慮するケースも多い, さらにしばしば愁訴の中に non motor fluctuation が混在していることもある. したがって, オフ症状の正確な把握のためには, 時間をかけた問診や患者の自己記録による症状日誌からの情報が重要である. 抑うつ症状や精神症状が目立つケースや通常のウェアリング・オフに対する治療になかなか反応しないケースでは, 入院の上で実際の日内変動を観察し, オフ時の実際の状態を観察することも勧められる.

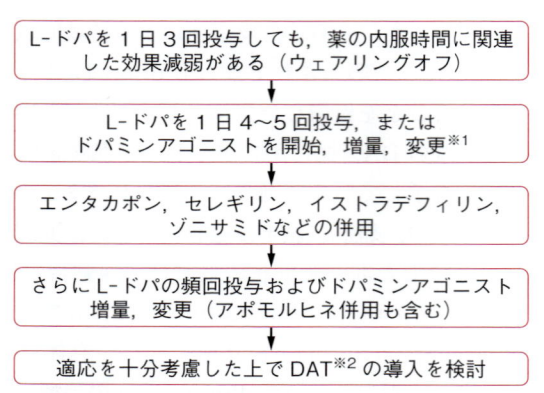

図4　ウェアリング・オフの治療アルゴリズム（日本神経学会，監．パーキンソン病治療ガイドライン 2018．東京: 医学書院: 2018. p.179 より）

※1: ウェアリングオフ出現時には投与量不足の可能性もあるので，L-ドパを1日3 ～ 4回投与にしていない．あるいはドパミンアゴニストを十分加えていない場合は，まずこれを行う．
※2: DAT: device aided therapy（本邦ではDBSおよびL-ドパ持続経腸療法がこれに該当する）．

1 ▶▶ ウェアリング・オフの初期治療

　L-dopa/DCI 1 回量 100 mg を 1 日 3 回投与しても薬の内服時間に関連した効果減弱を認めた際に，ウェアリング・オフ治療の対象となる．この場合の最初の対応としては，L-dopa/DCI 1 回量 100 mg ～ 200 mg を 1 日 4 から 5 回投与まで服薬回数を増やすこと，または DA を追加，増量もしくは変更することが推奨されている[8]．1 日 3 回毎食後の L-dopa/DCI 投与では，通常朝食と昼食の間よりも，昼食と夕食の間の時間のほうが長くなるため，まず夕方の夕食前にオフ症状の自覚がみられる．このため夕方に 1 回の L-dopa/DCI を追加して 1 日 4 分服とすることでオフ症状の軽減を図れる場合が多い．早朝のオフ症状が問題となる場合は，起床時の L-dopa/DCI 追加を検討してもよい．また併用する DA の用量としては，最低でも臨床試験において有効性が証明されている平均投与量までは投与しないと十分な薬効を期待できないことにも注意する．具体的には，ロピニロール（レキップ CR®）は 8 ～ 16 mg，プラミペキソール（ミラペックス LA®）は 1.5 ～ 3 mg，ロチゴチン（ニュープロパッチ®貼付剤）では 9 ～ 18 mg までは投与の上で薬効を判定する必要がある．

2 ▶ 追加投与（初期治療〔1 ▶〕後も改善に乏しい場合）

以下の（1）~（4）のいずれかを選択するが，これらの有効性について優劣を示すデータはない．複数を組み合わせる場合もありうる．また，血中濃度最高時のジスキネジア増悪のリスクが高い際に，（1）COMT（cathechol-O-methyltransferase）阻害薬，（2）MAO-B（monoamine oxidase-B）阻害薬，（3）アデノシン A2a 受容体拮抗薬の追加もしくは増量を行うと，ジスキネジアの悪化を招いてしまうことがあるため，L-dopa/DCI の 1 回量を減量（50％から 75％）の上で，（1）~（3）の薬剤の追加もしくは増量することにより，最高血中濃度を上げずに有効半減期を延長できる場合もある．COMT阻害薬と L-dopa/DCI の合剤であるスタレボ®には L100（L-dopa/DCI100 mg ＋エンタカポン 100 mg）とともに L50（L-dopa/DCI 50 mg ＋エンタカポン 100 mg）の剤形があるため調節に便利である．また，血中濃度最高時ジスキネジアの増悪のリスクが低い（4）ゾニサミド（トレリーフ®）25~ 50 mg を追加することも選択肢となる．MAO-B（monoamine oxidase-B）阻害薬であるラサジリンについてもウェアリング・オフに有効性が示されている．

（1）COMT

L-ドパ補助薬である COMT 阻害薬であるエンタカポン（コムタン®）を追加投与．投与方法は L-dopa/DCI 100 mg に対してまずコムタン® 100 mg 投与する．効果が不十分な場合は 1 回 200 mg まで増量する．エンタカポンとL-ドパ / カルビドパとの合剤であるスタレボ®も最近本邦で承認された．服薬コンプライアンスに優れることから，L-dopa/DCI からスタレボ®への変更もよい選択肢である．

（2）MAO-B 阻害薬

MAO-B 阻害薬であるセレギリン（エフピー®）または，ラサギリン（アジレクト®）を追加投与．セレギリンの投与方法は 5 ~ 10 mg 分 2，ラサギリンの投与方法は 0.5 ~ 1 mg 分 1 で追加する．

（3）アデノシン A2a 受容体拮抗薬

アデノシン A2a 受容体拮抗薬であるイストラデフィリン（ノウリアスト®）を追加投与．投与方法は 20 ~ 40 mg 分 1 で追加する．

（4）ゾニサミド

ゾニサミド（トレリーフ®）を追加投与.

投与方法は 25 ～ 50 mg　分 1 で追加する．ゾニサミドは 25 mg でオフ症状の軽減が，50 mg でオフ時間の軽減が認められる．

3 ▶▶ 追加投与（2 ▶▶（1）～（4））後も改善に乏しい場合

L-dopa/DCI 1 回量 100 ～ 200 mg を 6 ～ 8 回程度まで頻回に投与することを検討する．さらに速放錠 DA を使っている場合は徐放錠 DA や貼付剤 DA などへの変更や用量の増量も検討する．仕事に従事している場合など，一定以上の ADL 維持が必須である場合には，特に日中のオフ症状に対するレスキューとして，アポモルヒネ（アポカイン®）を導入することも選択肢となる．

4 ▶▶ 改善しない場合

年齢や認知機能などを評価の上で，DAT である L-ドパ持続経腸療法や脳深部刺激療法（STN もしくは GPi DBS が中心となっている）についても検討する．

E. No on, delayed on の治療 （図 5）

L-ドパは主にアミノ酸トランスポーターを介して空腸上部から吸収される

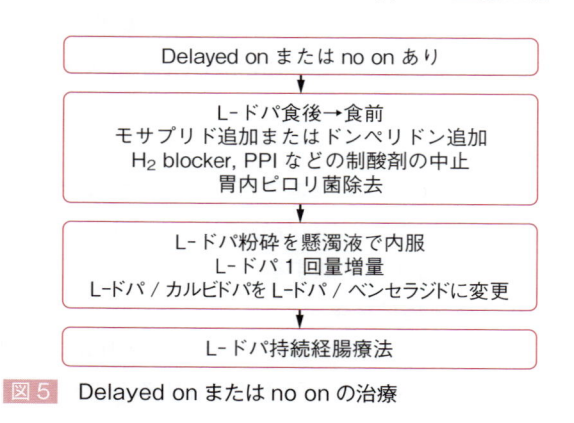

図5　Delayed on または no on の治療

JCOPY 498-22853

が，L-dopa/DCI 内服による最高血中濃度には実に約 4 倍の個人差があることが知られている．さらに自律神経障害を伴う例や高齢者では消化管の運動障害をしばしば伴うことから L-dopa/DCI の吸収遅延が起きやすい．また，L-ドパは酸性下で溶解する性質があるため，ピロリ菌の感染や萎縮性胃炎の合併による胃酸の低下，PPI や H_2-blocker などの制酸剤投与も吸収遅延の原因となりうるので注意が必要である．以下に L-ドパ吸収を高めるための対処法を列挙する．

①食事中のタンパク食に由来するアミノ酸が吸収の阻害（拮抗）因子となる場合がある．食直後に L-dopa/DCI を内服している場合は，まず食事と服薬の時間を 30 分以上離すように指導する．食前や食間に内服するように指導することによって食事による影響を軽減することができる場合もある．ただし，食前は胃が動いていない状況のためかえって吸収が遅延して症状が悪化する場合もあるので注意を要する．

②胃潰瘍や十二指腸潰瘍などの既往がなければ H_2-blocker や PPI などの制酸剤の中止も検討する．中止後に消化器症状を訴えた場合は粘膜保護効果が主で制酸効果の少ないレバミピド（ムコスタ®），テプレノン（セルベックス®）や配合薬であるマーズレン®などを選択する．

③ピロリ菌を除去する[9]．ピロリ菌は胃酸分泌を低下させるので，その除去により胃酸分泌が改善することが背景にある．

④ドンペリドン（ナウゼリン®）やモサプリド（ガスモチン®）などの消化管運動改善薬を追加して L-dopa/DCI の吸収を促進する．

⑤L-dopa/DCI を粉砕して懸濁液で内服する．懸濁法は L-dopa/DCI 1 錠に対して水 100 mL 程度に懸濁する方法であり，レモン水などを入れることで酸性とすることにより，L-ドパの懸濁がより速やかに進み，吸収の促進も期待できる．1 日分の L-dopa/DCI を 500 mL のペットボトルに懸濁して持ち歩く方法もある．

⑥L-dopa/DCI を増量する．L-dopa/DCI 1 回量は，ドンペリドン（ナウゼリン®）の併用をしつつ 1 回量 300 mg 程度まで試みる．

⑦カルビドパとベンセラジドについて AADC 阻害活性に大きな差はないことが知られている．しかし本邦で使用されている L-ドパ / カルビドパ製剤と

　　L-ドパ / ベンセラジド製剤はそれぞれ DCI（カルビドパまたはベンセラジド）の配合量がそれぞれ 10 mg と 25 mg であり，L-ドパ / ベンセラジド製剤のほうの DCI 配合比が高い．このため，L-ドパ / カルビドパを内服していて薬効が不十分な際には，L-dopa/ ベンセラジド製剤に変更してみるのも一法である．

⑧前記①〜⑦でも改善に乏しい場合

　　年齢や認知機能などを評価の上で，DAT である L-ドパ持続経腸療法についても検討する．

⑨嚥下障害のために内服困難な場合

　　L-dopa/DCI を経鼻胃管や胃瘻チューブで十二指腸に近接した胃内に注入することで安定した吸収が得られ，さらには嚥下障害を含めて症状が改善する場合もある．誤嚥性肺炎を合併し経管投与もできない場合は L-ドパの注射製剤であるドパストン®注を投与する．添付文書においてドパストン®注の L-ドパ内服薬に対する相対力価は約 17 倍であるとされている．しかし実際にこの計算に基づき PD 患者にドパストン®注を投与しても十分な症状改善効果が得られないことが多い．このためパーキンソン病治療ガイドライン2018 では L-dopa/DCI 100 mg 内服につきドパストン®注 50 mg から100 mg の投与が推奨されている．すなわちドパストン®注の L-ドパ内服薬に対する相対力価を約 1 〜 2 倍と評価している．PD にドパストン®注持続投与を行った臨床研究[10] において，ドパストン®注 10 〜 20 mg/hr 投与では，十分な症状改善効果は得られず，30 mg/hr 投与にて症状改善を得られたとの報告がある．日中の活動時間を 10 時間とした場合，ドパストン®注30 mg/hr 投与した際の総投与量は 300 mg となる．以上をふまえると，十分な治療効果を目指すケースではドパストン®注 100 mg ＋生理食塩水100 mL を 1 〜 2 時間かけて 1 日 3 回点滴投与することが基本的な用法用量として勧められるが，これはドパストン注の添付文書の用法用量（1 日量25 〜 50 mg を 1 〜 2 回に分けて投与）を逸脱することになることに注意する．この用法用量で症状改善に乏しい場合は，ドパストン®注の 1 回量を150 から 200 mg の範囲でさらに増量している．

⑨ On off の治療

はっきりとした原因は不明であり，L-dopa/DCI の血中濃度や脳内濃度とは相関していない．したがって，治療は確立していない．しかし，急激な L-ドパ血中濃度変動により，ウェアリング・オフがあたかも On-off のように捉えられてしまうこともあるので，ウェアリング・オフの治療を試みる価値はある．

F. 早朝ジストニアの治療 （図6）

早朝のドパミン刺激レベルを上げるのが主たる対処法であり，ウェアリング・オフ治療に準じて行う．

1 ▶▶ 起床時に L-dopa/DCI を追加

就寝前に枕元に薬剤を用意し，起床時に L-dopa/DCI 100 〜 200 mg を内服することを指導するとよい場合もある．ただし，delayed on を合併している症例では効果発現まで 30 分以上時間がかかることがあるので，注意する必要がある．

2 ▶▶ 就寝前に徐放錠 DA または貼付剤 DA を追加

徐放錠 DA であるロピニロール（レキップ CR®）4 〜 8 mg やプラミペキソー

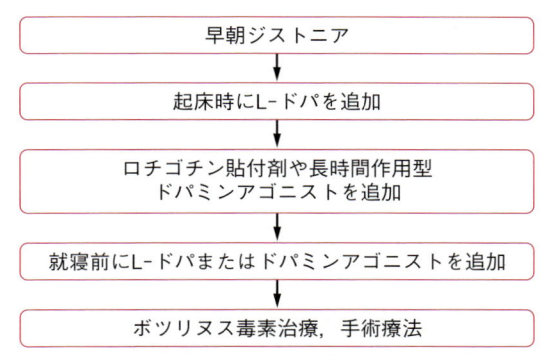

図6 早期ジストニアの治療アルゴリズム（日本神経学会，監．パーキンソン病治療ガイドライン 2018．東京: 医学書院; 2018. p.186 より）

ル（ミラペックス LA®）1.5 ～ 3 mg が選択肢となる．また，貼付剤 DA であるロチゴチン（ニュープロパッチ®貼付剤）9 ～ 27 mg 眠前に投与するのもよい．さらに速放錠の DA であるロピニロール（レキップ IR®）やプラミペキソール（ビ・シフロール®）なども選択できる．

　起床時の早朝ジストニアを改善する目的でウェアリング・オフ治療に準じてこれらの薬剤を追加する．ただし，夜間の悪夢の増悪を招くこともあり，レム睡眠行動障害を有する症例では特に注意が必要である．

3 ▶ 就寝前に MAO-B（monoamine oxidase-B）阻害薬，アデノシンA2a 受容体拮抗薬を追加

　詳細はⅢ-1 ドパミン系薬剤に譲るが，レスキューとして，起床時のアポモルヒネ（アポカイン®）の導入を検討する．

4 ▶ 前記 1 ～ 3 でも改善に乏しい場合

　年齢や認知機能などを評価の上で，DAT である L-ドパ持続経腸療法や脳深部刺激療法（STN もしくは GPi DBS が中心となっている）についても検討する．

G. 血中濃度最高時ジスキネジアの治療 （図 7）

　ジスキネジアの治療は troublesome か non troublesome で決定される．つまり，患者さんがつらいか否かが治療方針を決定する上で重要である．一般にジスキネジアよりもオフ症状のほうがより患者さんにとってより苦痛である．ジスキネジアを強く訴えるために，ジスキネジアの治療を進めた結果，オフ症状が強くなるようでは治療全体としては失敗である．オフ症状が悪化しないように薬剤の減量は慎重に行うのが望ましい．

1 ▶ L-dopa/DCI の総量を増量せずに 1 回量の適切な減量（50 ～ 75%）をして，1 日 4 ～ 6 回程度まで投与回数を増やす．

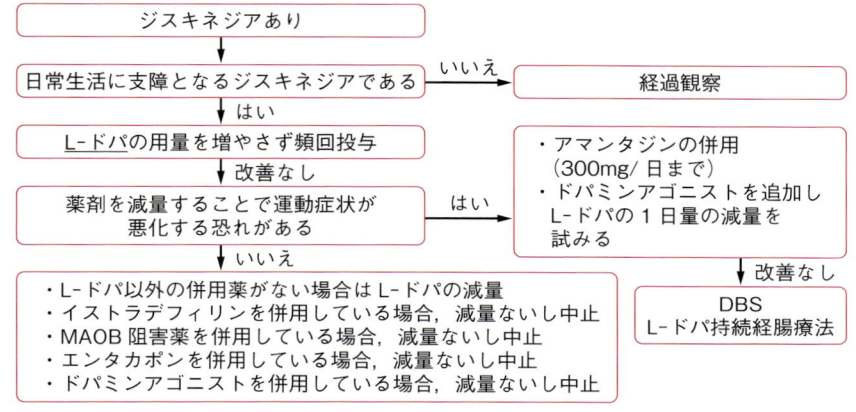

図7 血中濃度最高時ジスキネジアの治療アルゴリズム（日本神経学会，監. パーキンソン病治療ガイドライン 2018. 東京: 医学書院; 2018. p.179 より）

2 ▶ 前記 1 ▶ を行った後も改善に乏しい場合

(1) 薬剤減量により，運動症状の悪化のリスクが低い場合

① MAO-B 阻害薬であるセレギリン（エフピー®），またはラサギリン（アジレクト®），COMT 阻害薬であるエンタカポン（コムタン®）やアデノシン A2a 受容体拮抗薬を併用している場合は漸減し，可能なら中止する．

② DA を併用していた際は，漸減する．中止を検討することもあるが，離断症状としての DAWS（dopamine agonist withdrawal syndrome）を誘発する場合や，運動症状の悪化を招くことがあり，完全に中止できることは経験的には少ない．

③ L-dopa/DCI 以外の併用薬がない場合は L-dopa/DCI の総量を増量せずに 1 回量の適切な減量（50 ～ 75 %）をして，1 日 7 ～ 8 回程度まで投与回数を増やす．

(2) L-dopa/DCI 減量により，運動症状の悪化のリスクが高い場合

① アマンタジン（シンメトレル®）を 1 日量として 200 ～ 300 mg 投与する．アマンタジンは肝臓で代謝修飾されずに腎直接排泄型の薬剤であるので，eGFR が 40 以下の腎機能障害例では 100 mg/1 日もしくは 100 mg/2 日を維持量とする．高齢者では特に，副作用としてせん妄や精神症状を生じ

やすいので，使用前に必ず eGFR を計測してから投与量を決定する必要が
ある．
② DA を増量もしくは追加しながら，L-dopa/DCI の総量を増量せずに 1 回
　量の適切な減量（50 ～ 75％）をして，1 日 7 ～ 8 回程度まで投与回数を
　増やす．

3 ▶ 前記 2 ▶ を行った後も改善に乏しい場合

　年齢や認知機能などを評価の上で，DAT である L-ドパ持続経腸療法や脳深
部刺激療法（STN もしくは GPi DBS が中心となっている）についても検討
する．GPi DBS は直接効果によりジスキネジアを抑制し，STN DBS は薬剤
の減量によりジスキネジアを抑制すると考えられており，ウェアリング・オフ
症状を勘案しながら選択するのが望ましい．

H. 二相性ジスキネジアの治療

　血中濃度最高時ジスキネジアの治療の際に L-ドパ頻回投与に変更して，逆
にジスキネジアが悪化した場合には二相性ジスキネジアを疑う．パーキンソン
病治療ガイドライン 2018 では STN-DBS や DA 持続静注療法（本邦未承認）
が推奨されている．筆者らは経験的に以下のようにしている．
① L-dopa/DCI の 1 回量を 200％から 250％程度に増量して，1 日 4 ～ 6 回
　投与を 2 ～ 3 回投与に減らす．
② アマンタジン（シンメトレル®）を 200 ～ 300 mg 投与する．用法の注意
　点は，血中濃度最高時ジスキネジアの項目に譲る．
③ 上記①～②でも改善に乏しい場合
　年齢や認知機能などを評価の上で，DAT である L-ドパ持続経腸療法や脳深
　部刺激療法についても検討する．脳深部刺激療法については両側 STN-DBS
　が有効であったとする報告 [11] がある．

Case Study

Case 1

症例は 70 歳男性，職業はマンションの守衛．61 歳時に左上肢安静時振戦にて発症した．

プラミペキソール（ミラペックス LA®）1.5 mg およびマドパー® （L-dopa/DCI）600 mg 分 3 を開始し症状は軽減した．最近になって，全身性の血中濃度最高時ジスキネジアが出現し，さらにマドパー® 内服後 3 時間でウェアリング・オフが出現．マドパー® 400 mg 分 4 に変更し，ゾニサミド（トレリーフ®）50 mg を追加したところ，血中濃度最高時ジスキネジアは改善するもウェアリング・オフが悪化した．ミラペックス LA® 1.5 mg を 3 mg と DA を増量しウェアリング・オフは改善．症状は改善し就業継続が可能となった．

Case 2

症例は 72 歳男性，現在は無職．孫との交流を楽しみにしている，胃炎にて近医通院中

60 歳時にすり足歩行にて発症した．ロピニロール（レキップ CR®） 12 mg およびメネシット®（L-dopa/DCI）450 mg 分 3 にて治療開始した．数年後，症状の日内変動が大きくなり，特に歩行障害が悪化した．メネシット®内服から 1 時間後にようやく歩けるような delayed on が出現．近医で処方されていた H2-blocker を中止． L-dopa/DCI の吸収障害を疑いメネシット®を食後から食前に変更し，450 mg から 600 mg と増量したところ，delayed on は改善した． ADL の改善とともに日常生活をそれまでと同様に送れるようになり孫との交流も可能となった．

Case 3

症例は 73 歳男性，趣味は散歩．65 歳時に左上肢安静時振戦にて発症した．

プラミペキソール（ミラペックス LA®）3 mg および L-dopa/DCI（マ
ドパー®）450 mg 分 3 にて治療開始し症状の改善が得られた．治
療から数年が経過して，早朝に軽度に足がつっぱり，早朝の散歩が
できないという訴えがあり，入院にて診察したところ早朝ジストニ
アであることが判明した．起床時に L-ドパ追加．早朝ジストニア
が改善した．その後，早朝の散歩も可能となった．

Case 4

症例は 75 歳女性，職業は主婦．70 歳時に小刻み歩行にて発症した．

L-dopa/DCI（メネシット®）400 mg 分 2 およびロピニロール（レキッ
プ CR®）8 mg にて治療開始した．最近，L-dopa/DCI 内服後 3 時
間でウェアリング・オフが出現．L-dopa/DCI 400 mg 分 4 に変更し
コムタン® 400 mg 分 4 を追加しウェアリング・オフは改善した．
しかし午後にジスキネジアが悪化したためアマンタジン（シンメト
レル®）200 mg 分 2 追加した．その結果ジスキネジアは消失した
ものの虫が見えるという幻視や物盗られ妄想が出現．eGFR が 70
でありシンメトレル®の血中濃度が高くなり過ぎていると判断しシ
ンメトレル中止し，幻覚，妄想は改善した．その後ジスキネジアが
再び悪化したため，コムタン®を中止．軽度オフ症状が悪化したが
自宅で穏やかに過ごしている．

Case 5

症例は，60 歳女性．44 歳時に動作緩慢にて発症した．

55 歳ころから L-dopa/DCI 内服 1 時間後にウェアリング・オフを自
覚し，L-dopa/DCI 内服 2 時間後に血中濃度最高時ジスキネジアが

出現した. プラミペキソール（ミラペックスLA®）4.5 mg および L-dopa/DCI/COMT 阻害薬（スタレボ®）（L50）7 錠分 7（2 時間 30 分毎）およびアマンタジン（シンメトレル®）200 mg 分 2 を内服している. 午前は杖歩行できるが, 午後になるとオフ現象により歩行不能となる一方で, L-dopa/DCI/COMT 阻害薬を内服 2 時間後に日常生活に支障を伴う血中濃度最高時ジスキネジアを認めている. 認知機能障害や幻覚は認めず, 独居の強い希望もありデュオドーパ®を導入した. 起床時 7 mL（L-ドパ 140 mg/ カルビドパ 35 mg）のボーラス投与, 2 mL（L-ドパ 40 mg/ カルビドパ 10 mg）/ 時間のペースで日中持続投与開始したところ, 開始直後にオフ症状はほぼ消失し, 日常生活に支障を伴う血中濃度最高時ジスキネジアも消失した. シンメトレル®は中止し, ミラペックスLA® 4.5 mg も減量をしたが, 0.75 mg にて運動機能の悪化が出現し, 1.5 mg を継続投与している.

■文献

1) Fahn S, Oakes D, Shoulson I, et al. Levodopa and the progression of Parkinson's disease. N Engl J Med. 2004; 351: 2498-508.

2) Schrag A, Quinn N. Dyskinesias and motor fluctuations in Parkinson's disease. A community-based study. Brain. 2000; 123: 2297-305.

3) Fox SH, Katzenschlager R, Lim SY, et al. The Movement Disorder Society Evidence-based Medicine Review Update: Treatments for the motor symptoms of Parkinson's disease. Mov Disord. 2011; 26: S2-41.

4) PD Med Collaborative Group, Gray R, Ives N, Rick C, et al. Long-term effectiveness of dopamine agonists and monoamine oxidase B inhibitors compared with levodopa as initial treatment for Parkinson's disease (PD MED): a large, open-label, pragmatic randomised trial. Lancet. 2014; 384: 1196-205.

5) Olanow CW, Kieburtz K, Odin P, et al. LCIG Horizon Study Group. Continuous intrajejunal infusion of levodopa-carbidopa intestinal gel for patients with advanced Parkinson's disease: a randomised, controlled, double-blind, double-dummy study. Lancet Neurol. 2014; 13: 141-9.

6) Schuepbach WM, Rau J, Knudsen K, et al. EARLYSTIM Study Group.

Neurostimulation for Parkinson's disease with early motor complications. N Engl J Med. 2013; 368: 610-22.

7) Storch A, Schneider CB, Wolz M, et al. Nonmotor fluctuations in Parkinson disease: severity and correlation with motor complications. Neurology. 2013; 80: 800-9.

8) Stowe R, Ives N, Clarke CE, et al. Meta-analysis of the comparative efficacy and safety of adjuvant treatment to levodopa in later Parkinson's disease. Mov Disord. 2011; 26: 587-98.

9) Lee WY, Yoon WT, Shin HY, et al. *Helicobacter pylori* infection and motor fluctuations in patients with Parkinson's disease. Mov Disord. 2008; 23: 1696-700.

10) 西川典子, 永井将弘, 久保 円, 他. 経口摂取不可の Parkinson 病治療薬の検討. 神経治療. 2011; 28: 677-80.

11) Kim HJ, Lee JY, Kim JY, et al. Effect of bilateral subthalamic deep brain stimulation on diphasic dyskinesia. Clin Neurol Neurosurg. 2008; 110: 328-32.

〈大泉英樹, 武田 篤〉

2 ┃ すくみ足

A. すくみ足とは（表1）

　すくみ足とは，「歩こうとしているにも関わらず，足がほとんど持ち上がらず，時にふるえ（trembling）を伴う状態」である[1]．すくみ足の病態基盤には大脳基底核および前頭葉が主に関与していると考えられている．パーキンソン病（PD）だけでなく，パーキンソン症候群である正常圧水頭症，進行性核上性麻痺，大脳皮質基底核変性症，多系統萎縮症，脳血管性パーキンソン症候群など運動連合野の機能障害を伴う疾患に広く認められる症状でもある．PDにおける出現頻度は50〜60％と高く，一般に進行期に多く，すくみ足を有する症例の約70％に運動合併症を認めるといわれている．逆に病初期から強いすくみ足を認める場合は，PD以外の疾患の可能性が高い．すくみ時にみられるtremblingはPDにおいては4〜5Hzであるが，脳血管性パーキンソン症候群では2〜3Hzが特徴的とされており鑑別点となる．すくみ足は周囲環境が変化した際や二重課題の状況下に生じやすい．動作や環境の変化な

表1　すくみ足の悪化に関連する因子

名称	悪化因子の例
cognitive load（dual tasking）	100−7などの計算
walking while talking（dual tasking）	話しかける
time pressure（dual tasking）	時間制約
start hesitation	歩行開始
tight quarters hesitation	狭い場所
destination hesitation	目標物に到達
emotional stress	過度の精神的緊張

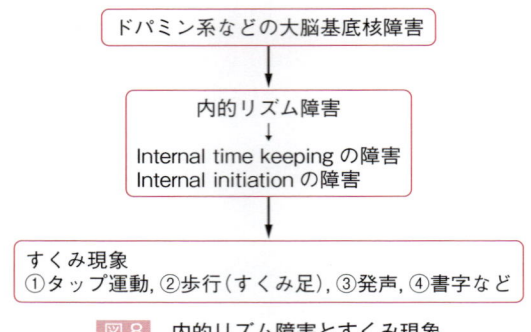

図8　内的リズム障害とすくみ現象

どすくみ足が生じる状況によっても分類され，①歩行開始時のすくみ足はstart hesitation，②狭い道を歩くときのすくみ足はtight quarters hesitation，③目標物に到達した時のすくみ足はdestination hesitation，とそれぞれよばれている．PDの運動機能評価スケールであるMDS-UPDRSのすくみ足評価でも環境要因が重要視されており，軽度のすくみ足は方向転換，歩行開始，狭い戸口にて誘発されることが記載されている．

　内的リズムとは内的に形成されるリズム感覚であり随意運動制御の上で重要な役割をはたしていると考えられている．PDにおいてはinternal time keeping（頭の中で正確なリズムを刻むこと）およびinternal initiation（頭の中でリズム開始を促す刺激）などの内的リズムが遅延する[2, 3]とされ，すくみ現象との関連が示唆されている[4]．すくみ現象はすくみ足のように歩行に限られた障害ではなく，タップ運動，発声，書字など広範な随意運動においても認められ，大脳基底核機能の障害と密接に関連していると考えられている（図8）．

B. すくみ足の増悪に関連する諸因子 [1]（表1）

　歩行パターンや歩行速度を変化させるような環境や状況は特にすくみ足の増悪につながりやすい．さらに歩行しながら他の動作を強いられるような二重課題（dual tasking）の状況ですくみ足は増悪しやすく，遂行機能障害の一種

であるとも考えられる．実際に PD で歩行中に二重課題を課すと，すくみ足が悪化するのみならずバランス障害をきたすことで転倒のリスクも上昇するため注意を要する．臨床研究などで用いられる二重課題としては congnitive load とよばれる 100－7 などの簡単な計算などを用いるが，日常生活においては，会話をしながら歩く，考え事をしながら歩くなどの何気ない行動が二重課題となり得る．また，時間的制約もしばしばすくみ足の増悪因子となるため留意する必要がある．適度の精神的緊張によりすくみ足は改善する場合もあるが，過度の精神的緊張状態ではむしろすくみ足が増悪する．このようにすくみ足の出現に精神的なストレスが影響することは日常臨床において注意すべき点であり，すくみ足の評価に際しては，患者の精神状態を適切に把握することが特に重要である．

　すくみ足は，視覚刺激，聴覚刺激や触覚刺激などの外的刺激よって改善する特徴を有しており，こうした運動開始を促す刺激を外的 cue（合図）とよぶ．例えば奇異性歩行（kinesie paradoxale）は視覚性 cue によってすくみ足が改善する現象であり，実際治療にも応用されている．健常者では，運動を開始しようとする意志（内的刺激）に対して補足運動野のニューロンが主に反応，一方で運動を促す環境からの刺激（外的刺激）に対して運動前野のニューロンが主に反応し，随意運動が開始すると考えられている．パーキンソン病においては，大脳基底核から補足運動野への経路の機能障害があり，運動の開始がうまくできなくなるが，外的 cue の導入により運動前野が代償的に働くために

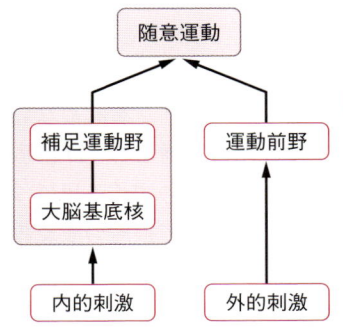

図9　随意運動のメカニズム

健常者では，運動を開始しようとする意志（内的刺激）に対して補足運動野のニューロンが反応，一方で運動を促す環境からの刺激（外的刺激）に対して運動前野のニューロンが反応し，随意運動が開始すると考えられている．パーキンソン病においては，大脳基底核から補足運動野への経路の機能障害があり，運動の開始がうまくできなくなるが，外的cueの導入により運動前野が代償的に働くためにすくみ足が改善すると考えられている．

すくみ足が改善すると考えられている．すなわち外的 cue は視覚や聴覚，触覚などを通して運動前野を刺激することにより，随意運動の開始を側面から支援し症状を改善させると理解されている（図 9）．

C. すくみ足と転倒 [5]

　PD における転倒の出現頻度は 40 〜 60％と高率である．PD による転倒は，ヤール 3 から 4 の時期に多くなり，ヤール 5 に至って歩行ができなくなると再び減少する傾向にある．つまり，介助歩行レベルの ADL 状態にある症例は転倒のハイリスクグループと考えられる．PD の転倒による外傷としては，大腿骨頸部骨折や頭部・顔面外傷が多い傾向にあり，同世代の健常者で手首の骨折が多い傾向にあることと対照的である．転倒場所は，屋内であることが多く，寝室，居間，台所，玄関など様々な空間で生じている．屋外では自動車運転中にすくみ足が出現し，交通事故に至るケースもある．転倒のリスク因子として，それまでの転倒歴の他に，すくみ足や認知機能障害があげられている．さらに転倒はオフ時ではなく，オン時に出現する可能性が高いことから，その予防としてオン時のすくみ足の治療が特に重要となる．また認知機能障害，特に注意障害の治療が転倒予防と関係していることも知られている．怪我を伴うような転倒をすると，転倒の恐怖から運動について消極的となり，運動機能をさらに悪化させるという悪循環を生むこととなるため，転倒を予防するための早期の治療介入は運動機能を保つためにも重要である．

D. すくみ足の分類と治療

　すくみ足は薬物治療に対する反応性から，①ウェアリング・オフを認めない（抗 PD 薬低用量による）すくみ足，②オフ時のすくみ足，③通常の PD 治療に不応性のオン時のすくみ足，に分類される．オフ時とオン時のすくみ足については以下のような様々な差異が報告されている．例えば方向転換時のすくみ足や歩行の開始時のすくみ足である start hesitation，狭い道を歩くときのすくみ足である tight quarters hesitation，目標物に到達したときのすくみ足

である destination hesitation などの出現頻度は一般的にオン時よりオフ時のほうが多い．またすくみ足の持続時間に関してはオン時よりオフ時のほうが長い．一方で，すくみ足における 4 ～ 5 Hz の震え（trembling）はオン，オフ両方に認められる症状である．抗 PD 薬の不足によるすくみ足やオフ時のすくみ足は通常の薬物治療にある程度反応することから，症状日誌で出現時間帯を確認するなど早期に検出するように注意し，適切に対応することが特に求められる．臨床的により大きな問題となるのはオン時すくみ足である．オン時のすくみ足は通常の PD 治療薬に反応しないため，リハビリテーションや外的 cue の応用，住環境の整備など理学療法や生活支援が対策の中心となる．無動，固縮，姿勢反射障害，振戦からなる 4 大症状以外に，姿勢異常，オン時のすくみ足，嚥下障害など，通常の PD 治療に不応性の症状が近年特に大きな問題となってきた．ドパミン補充療法を中心とした現在の薬物治療に加えて，こうしたドパミン不応性症状に対する治療法の確立が急務となっている．

E. すくみ足に対する治療 （図 10）

1 ▶▶ ウェアリング・オフを認めない（抗 PD 薬低用量による）すくみ足の治療

　PD における初期治療の詳細については初期治療やドパミン系薬剤の項目に譲るが，抗 PD 薬の不足によるすくみ足はドパミン系薬剤の開始・増量によって改善する．これまでの大規模臨床試験の結果から，他の運動症状と同様にすくみ足に対する効果はロピニロール（レキップ CR®）やプラミペキソール（ビ・シフロール®，ミラペックス®）などの DA に比較して，L-dopa/DCI の有効性が優っていることが明らかとなっている[6, 7]．初期治療において非高齢者で認知機能が保たれている場合は将来の運動合併症の予防のために DA から開始することが推奨されているが，すくみ足の十分な改善を得るには他の運動機能障害に対する対策と同様に L-dopa/DCI を追加し，十分なドパミン補充療法を加えることが重要となる．

2 ▶▶ オフ時すくみ足に対する治療

　ウェアリング・オフ（wearing off）および no on, delayed on, 早朝ジス

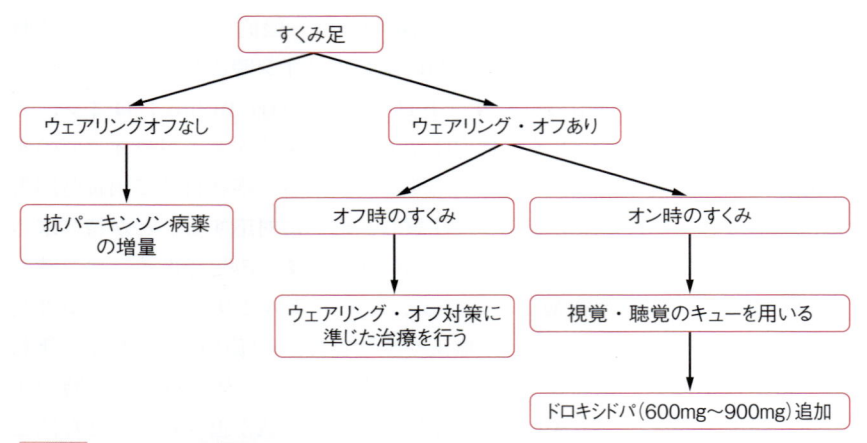

図 10　**すくみ足の治療アルゴリズム**（日本神経学会, 監. パーキンソン病治療ガイドライン 2018. 東京: 医学書院; 2018. p.189 より）

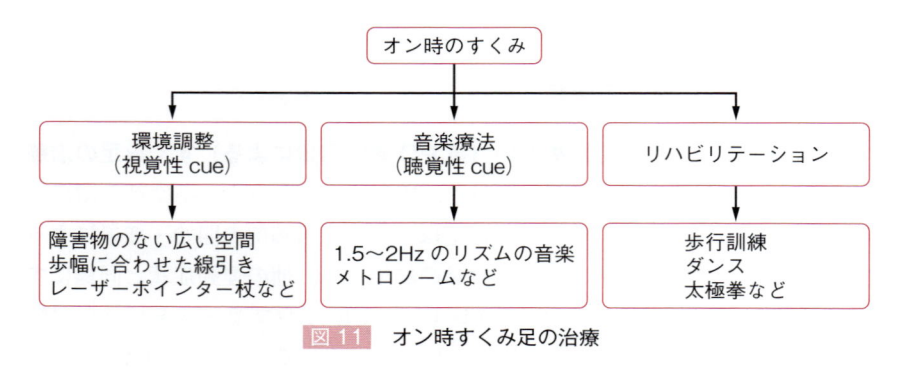

図 11　オン時すくみ足の治療

トニア（early morning dystonia）などのオフ現象に伴って生じるすくみ足の治療については, オフ時の治療に準じることから詳細は運動合併症の項目に譲る.

3 ▶ 通常の PD 治療に不応性のオン時すくみ足に対する治療 （図 11）

　オン時のすくみ足は転倒事故の大きなリスクと考えられるが通常のドパミン補充薬に反応しないため, 外的 cue を利用した音楽療法などのリハビリテーション, 障害物を排除して通路を広くし, 生活動線に合わせて床にテープを貼

るなどの住環境整備を進めるなど，以下に述べるようなすくみ足の機序を考慮した理学療法や生活支援などの総合的な対策が必要である．Deice Aided Therapy（DAT）としての両側 STN DBS による脳深部刺激療法がオフ時だけでなく，オン時すくみ足に有効であるという報告[8]もあり，薬物療法，cue の導入や理学療法を行っても日常生活に支障をきたしている際は，年齢や認知機能などを評価の上で脳深部刺激療法についても考慮する．

F. 薬物治療

1 ▶ ドロキシドパ（ドプス®）600 ～ 900 mg

ドロキシドパがすくみ足に有効とする二重盲検試験[9]が本邦で報告されているが，その後の海外での臨床試験では有効性を示すことができなかったこともあり，その効果には限界があると考えられる．ドロキシドパはノルアドレナリンの前駆物質であり，PD にしばしば合併する起立性低血圧に対する効果も期待できることから，起立性めまいを合併しているケースでは選択肢となりうる．

2 ▶ ドネペジル（アリセプト®）5 ～ 10 mg

転倒歴を有する PD では転倒歴のない PD と比較してアセチルコリン系の神経活動が大脳皮質や視床において低下していることが示され，さらにコリンエステラーゼ阻害薬であるドネペジルによって，転倒歴を有する PD 患者の転倒回数が有意に低下したとする報告がある．アセチルコリン系の賦活によって転倒が減少するメカニズムとして，マイネルト（Meynert）基底核から大脳皮質へのアセチルコリン系の活性化が遂行機能障害や注意障害を改善させる可能性と脚橋被蓋核（pedunculo-pontine nucleus：PPN）から視床へのアセチルコリン系の活性化がバランス障害や歩行障害を改善させる可能性などがある．すくみ足の改善に対するエビデンスはないが，転倒歴のあるすくみ足症例には試してみる価値があると考えられる．

3 ▶ その他の薬物療法

アマンタジン，デュロキセチン，イストラデフィリンなどで有効性が示され

た報告がある.

G. 外的 cue の導入[10]

　外的 cue にはいくつかの種類があり，その刺激経路により聴覚，視覚，触覚性に分類される．すくみ足に対する聴覚性 cue の例として，行進曲などのリズミカルな音楽やメトロノームのリズムで歩行が改善することが知られており，後述する音楽療法などのリハビリテーションにも応用されている．また，掛け声なども有効である．すくみ足に対する触覚性 cue としては，バイブレーター（携帯のリズム振動発生装置）などが応用されている．そのほかに，体を自らゆすってリズムをとったり，進めようとする足を一旦上げたり，後ろに引いてから前に出したりするとすくみ足が改善することもある．すくみ足に対する視覚性 cue としては，歩幅に合わせた線を粘着テープなどで床に表示する方法のほか，すくみ足を改善する目的で作成された杖も開発されている．杖から床に向けてレーザーポインターから光が照射され床に線が表示されるように工夫されたひかりステッキ（図 12）や杖から床にポリエチレンチューブのハー

ひかりステッキ　　　　　　パーキンソンステッキ

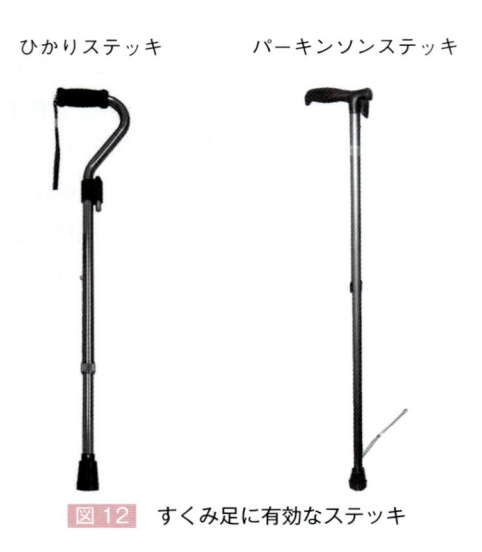

図 12　すくみ足に有効なステッキ

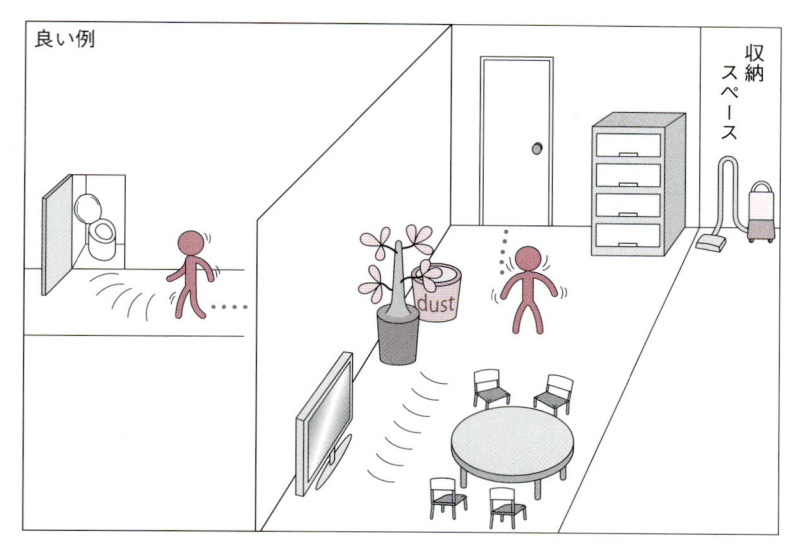

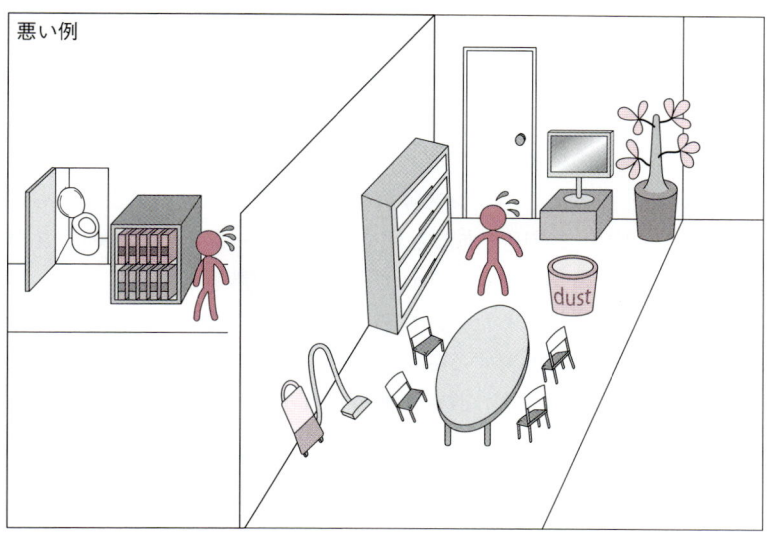

図13 すくみ足に対する環境調整

ドルバーが進行方向から横に照射され，奇異性歩行を誘発するパーキンソンステッキ（図12）などが市販されているので，試みるのも方法である．特に住宅が狭い日本ではすくみ足が悪化しやすい住居環境も多く，しばしば生活環境の調整が必要となる．すくみ足による転倒防止や歩行改善を目的とした環境調整として，①通路などの狭いスペースはなるべく障害物を置かないようにする，②トイレ，台所，玄関などの狭いスペースなどには歩幅に合わせたテープを貼る，③ベッドやリビングの食卓周囲など歩行を開始するスペースなどにも歩幅に合わせたテープを貼る，などが例としてあげられる（図13）．

H. 音楽療法 [11]

先に述べた通り PD では随意運動の遂行と深い関係にある内的リズムの障害が指摘されている．外的 cue として音リズムを利用することにより歩行リズム形成が安定し，すくみ足が改善する可能性が示唆されている．健常人の歩行リズムは 1.5 ～ 2 Hz であるが，音楽療法の際に効果的とされる音リズムは 1.5 ～ 2 Hz と健常人の歩行リズムと一致している．すくみ足の音楽療法による改善効果に関するエビデンスはまだない [12]．音楽療法は一定期間の歩数は変化を認めないが，歩幅の増加およびそれに伴う歩行速度の増加が認められることが知られている．さらに，バランス障害の改善や転倒回数の減少なども報告されており，ADL 向上に有用であると期待される．一方で，本人の好きな歌謡曲を選んだ際など，音楽に気をとられて一種の二重課題となってしまい歩行障害が悪化する場合も経験するため，音楽の選択には気をつける必要がある．掛け声ですくみ足が著明に改善する症例も認められることから今後は音楽療法の適応症例の選択方法や施行法の改善が期待される．

I. すくみ足に対するリハビリテーション

リハビリテーションは，PD の歩行速度やすくみ足の改善効果がある [13]．詳細はⅧリハビリテーションの項目に譲るが，PD の歩行障害にはすくみ足だけでなく，動作緩慢による歩行速度の低下，小刻み歩行，突進歩行，腕のふりの

低下，すり足歩行，前傾などの姿勢異常，側彎症（Pisa 徴候）などもしばしば伴っており，それらを全体として捉えて指導・訓練する必要がある．リハビリテーションとしては，①すくみ足，突進歩行，動作緩慢の軽減のためにリズムを保って歩くこと，②すくみ足，前傾姿勢，側彎症を矯正するように視線を遠くに向けるように指導すること，②腕のふりの低下を改善するために腕ふりを意識的に行うこと，③小刻み歩行を軽減するように歩幅を大きくすることなどを指導する．また，腸腰筋の筋力増強やストレッチなど筋力トレーニングも有効であるとされている．複数の手足や体幹を同時に動かしてバランスを改善することを目指す太極拳[14] が特に有効との報告もあり，二重課題の障害改善に寄与しているのかもしれない．音楽療法と運動療法をミックスした踊りも考案されている．リハビリテーション全般にいえることではあるが，意欲をもって飽きずに継続するように促すことが特に重要である．一方で認知機能障害を有している症例では，リハビリテーションの導入やその後の自主訓練の継続がしばしば困難である．

Case Study

Case 1

症例は 78 歳男性，現在は無職．うつ病の妻と暮らしている．

持続する胃腸症状にて近医内科通院中．70 歳時にすくみ足にて PD 発症．L-dopa/DCI（メネシット®）300 mg　分 3 食後，およびプラミペキソール（ミラペックス LA®）3 mg を追加しすくみ足が改善．最近，delayed on，ウェアリング・オフに伴うオフ時すくみ足が出現．消化管潰瘍の既往がないことから PPI であるランソプラゾール（タケプロン®）を中止．メネシット®を食後から食前に変更し，300 mg　分 3 から 400 mg　分 4 にメネシット®の用量と服用回数を増量したところ，オフ時すくみ足が改善した．

Case 2

症例は 73 歳女性，趣味は散歩．65 歳時にすくみ足にて発症．

プラミペキソール（ミラペックス LA®）3 mg および L-dopa/DCI（マドパー®）450 mg　分 3 を開始しすくみ足が改善した．最近，早朝に軽度に足がつっぱり，早朝散歩ができないという訴えがあり，入院にて診察したところ早朝ジストニアおよびオフ時すくみ足が出現していた．ミラペックス LA® 3 mg をロチゴチン（ニュープロパッチ®貼付剤）27 mg と変更し，早朝ジストニアおよびオフ時すくみ足が改善した．退院後は散歩が可能となった．

Case 3

症例は 56 歳男性，職業は教師．53 歳からすくみ足にて PD 発症．性格は楽天的．

ロピニロール（レキップ CR®）12 mg およびメネシット® 600 mg を開始し，すくみ足が改善し就業可能となった．最近，それまでの抗 PD 薬に不応性のすくみ足が悪化し，起立性低血圧も出現した．ドロキシドパ（ドプス®）900 mg 追加したところ，すくみ足，起立性低血圧ともに改善．

Case 4

症例は 75 歳女性，主婦．63 歳からすくみ足にて PD 発症．

メネシット® 600 mg およびレキップ CR® 10 mg を開始し，すくみ足が改善した．最近，すくみ足が悪化し聴覚性 cue である音楽療法および太極拳などのリハビリテーションを導入したところ，すくみ足が改善し家事が可能となった．

Case 5

症例は70歳女性，農業引退後は趣味で農業をしている．58歳からすくみ足にてPD発症．

メネシット® 600 mg 分3およびミラペックスLA® 3 mgを開始し，すくみ足が改善した．最近，ウェアリング・オフを認め，COMT阻害薬であるエンタカポン（コムタン®）300 mg 分3を追加した．その結果ウェアリング・オフは改善するもオン時のすくみ足があり，転倒がむしろ多くなった．家の中の生活動線に沿って床にテープを用いて目印の線を引く，通路にあまり物を置かない，レーザーポインター付きの杖を導入するなど視覚性cueの導入や趣味のダンスによるリハビリテーションを行い，すくみ足が改善し転倒が減った．

■文献

1) Okuma Y, Yanagisawa N. The clinical spectrum of freezing of gait in Parkinson's disease. Mov Disord. 2008; 23: S426-30.
2) Pastor MA, Artieda J, Jahanshahi M, et al. Time estimation and reproduction is abnormal in Parkinson's disease. Brain. 1992; 115: 211-25.
3) Marsden CD. The mysterious motor function of the basal ganglia: the Robert Wartenberg Lecture. Neurology. 1982; 32: 514-39.
4) Freeman JS, Cody FW, Schady W. The influence of external timing cues upon the rhythm of voluntary movements in Parkinson's disease. J Neurol Neurosurg Psychiatry. 1993; 56: 1078-84.
5) Latt MD, Lord SR, Morris JG, et al. Clinical and physiological assessments for elucidating falls risk in Parkinson's disease. Mov Disord. 2009; 24: 1280-9.
6) Parkinson Study Group. Pramipexole vs levodopa as initial treatment for Parkinson disease: A randomized controlled trial. JAMA. 2000; 284: 1931-8.
7) Hauser RA, Rascol O, Korczyn AD, et al. Ten-year follow-up of Parkinson's disease patients randomized to initial therapy with ropinirole or levodopa. Mov Disord. 2007; 22: 2409-17.
8) Romito LM, Contarino MF, Vanacore N, et al. Replacement of dopaminergic

medication with subthalamic nucleus stimulation in Parkinson's disease: long-term observation. Mov Disord. 2009; 24: 557-63.

9) Fukada K, Endo T, Yokoe M, et al. L-threo-3,4-dihydroxyphenylserine (L-DOPS) co-administered with entacapone improves freezing of gait in Parkinson's disease. Med Hypotheses. 2013; 80: 209-12.

10) Nieuwboer A, Kwakkel G, Rochester L, et al. Cueing training in the home improves gait-related mobility in Parkinson's disease: the RESCUE trial. J Neurol Neurosurg Psychiatry. 2007; 78: 134-40.

11) Enzensberger W, Fischer PA. Metronome in Parkinson's disease. Lancet. 1996; 347: 1337.

12) de Dreu MJ, van der Wilk AS, Poppe E, et al. Rehabilitation, exercise therapy and music in patients with Parkinson's disease: a meta-analysis of the effects of music-based movement therapy on walking ability, balance and quality of life. Parkinsonism Relat Disord. 2012; 18: S114-9.

13) Tomlinson CL, Patel S, Meek C, et al. Physiotherapy versus placebo or no intervention in Parkinson's disease. Cochrane Database Syst Rev. 2013; 10: CD002817.

14) Li F, Harmer P, Liu Y, et al. A randomized controlled trial of patient-reported outcomes with tai chi exercise in Parkinson's disease. Mov Disord. 2014; 29: 539-45.

〈大泉英樹, 武田 篤〉

JCOPY 498-22853

3 姿勢保持障害とその対策

A. パーキンソン病の進行と姿勢保持障害

　姿勢反射とは，外力が加わったときに姿勢を立て直す反射であり，これが障害されると前あるいは後ろに押されたときに，すぐに立ち直ることができず何歩も踏み出したり，踏み出しが加速して倒れてしまう（前方あるいは後方突進）．厳密には，姿勢反射とは重心が移動した際にそれを元に戻すために姿勢保持筋の緊張の調整が行われることを指し，重心が大きく移動したときに踏み出してバランスをとることは立直り反射として区別するが，ここでは両者の障害を併せて姿勢保持障害 postural instability として記述する．

　姿勢保持障害の有無は，通常 pull test（図 14)[1] で判定する．テストであることを説明したうえで，直立した患者の両肩を両手で素早く 1 回後ろに引く．正常では 2 歩以内に立ち直り倒れることはないが，障害がある場合立ち直るまで 3 歩以上を要し，高度の場合は増大する体幹の傾斜に踏み出しがついてゆけずに，支えがなければそのまま後ろに倒れてしまう．また姿勢保持障害がきわめて高度な場合や，同時にすくみ足がある場合は，全く踏み出すことなく棒のように倒れる．PD の症状の評価尺度である MDS-UPDRS の「姿勢の安定性」の項目では，pull test の結果により姿勢保持障害を 5 段階に評価している（表 2)[2]．

　姿勢保持障害は，振戦，固縮，無動と並んでパーキンソン病（PD）の 4 大徴候の一つだが，姿勢保持障害のみは PD の初発症状としてみられることはなく，PD の進行とともに出現し悪化する．Hoehn and Yahr（H-Y）重症度分類[3] では，姿勢保持障害の有無およびその程度が判定の要素となる．姿勢保持障害が顕在化すると（pull test で立ち直り不能）H-Y 3 度と判定され，日

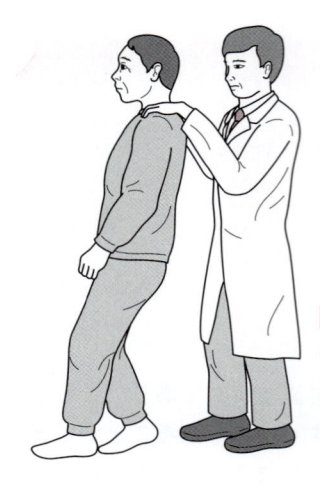

図 14 Pull test

開眼，起立した患者の背後に立ち，テストであることを説明したうえで，両手で患者の両方の肩を引く．1回目は練習なので弱く引き，2回目は患者が体重を移動させ，後方に足を出さないといけないくらい，強く素早く牽引する．踏み出した歩数を観察しながら後方への転倒に備える．

表 2 Pull test による姿勢保持障害の判定（MDS UPDRS 日本語版，3.12 姿勢の安定性）

0: 正常	問題なし．1, 2歩で姿勢を戻せる．
1: ごく軽度	3〜5歩後ろにステップするが，患者は助けなしに姿勢を戻せる．
2: 軽度	5歩を越えて後ろにステップするが，患者は助けなしに姿勢を戻せる．
3: 中等度	安全に立っていられるが，姿勢反射が欠如している．もし評価者が支えなければ倒れる．
4: 重度	非常に不安定で，自然あるいは肩を軽く引いただけでバランスを崩す．

常生活に介助が必要となる H-Y 4 度では姿勢保持障害は更に悪化しており，起立歩行が不可能となった H-Y 5 度では姿勢保持はほぼ消失していると考えられる．

B. 姿勢保持障害の神経機構

　最近の研究で，歩行や姿勢保持の制御には，中脳橋被蓋外側部の脚橋被蓋核（pedunculo-pontine nucleus: PPN）が重要であることが明らかにされている（図 15）[4]．PD では黒質緻密部の変性によって，基底核（淡蒼球内節・黒質網様部）に抑制的に働くドパミンニューロンが減少すると，基底核からの

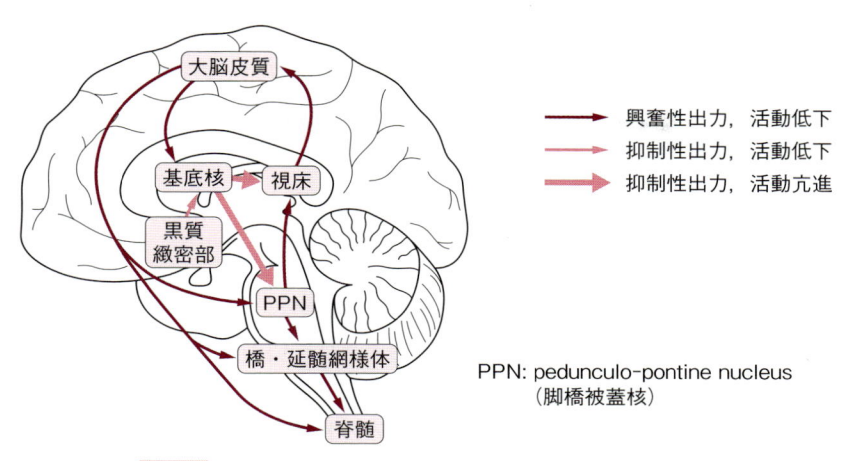

凡例:
興奮性出力，活動低下
抑制性出力，活動低下
抑制性出力，活動亢進

PPN: pedunculo-pontine nucleus
（脚橋被蓋核）

図 15 PD における姿勢保持障害のメカニズム （解説は本文参照）

GABA 抑制性ニューロンの活動が高まり無動を生じさせるとともに，脳幹の PPN も抑制されて姿勢保持および歩行の機能が低下する．また PPN から橋および延髄網様体を介して脊髄の運動神経核に達する下行路や，同じく PPN から視床に投射して歩行の調節に関与する経路はアセチルコリン作動性であり，PD の進行により神経変性がアセチルコリン系に及んだときに姿勢保持障害が顕在化すると考えられる．また反射ループの効果器である下肢・体幹の筋力コントロールは無動・寡動によって低下し，体幹の固縮・無動の反映である前屈姿勢（stooped posture）によっても姿勢保持は影響を受ける．

したがってドパミン補充療法によって固縮や無動が改善すれば，姿勢保持障害もある程度改善する余地はあるが，姿勢保持の中枢はアセチルコリン作動性ニューロンを含み，その機能低下はドパミン補充療法だけでは是正されない．

なお PD 以外の疾患（多系統萎縮症，進行性核上性麻痺などの非定型パーキンソニズム，および脳血管性あるいは薬剤性などの症候性パーキンソニズム）でも姿勢保持障害はしばしばみられ，病初から姿勢保持障害のみが目立つ場合には，PD 以外のこれらの疾患の可能性を疑う必要がある．

すくみ足（別項参照）がある場合には，pull test を行ったときに全く足が出ずに（start hesitation），そのまま棒のように倒れてしまう．姿勢保持障

害もすくみ足も，PD の進行期でみられる症候であって，定義上は両者は異なるが，すくみ足があるときは姿勢保持障害は必発であり，その対処は共通するところが多い．

C. 姿勢保持障害の対策

1 ▶▶ ドパミン補充療法

姿勢保持障害は，固縮や無動とは別のメカニズムで生じるが，ドパミン補充療法が不十分で，無動，固縮が強くみられるときは，姿勢保持障害も悪化するので，抗パーキンソン病薬の最適化を行う必要がある．また姿勢保持障害としばしば一緒にみられるすくみ足も，オフ時にみられるものはドパミン補充療法に反応する．長期間薬剤量が一定に維持されているときに姿勢保持障害やすくみ足が目立ってきた場合には，PD の進行により相対的な薬量不足が生じてきたと考えて，ジスキネジアなどの副作用に注意しながら，L-ドパ（L/dopa）などの増量を考慮する．薬剤調整によって姿勢保持障害が消失することはないが，pull test でそのまま倒れていたものが，数歩での立ち直りが可能となるなどの改善がみられることはある（Case Study 参照）．

2 ▶▶ 随伴する運動症状，非運動症状への対処

姿勢保持障害は PD の進行期でみられる症状であり，他の随伴症状を伴っていることが多い．特にオン時のすくみ足はドパミン補充療法に抵抗性である(すくみ足の項を参照)．

自律神経障害による起立性低血圧はバランス障害を悪化させ転倒の危険因子となる．血圧低下を起こしうる抗パーキンソン病薬などの調整，さらにドロキシドパ（ドプス®），ミドドリン（メトリジン®）などの昇圧剤の投与などを検討する．

また実行機能，前頭葉機能，二重課題（dual task）遂行の障害などの認知機能障害が，歩行の異常や転倒に関連するという報告が相次いでいる[5]．

歩行と同時に別のこと（会話など）を一緒に行おうとすると，健常者ではより重要な歩行から注意がそれることはないが，PD 患者では複数のタスクに優

先順位をつけて実行することができず注意が分散する結果，バランス能力が特に低下し転倒につながる（二重課題負荷）．特に物を運びながら移動する（食べ物の入った食器を運ぶなど）ことは特に転倒を誘発しやすいので避けるように患者に指導する．認知障害を悪化させる併用薬（抗コリン薬，ベンゾジアゼピン薬，向精神薬など）にも注意を払う必要がある．

3 ▶ リハビリテーション

振戦，固縮，無動に対してドパミン補充療法が十分行われてもなおみられる（オン時の）姿勢保持障害については，疾患の進行に伴いドパミン神経以外に変性が進んだ結果であり，薬物の確実な効果は期待できない．

無動に姿勢保持障害が加わると運動量が一気に減少し，廃用性の筋力低下，関節可動域制限が生じ，それがさらにバランス保持の能力を低下させ悪循環に陥るので，継続的なリハビリテーションの必要性が増す（リハビリテーションの実際については，Ⅷ章を参照）．

4 ▶ 姿勢保持障害の悪化要因の除去

PD の一次的障害としての姿勢保持障害そのものを改善させることは困難であるが，その悪化要因を特定しそれを取り除くことは，転倒，骨折などの二次障害の予防ために重要である．

（1）転倒のリスクを増加させる薬剤の調整

向精神薬，ベンゾジアゼピン系薬剤，抗コリン作用を含む薬剤は，高齢者の転倒リスクを増加させることが明らかにされている（表3）[6]．

睡眠薬，抗不安薬として頻用されるベンゾジアゼピン系薬剤は，筋弛緩作用，鎮静作用，反射遅延作用があり転倒のリスクを増す．特に睡眠薬は，夜間頻尿

表3 転倒のリスクを高める薬剤 (Berdot, et al. BMC Geriatr. 2009; 9: 30[6])

種類	転倒リスク（OR）
向精神薬（リチウムを除く）	1.7
ベンゾジアゼピン系薬剤（睡眠薬，抗不安薬を含む）	1.4
抗コリン作用を有する薬剤（抗うつ薬を含む）	1.6

のある患者に対しては，夜間トイレ歩行時の転倒のリスクを増大させ，また持ち越し効果により昼間の転倒のリスクも増大させる．しかしPDでは睡眠障害はほぼ必発であり，十分な睡眠がとれない結果昼間の傾眠が生じればそれ自体転倒のリスクを増大させるので，睡眠薬の用量の適正化に努める．また筋弛緩作用の少ない非ベンゾジアゼピン系睡眠薬や，メラトニン受容体作動薬，オレキシン受容体拮抗薬など意識レベルやバランス障害への影響が少ない睡眠薬を選択する．

　三環系抗うつ薬はPD患者に多く合併するうつの治療薬としてエビデンスのある治療薬であるが，抗コリン作用を有し，高齢者において転倒や骨折のリスクを高めるという多くの報告がある[7]．また，やはりPDに頻発する夜間頻尿の治療薬として，オキシブチニン（ポラキス®）などの抗コリン薬が用いられる．また抗パーキンソン病薬であるトリヘキシフェニジル（アーテン®）はその抗コリン作用によって振戦に対する効果が高いとされ，ドパミンアゴニストが使用される以前はL-ドパの補助薬として頻用された．これら抗コリン作用のある薬剤は，せん妄や幻覚などの精神症状を誘発することがあり，また脳幹のコリン作動性ニューロンを抑制して姿勢保持障害を悪化させる可能性がある．合併症を含めたPDの治療に不可欠な薬剤であるが，一人の患者に対して抗コリン作用のある薬剤を複数使用しているケースもあり，相乗効果によって転倒のリスクが上昇する可能性がある．全体の用量に常に注意を払い，実際に転倒が頻回の場合には，より抗コリン作用の少ない同効薬への変更〔三環系抗うつ薬からSSRIへの変更，オキシブチニンからより膀胱への選択性の高いソリフェナシン（ベシケア®）などへの変更など〕を検討する．

(2) 環境整備

　狭い空間は踏み出しを制限しバランス回復を妨げる．またわずかな段差でもバランスを崩し転倒しやすいので，室内を整頓し床に置くものを最小限とし，わずかな段差を解消しておくことは，転倒および転倒による外傷を防ぐうえで重要である．

D. 姿勢保持障害と転倒

　転倒および転倒による外傷は，PD における重要な合併症である．PD 患者が 6 カ月間に転倒する割合は 48 ～ 51％であり，その半数（24 ～ 25％）は 2 回以上転倒する．これは同年代の一般人口の転倒頻度 15％（2 回以上は 4％）に比べ高率であり，特に繰り返し転倒する割合が多い [8]．また転倒による重篤な合併症，特に骨折のリスクも同年代の一般人口の 2.2 倍となる [9]．

　姿勢保持障害が PD の転倒の大きな要因であることは間違いないが，転倒の要因はそれだけではなく，複数の要因が関与している．H-Y 重症度分類は姿勢保持障害の有無およびその程度を反映しているから，転倒の頻度とも関連する．ただし H-Y 重症度と転倒との関連は直線的ではない．H-Y 3 度になると転倒の頻度が高くなり，H-Y 4 度で最高となるが，H-Y 5 度になると運動機能が著明に低下し歩行の機会が減るので転倒は減少する（図 16）[10]．

　同じ重症度であっても，まったく転倒しない患者がいる一方，毎日のように転倒する患者もいる．姿勢保持障害が転倒に結びつく要因として，認知機能障害の重要性が指摘されている [5]．認知症を伴う PD（PDD）では，アルツハイ

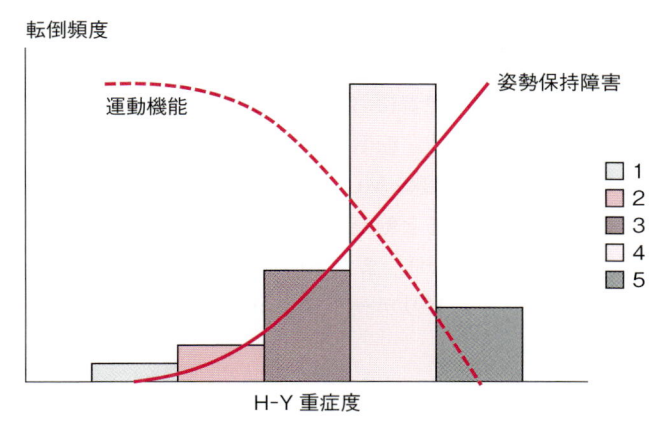

図 16　PD の進行と転倒頻度（解説は本文参照，Bloem BR, et al. Adv Neurol. 2001; 87: 209-23[10] より改変）

マー病（AD）で顕著な記憶障害よりも，注意力，遂行機能の低下などの，前頭葉機能の低下が目立つ患者が多く，これが姿勢保持障害を転倒につなげる要因である可能性が高い．前頭葉機能障害があると，欲求の抑制や注意の持続が困難で，歩行しながら注意がほかのことに逸れると転倒に結びつくと考えられる．またPDDを含めた認知症患者では，遂行機能に必要な認知リソース全体が限られており，歩行と同時に他のタスクを行うと，歩行リズムの不安定化が起こり転倒の危険が増す（二重課題負荷）．

　PDの歩行姿勢保持障害の原因として，歩行中枢であるPPNでのアセチルコリン低下の関与が考えられていることから，PD患者におけるコリンエステラーゼ阻害薬の転倒, 歩行障害に対する効果が検討されている．ドネペジル(アリセプト®)[11]の転倒に対する効果が報告されている．23例を対象とした二重盲検交差試験であり，週3回以上の頻回の転倒歴があり高度な認知障害やすくみ足のないPD患者の転倒頻度をほぼ半減させ，有意な効果が示された．また最近，リバスチグミンの歩行安定性に対する効果が，転倒の既往のある114例のPD患者を対象とした二重盲検試験で示唆された[12]．しかしこれらの薬剤には歩行障害，転倒予防に対する適応はないので，認知症状のある患者に対し，症状と副作用のリスク（振戦の増悪，易怒性など精神症状の悪化，不整脈や低血圧など）とのバランスを十分考慮したうえで投与を検討する．

　以上のように，転倒はPDの重症度だけでなく，複数の因子が複雑に関係しあって起きる事象なので，特定の患者における転倒の予測はきわめて困難である．多くの前向き研究でPD患者における転倒の危険因子が検討されているが（代表的な結果を表4に示す）[13]，転倒の既往が最も重要であり，疾患の進行度が関係し，認知機能異常は軽度のMCIや前頭葉機能障害でもリスクとなりうる．また，すくみ足が出現すると転倒の頻度は大きく増えるので，それに対する対策は重要である（別項参照）．また下肢筋力低下やバランス能力低下も大きなリスクとなるので，リハビリテーションが重要となる．

E．転倒による外傷・骨折の予防

　PDでは転倒による骨折の頻度も高い．特にH-Y 3度以上の進行期PDで

表4 PD 患者における転倒の危険因子 (Latt MD, et al. Mov Disord. 2009; 24: 1280-9.) [13]

因子	転倒リスク（OR）
前年転倒歴	7.1
PD重症度	
H-Y 重症度 III（H-Y I, II に対し）	18.9
UPDRS総スコア>39	8.4
認知症状	
mini mental state examination（MMSE）スコア≦27/30	3.4
前頭葉機能検査（FAB）スコア≦17/18	6.3
すくみ足	5.8
中等度以上の前屈み姿勢	13.4
バランス不良（co-ordinated stability task スコア）	3.2
膝関節伸筋筋力	0.19

は転倒の頻度が高くなるうえに，転倒の際に手をつくなどの防御反射も低下しており，大腿骨頸部骨折などより重度の骨折の頻度が高くなる．また PD では，運動減少のため骨粗鬆症の頻度が一般高齢者に比べて更に高くなり，転倒による大腿骨頸部骨折の危険がより高くなる[14]．ビスホスホネート製剤などによる骨粗鬆症の治療は，PD 患者においても大腿骨頸部骨折の発生頻度を低下させることが示されているので，投与条件（服薬後の座位保持，歯科治療中でないこと）が許せば積極的に投与する．それができない場合には，活性型ビタミン D の投与を行う．長期投与が必要なので，高カルシウム血症とそれに引き続く腎障害を防ぐため，血清カルシウムのモニターは必要である．

　1 週間に何度もあるいは毎日のように転倒する患者では，外傷予防の見地から，ヒッププロテクターや保護帽の使用を考慮する．

F. 姿勢保持障害，転倒の治療・対策アルゴリズム

　転倒対策を中心とした，姿勢保持障害およびその関連症状に対する治療・対策アルゴリズムを図 17 に示す．

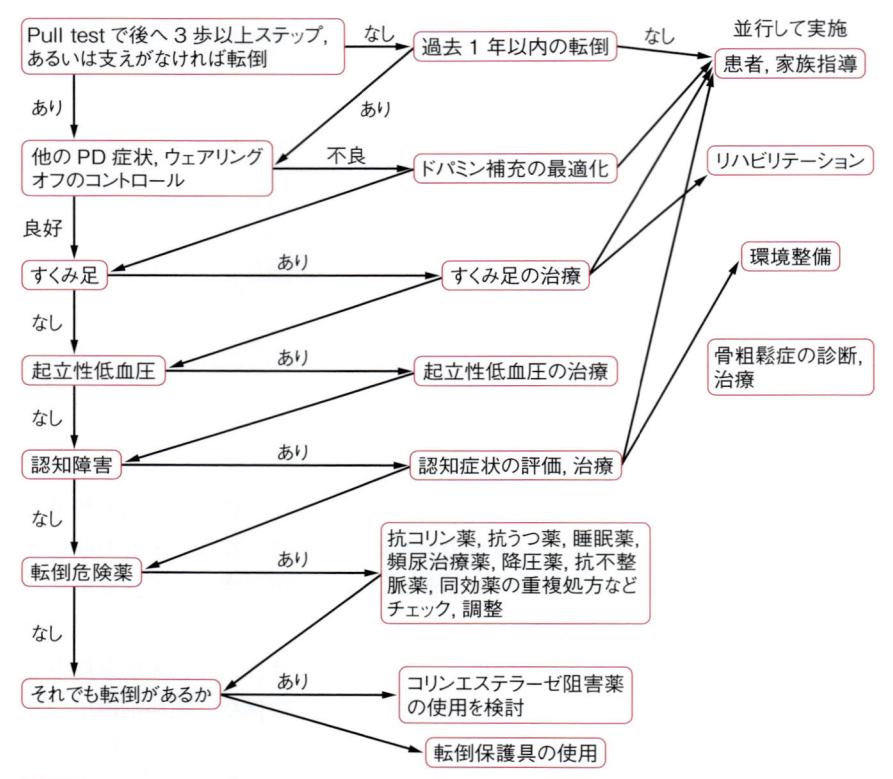

図 17　転倒・外傷予防を目的とした姿勢保持障害の対応アルゴリズム

Case Study

Case 1

76 歳男性，19 年来のパーキンソン病で，左優位の固縮，安静時振戦が目立ち，少量の L-ドパ合剤と抗コリン薬を中心とした処方で著明な運動合併症はなく，姿勢保持障害のない H-Y 2 のまま 18 年経過していた.

振戦の訴えに対してパーキンソン病治療ガイドラインに従い，抗コリン薬に代わって L-ドパ合剤の増量を薦めたが，患者には，振戦

には抗コリン薬（トリヘキシフェニジル, アーテン®）しか効かない, との強い思い込みがあり, その中止は拒否していた. 発症 18 年経過した時から, 徐々に転倒が頻回となり毎日のように転倒するようになった. 右側優位の安静時振戦, 固縮, 前屈姿勢が悪化し姿勢保持障害があり, すくみ足もみられた（MDS UPDRS 姿勢の安定性 3, H-Y 3）. 左肘の骨折を生じ入院した（入院前処方: トリヘキシフェニジル 6 mg　分 3, アマンタジン 100 mg　分 2, L-ドパ・カルビドパ合剤 150 mg　分 3, ドロキシドパ 300 mg　分 3）. MMSE 19/30 で認知障害があり, 神経心理学的検査で注意力, 実行機能の低下もあり, PDD と考えられた. 患者に薬剤の変更が必要であることを説明し納得が得られたので, トリヘキシフェニジルを漸減のうえ中止し, L-ドパ・カルビドパ合剤を 350 mg まで増量したところ, 安静時振戦, 固縮は残存したが, 歩行, 姿勢保持障害は改善し（MDS UPDRS 姿勢の安定性 1, H-Y 2）自宅へ退院した. 退院後の 2 カ月間, 転倒は生じていない.

　この症例では, 長期間にわたり緩徐に PD が進行した結果, 姿勢保持障害, 認知障害が出現した. 前頭葉機能低下により自制が効かず散歩の習慣を止められず, 転倒が頻回となった. 骨折による入院を機会として, 長期間止められなかった抗コリン薬を中止し, L-ドパ合剤を増量した. コリンエステラーゼ阻害薬は投与しなかったが, 姿勢保持障害は改善し転倒もなくなった. 姿勢保持障害, 認知障害を悪化させる薬剤を中止し, 不足していたドパミン補充を行ったことにより, 姿勢保持障害が改善し転倒がなくなったと考えられる.

■文献

1) Hunt AL, Sethi KD. The pull test: a history. Mov Disord. 2006; 21: 894-9.
2) Goetz CG, Fahn S, Martinez-Martin P, et al. Movement Disorder Society-sponsored revision of the Unified Parkinson's Disease Rating Scale（MDS-UPDRS）: Process, format, and clinimetric testing plan. Mov Disord. 2007; 22: 41-7.

3) Hoehn MM, Yahr MD. Parkinsonism: onset, progression and mortality. Neurology 1967; 17: 427-42.

4) 高草木薫. 脚橋被蓋核（PPN）の機能と Parkinson 病. 神経内科. 2014; 80: 527-35.

5) Montero-Odasso M, Verghese J, Beauchet O, et al. Gait and cognition: a complementary approach to understanding brain function and the risk of falling. J Am Geriatr Soc. 2012; 60: 2127-36.

6) Berdot S, Bertrand M, Dartigues JF, et al. Inappropriate medication use and risk of falls: a prospective study in a large community-dwelling elderly cohort. BMC Geriatr. 2009; 9: 30.

7) Thapa PB, Gideon P, Cost TW, et al. Antidepressants and the risk of falls among nursing home residents. N Engl J Med. 1998; 339: 875-82.

8) Bloem BR, Hausdorff JM, Visser JE, et al. Falls and freezing of gait in Parkinson's disease: a review of two interconnected, episodic phenomena. Mov Disord. 2004; 19: 871-84.

9) Huang YF, Cherng YG, Hsu SP, et al. Risk and adverse outcomes of fractures in patients with Parkinson's disease: two nationwide studies. Osteoporos Int. 2015; 26: 1723-32.

10) Bloem BR, van Vugt JP, Beckley DJ. Postural instability and falls in Parkinson's disease. Adv Neurol. 2001; 87: 209-23.

11) Chung KA, Lobb BM, Nutt JG, et al. Effects of a central cholinesterase inhibitor on reducing falls in Parkinson disease. Neurology. 2010; 75: 1263-9.

12) Henderson EJ, Lord SR, Brodie MA, et al. Rivastigmine for gait stability in patients with Parkinson's disease (ReSPonD): a randomised, double-blind, placebo-controlled, phase 2 trial. Lancet Neurol. 2016; 15: 249-58.

13) Latt MD, Lord SR, Morris JG, et al. Clinical and physiological assessments for elucidating falls risk in Parkinson's disease. Mov Disord. 2009; 24: 1280-9.

14) Critchley RJ, Khan SK, Yarnall AJ, et al. Occurrence, management and outcomes of hip fractures in patients with Parkinson's disease. Br Med Bull. 2015 ; 115: 135-42.

〈吉岡 勝〉

4 姿勢異常とその対策

パーキンソン病（PD）の姿勢異常は，体幹における運動症状である．病初期の Hoehn and Yahr（H-Y）ステージ 1・2 から，前屈姿勢（stooped posture）が多くの患者にみられる．進行に伴って（H-Y 2 〜 4）一部の患者に，腰曲り（camptocormia），体幹側屈（Pisa 症候群），首下がり（head drop）がみられる．さらに進行期（H-Y 4 〜 5）では体幹の姿勢異常に加え，膝の屈曲，足関節の伸展姿位や，手指，趾の特徴的な変形が目立ってくる．前屈姿勢以外は主に進行期になってあらわれる症状であり，いずれもドパミン補充療法への反応が乏しく様々の対応が試みられている（表5）.

A. 前屈姿勢（stooped posture）

PD でみられる姿勢異常のうち，前屈姿勢（stooped posture）（図 18）は，安静時振戦，筋固縮，無動と並んでパーキンソン病の患者にほぼ必発かつ特徴的な症状であり，病初期から出現し，PD の主要徴候の進行とともに目立ってくる．典型的な前屈姿勢では，胸椎上部の前屈により肩の部分が丸みを帯び体幹上部が前に傾くが，患者は頸部を進展し顎を前に突き出すので前方への視野は保たれる．高度になると，手首，肘，股関節，膝も屈曲する．ドパミン神経の異常による背屈反射の低下によって生じた全身の屈曲優位反応の表れと考えられ，振戦，筋固縮，無動と共にドパミ

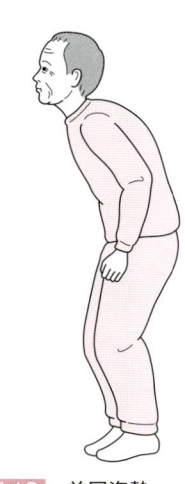

図 18 前屈姿勢
胸椎上半部が前屈し肩の部分が丸みを帯びる．頸部はやや進展し前方の視野は保たれる．

ン補充療法に反応してある程度改善する[1].

B. 腰曲り (camptocormia: CC)

1 ▶ 定義，分類

　PD の進行とともに（H-Y 2 以上），腰部からの高度な体幹前屈が目立ってくる患者がみられる．胸椎上部を中心とする通常の前屈姿勢とは異なり，胸椎下部から腰椎（図 19A）あるいは股関節（図 19B）での体幹の高度な前傾前屈であり，座位，立位および歩行時にみられ仰臥位になると解消する．

　このような究極といってよい体幹の前傾前屈姿勢は腰曲がり（camptocormia: CC）とよばれる．CC の客観的な定義は確立されていないが，多くの研究では，体幹の傾斜角が 45°以上の場合を CC としている[2-5]（図 19A, B）．腹部（下位胸椎〜上部腰椎）で屈曲するものを上部型に，股関節での屈曲を主

表5　PD 患者にみられる姿勢異常および異常姿位

姿勢異常，異常姿位	定義（便宜上）	PDにおける頻度	病期	危険因子
前屈姿勢 (stooped posture)	胸椎上部の前屈（図18）	58%	H-Y 1 〜 5	病期の進行，不十分なドパミン補充
腰曲がり (camptocormia: CC)	体幹の前傾角が45度以上	4 〜 12%	H-Y 2 〜 5 （多くはH-Y 3以降）	高齢，病期の進行，脊椎圧迫骨折，脊椎手術の既往，薬剤（右記）
体幹側屈 (斜め徴候，Pisa 症候群)	体幹の側屈角が10度以上	軽度なものを含めH-Y 3で7.5%，H-Y 4 で30%	H-Y 2 〜 5	病期の進行，薬剤（右記）
首下がり (head drop, antecollis)	著明な頸部前屈により前方視野が妨げられる場合	3 〜 6%	H-Y 2 〜 5 （多くはH-Y 3以降）	病期の進行，薬剤（右記）
striatal hand, striatal foot	特徴的な手足の変形（図22）	進行例の10%	H-Y 4 〜 5	病期の進行

体とするものを下位型に分類する [6] (図 19A, B). また 1/2 の患者では膝の屈曲 (bent knee) を伴う.

2 ▶▶ 頻度

PD 患者全体における CC の頻度は, CC の定義および対象となる患者によって異なり, 3.0 ～ 17.7％まで報告があるが, 4 ～ 12％とする研究が多い [7]. 日本で 153 人の PD 患者を対象とし, 体幹の屈曲角が 45°以上を CC とした研究では 頻度は 17.7％としている [4]. やはり日本において 531 人を対象とした別の研究 (CC の基準は同じ) では, 頻度は 4.1％としているが, この研究の対象者の重症度は全体として前者より低い [5]. 後述のように PD の重症度が高いほど CC のリスクは増す. また CC は多系統萎縮症 (multiple system atrophy: MSA) など PD 以外のパーキンソニズムでもみられる.

CC は PD の発症に先行して, あるいはその初発症状としてみられることは

原因となりうる薬剤	PD以外で見られる疾患	治療
―		ドパミン補充
ドパミンアゴニスト〔プラミペキソール (ビ・シフロール®, ミラペックス®), ロピニロール (レキップ®)〕, 非定型向精神薬, 抗コリンエステラーセ阻害薬 (ドネペジル)	MSA, 神経筋疾患 (多発筋炎, ALSなど)	ドパミン補充, 原因薬剤の中止または変更, 体幹筋の筋力訓練, 牽引, DBS, 外腹斜筋へのリドカイン筋注
ドパミンアゴニスト (プラミペキソール, ロピニロール, ペルゴリド), モノアミンB阻害薬 (ラサジリン), L-ドパ/エンタカポン, 向精神薬 (定型および非定型), 抗うつ薬 (三環系およびSSRI), チアプリド (グラマリール®), 抗コリンエステラーゼ阻害薬 (ドネペジル アリセプト®)	MSA, アルツハイマー病, レビー小体型認知症	原因薬剤の中止または変更, 体幹筋の筋力訓練, DBS
ドパミンアゴニスト, アマンタジン (シンメトレル®)	MSA, 進行性核上性麻痺 (PSP), 神経筋疾患	原因薬剤の中止または変更, 胸鎖乳突筋のリドカインブロック, DBS
―	MSA, PSPなど非定型パーキンソニズム	ドパミン補充, 抗痙縮薬〔バクロフェン (リオレサール®等)〕, 抗コリン薬 (アーテン®等), ボツリヌストキシン

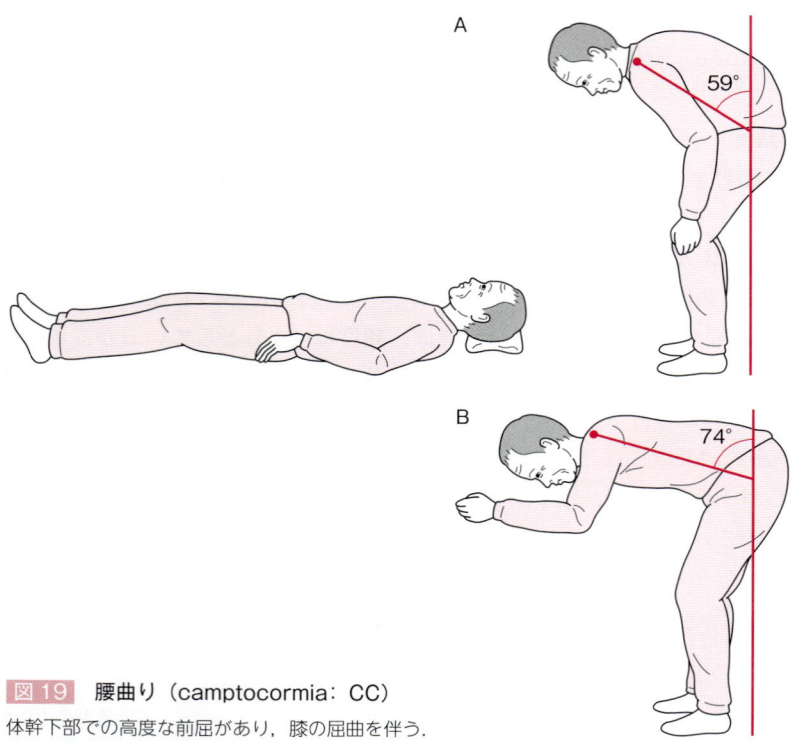

腰曲り（camptocormia：CC）

体幹下部での高度な前屈があり，膝の屈曲を伴う．

A．上部型
　　下位胸椎〜上部腰椎で体幹が高度に屈曲している．この例では体幹の傾斜角（肩峰と大転子を結ぶ線が垂直線となす角度）は59°である．高度な体幹の前屈は仰臥位では完全に消失する（下）．

B．下位型
　　主に股関節で前曲し体幹の高度な傾斜がみられる（体幹の傾斜角＝74°）．仰臥位では前屈は消失する（図省略）．

通常なく，筋固縮，無動が両側性となり体幹にも拡大した H-Y 2 以降，多くは姿勢保持障害のみられる H-Y 3 以降で生じ，PD 発症から平均 6 〜 8 年後（1〜 14 年後）に生じる[7]．

　275 例の PD 患者のうち 19 例（6.9%）に CC（体幹の屈曲角が 45°以上）を認めた研究[3]では，CC は H-Y 1 ではみられないが，H-Y 2 で 2.3%，H-Y 3 で 13.5%，H-Y 4 で 18.4%，H-Y 5 では 50% に認められた．また 365 例

の PD 患者で体幹の屈曲を調査した研究[8] では，MDS-UPDRS の姿勢の評価項目でスコア 4 を CC と考えると，その頻度は H-Y 1 では 0%，H-Y 2 で 1%，H-Y 3 で 5%，H-Y 4 で 20%であった．

3 ▶▶ CC を伴う PD 患者の特徴

PD 患者で CC のある群とない群を比較すると，CC のある群はない群に比べて有意に年齢が高い（74.6 歳 vs 68.5 歳）[3]．また年齢をマッチして比較しても，CC のある群はない群に比べて，H-Y ステージが高く（3.9 vs 3.2），運動症状が強い（UPDRS III off motor score 38.0 vs 27.5）．脊柱の手術の既往（11.5% vs 2.6%）や脊椎圧迫骨折の既往（35.9% vs 5.1%）が CC のある患者で有意に多く，また歩行補助具を必要とする割合が多い（67.9% vs 23.1%）[9]．さらに CC は膝の持続的屈曲を伴うため深部静脈血栓（deep vein thrombosis: DVT）のリスクとなるという報告がある（エコーによる DVT の頻度は，CC ありで 17%，CC なしで 4%，p = 0.03）[10]．

4 ▶▶ PD 治療薬による誘発

CC は PD の治療薬によって誘発されることがあり，特にドパミンアゴニストによって生じたと考えられる報告がみられる．寡動で PD を発症し右側優位の固縮を呈した 68 歳の女性に対し，ロピニロール（レキップ CR®）（4 mg 徐放剤）の投与によりこれらの症状は改善したが，1 年足らずの間に著明な体幹の前屈および側屈を生じ，L-ドパ（L/dopa）の追加投与で改善せず，ロピニロールの中止により 3 カ月で異常姿勢は消失した[11]．さらに，小刻み歩行がある脳血管性パーキンソニズムの 70 歳女性にプラミペキソール（ビ・シフロール®）が 4.5 mg まで増量され，その 3 週後に高度の CC が生じ進行した．プラミペキソールの中止により，CC は 1 カ月以内に消失し姿勢は正常となった[12]．さらに PD に合併する精神症状，認知障害に対する薬剤では，非定型抗精神病薬［オランザピン（ジプレキサ®）][13],コリンエステラーゼ阻害薬［ドネペジル（アリセプト®）][14] で CC との関連が報告されている．表 5 に，CC および他の姿勢異常の誘発が報告されている薬剤を示す．

5 ▶ 成因

　CC は PD の重症度がより高い症例に伴うことが多いが，必ずしも高度の体幹固縮を伴わず，ドパミン補充療法に対する反応が乏しい．通常の前かがみ姿勢より低い部位（腰部以下）での屈曲であり，ドパミン不足によって生じる体幹の固縮とは別のメカニズムが関与していると考えられる．

（1）基底核の変化に伴った中枢性要因（体幹ジストニア）

　PD の病状進行により，アセチルコリン系などドパミン系以外の神経にも変性が及ぶ結果，ドパミン系とのバランスに変化が生じ，体幹の筋固縮にジストニアの要素が加わり，腰部以下で高度な体幹の屈曲が生じてくるという考え方がある．基底核，特に被殻を含む脳血管病変により急性に CC が生じるという報告があり[15]，PD においても病状の進行により，基底核の神経に可塑性変化が生じることが CC の成因と関連している可能性がある．

　CC は Pisa 症候群や首下がりなど，体幹ジストニアと考えられる他の姿勢異常（下記）としばしば合併する[11]．臥位ではみられず立位，歩行によって誘発され，両手で軽く壁に触れるなどの動作で改善することがあり，これらは特定の動作を行った時に誘発される action dystonia においてみられる感覚トリックとしての性質を備えている．以上は，CC が体幹筋のジストニアであることの根拠とされている．

　CC のうち，下部胸椎および腰椎での屈曲（上部型）では，外腹斜筋，腹直筋，内腹斜筋が，股関節での屈曲（下位型）では，腸腰筋あるいは腹直筋の収縮が関与していると考えられている．CC の患者でこれらの筋に，明らかなジストニア様の持続性筋収縮や疼痛が観察されることはまれだが，表面筋電図を用いて姿勢異常の起きている間に外腹斜筋や腸腰筋の持続収縮を認めたという報告がある[6]．

（2）傍脊柱筋の変性（末梢要因）

　CC の発症にジストニアが関与しているとしても，CC が進行性でしばしば不可逆となることについては，傍脊柱筋の変性が関与している可能性がある．PD の傍脊柱筋（体幹の伸筋）は持続性の変形による伸張に対して脆弱であり，二次的な変性を起こしやすい．ジストニアによる体幹の持続的な屈曲，あるいは PD に伴う体幹位置覚の障害[16]により，傍脊柱筋が持続して高度に伸展さ

れる結果変性を生じ，姿勢異常が固定すると考えられる．脊柱の手術や圧迫骨折の既往がCCのリスクとなることも，このことを支持する．実際，CCを伴うPD患者の多くにおいて，MRIにより傍脊柱筋に浮腫，萎縮，脂肪変性がみられ[9]，一部の患者では筋生検により筋原性変化が報告されている[16]．

CCは，PDだけでなくMSAなどの非特異的パーキンソニズムにみられるほか，体幹筋の脱力，萎縮を伴う神経筋疾患（筋ジストロフィー，多発筋炎，筋萎縮性側索硬化症，重症筋無力症）においてもみられ，これらでは明らかに傍脊柱筋の脱力が原因となる（これらは，bent spine としてCCとは区別する考え方もある[2]．

（3）PD治療薬の副作用

PDではジストニアの合併が多く，最もよくみられるものは，L-ドパ投与中の患者に運動合併症として生じるオフジストニアであり，早朝などオフ時に痛みを伴う足の背屈として生じ，L-ドパ（ドパストン®，ドパゾール®）などドパミン補充療法で改善する．ただし進行期のPDにおけるドパミン系薬剤の作用は複雑であり，二相性ジストニアではオン時となるときに筋緊張の増強がみられる．CCもジストニアとすれば，ドパミンアゴニストで誘発されることは奇異な反応といえる．プラミペキソール（ビ・シフロール®，ミラペックス®）などのD2アゴニストは通常は線条体のアセチルコリン介在ニューロンからのアセチルコリン放出を抑制するが，進行期のPD，MSAにおいては線条体の可塑的変化により，逆にアセチルコリン放出が促進される結果，ドパミン・アセチルコリンのバランスが変化して体幹ジストニアが誘発される可能性がある[17]．

6 ▶ 治療

以上CCの病因として，PDの進行の自然経過，体幹ジストニア，傍脊柱筋（体幹伸筋）の変性，薬剤性などの要因が考えられるが，CCの原因を一つに絞り込むことは困難である．これらの要因が順次に，あるいは複数が同時に関与してCCが発症し，進行，固定すると考えられる．したがって，その治療，対策も単一ではなく，薬物調整，リハビリテーション，介入的治療を組み合わせて行う必要がある．特に傍脊柱筋に変性が生じて不可逆となる前に，速やかな治

療の開始が必要である.

(1) ドパミン補充療法

ウェアリング・オフがあり,オフ時に体幹前屈が増強するような場合には,ドパミン治療が不十分と考えて L-ドパの増量あるいはエンタカポン(コムタン®)の追加を行うべきである.稀ではあるが,L-ドパの増量によって CC が著明に改善した例も報告されている.高用量の抗コリン薬〔トリヘキシフェニジル(アーテン®)など〕は一般にジストニアに有効だが,CC に対しての効果は証明されていない[7].

(2) 薬剤の調整

CC はプラミペキソールなどのドパミンアゴニストの副作用として生じることがあり,その投与中に CC が生じた場合には,アゴニストをいったん減量中止するか,他のアゴニストに変更して経過をみる必要がある.向精神薬や抗コリンエステラーゼ阻害薬の投与中に生じた場合も同様である.

(3) ボツリヌストキシン

体幹の屈筋である腹直筋へのボツリヌストキシンの注射が海外では報告があるが,確実な効果は期待できず推奨される治療にはなっていない.

(4) リドカイン筋注(muscle afferent block)

ジストニアを生じている筋にリドカイン(キシロカイン®)を注射すると,筋紡錘の求心性神経(type Ia 感覚線維)と遠心性神経(γ 運動線維)が選択的にブロックされるため,筋力低下なしにジストニアが改善するとされている.体幹屈筋である外腹斜筋へのリドカイン注射(エコーガイド下に両側の外腹斜筋にそれぞれ 50 mg のリドカインを筋注,初回の筋注のあと,4 ~ 5 日間毎日筋注)により 12 例中 9 例で CC の有意の改善がみられ,うち 8 例は 90 日間効果が持続したという報告がある[6].ただし対照のないオープンスタディである.

(5) 深部脳刺激(deep brain stimulation:DBS)

DBS により CC が改善した症例が報告されている.文献レビューによると,DBS(多くは視床下核刺激 STN-DBS,一部は 淡蒼球内節刺激 iGP-DBS)の CC に対する有効率は 61%[7]とされている.25 例の CC を伴う PD の患者に両側 STN-DBS を施行し,CC の経過が 1.5 年以下の全例は改善し,40

カ月以上を経過した例は改善しなかったという報告があり，STN-DBS の効果と術前の CC の経過期間が逆相関することが示されている[18]．CC だけでなく無動，固縮など PD の主要症状や，L-ドパの減量効果によるジスキネジアなどの運動合併症の改善が期待できるケースでは DBS の適応となるが，CC そのものを DBS の適応とするにはエビデンスは不十分のようである[19]．

(6) リハビリテーションなど

CC が体幹屈筋のジストニアによるとしても，痛みを伴うような高度の筋収縮が起こることは稀なので，拮抗筋である傍脊柱筋の筋力トレーニングを発症早期から行うことによって CC が改善したという報告がある．長期（半年から数年間）にわたり実行する必要があるので，実際には患者のモチベーションを保つことが難しい．

その他バックパック，高位歩行器による改善例も報告されている．3 ～ 4 kg の重りで後ろから下方へ牽引するバックパックは有効例の報告があるが，重さに患者が耐えられないことが多く，使用例は限られる．襷状の装具による後方への牽引と，背筋の筋力訓練を長期間続けることが有効であったという報告がある[20]．

C. 体幹側屈（斜め徴候，Pisa 症候群）

PD 患者では，立位，座位での体幹の側方への傾き（側屈）は，軽度のものは H-Y 2 からみられる．病気の進行とともに側屈が目立ってくる患者が増え，進行期（H-Y 4）では約 30%の患者でなんらかの側屈がみられる[8]（図20）．座位あるいは立位をとっていると体幹が側方に傾斜してくるが，仰臥位では側屈は消失する．多くは体幹の前屈を伴い，ときに CC とともにみられる．体幹側屈の明確な定義はないが，10°以上の傾きは明らかな異常と考えられる[19]．CC と同様，ドパミン補充療法による改善は乏しい．患者は体幹

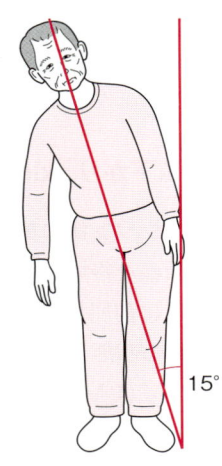

15°

図20 　体幹側屈
　　　（Pisa 症候群）

この症例では，体幹の傾斜角は
右方へ15°である．仰臥位では
側屈は消失する．

の傾斜をそれ程気に留めていないことが多く，姿勢知覚の障害あるいは病態失認を伴っていると考えられている．

　一方 PD 以外の精神科の患者で，向精神薬あるいは抗コリンエステラーゼ薬の副作用として亜急性（薬剤を開始してから数日から数週）に生じ，これらの薬剤の中止により改善する体幹の側屈は Pisa 症候群とよばれていた[21]．PD 患者でもドパミンアゴニストなどの開始後数週から数カ月後に側屈が生じ，薬剤の中止に伴い改善するケースが報告されている[22]．PD 以外のパーキンソニズム〔MSA, PSP（progressive supranuclear palsy）〕やレビー小体型認知症でも，ドパミンアゴニストや抗コリンエステラーゼ阻害薬の使用に伴い生じることがある．

　PD の進行とともに徐々に現れてきたケースでは，固縮や無動の優位側の反対側へ傾斜することが多いが，亜急性に生じてきた場合（Pisa 症候群）では元々の PD 症状の優位側との関連は乏しく，体幹の筋固縮とは別のメカニズムで生じたジストニアと考えられている[23]．ドパミンアゴニストの開始後数カ月から 1 年を経過して側屈が生じ，薬剤の中止により改善することがあるので，常に薬剤性の可能性を念頭におく．原因となる薬剤を表 5 に示す．また DBS による改善例も報告されている[24]．

D. 首下がり（dropped head, antecollis）

　パーキンソン病の典型的な前屈姿勢では，患者は意識すれば体幹の前屈を代償して頸部を後屈し前方の視界を保つことができる．この頸部の後屈ができなくなり常に前屈して視野が保てなくなると ADL が著しく障害され，首下がりといわれる状態となる[8]（図 21）．高度になると下顎が常に胸骨部に接する．

　首下がりは MSA ではしばしばみられるが（42%）[2]，PD では比較的稀である（H-Y 2, 3, 4 でそれぞれ 1.4%，4.7%，9.1%）[8]．したがって比較的病初期に首下がりがみられた場合には，MSA を慎重に鑑別する必要がある．

　首下がりによる頸部の屈曲は，PD の病期の中期あるいは進行期において，亜急性（数日から数週のうちに）に生じることが報告されている．頸部屈筋（胸鎖乳突筋など）の収縮がみられることがあるが，頸部背筋の筋力低下や萎縮は

通常認められないことから，頸部屈筋のジストニアによると考えられている．しかし頸部の屈曲が長期にわたると，二次的な頸部伸筋の変性が生じ屈曲変形が固定する．L-ドパ（ドパストン®，ドパゾール®）の投与（増量）に反応して改善するケースもあるが多くは効果が乏しい．ドパミンアゴニストなどによって誘発あるいは悪化することが報告されている（表5）．原因と考えられる薬剤が早期に中止されれば回復することがある．難治性の場合には，胸鎖乳突筋へのボツリヌストキシン筋注やリドカイン（キシロカイン®）によるアフェレントブロックが試みられる．またDBS（両側視床下核刺激術）によって改善した例も報告されている．

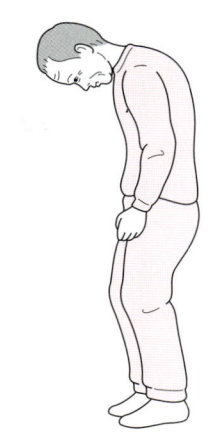

図21 首下がり
（head drop）

頸部が強く前屈し前方の視野を保てない．この患者では腰部からの前屈を伴っている．

E. 上下肢における異常姿位

進行期（H-Y 4 ～ 5）では体幹の姿勢異常に加え，下肢において膝曲り（bent knee）やつま先立ち（tipping toe）が生じる．また上肢では striatal hand とよばれる手指の変形や，足では striatal foot とよばれる趾の変形が目立ってくる（図22）．これらの異常姿位は，PD の主要運動症状である固縮や無動の優位側でより目立つ．特徴的な変形となる以前の軽度な変化（中手指節関節

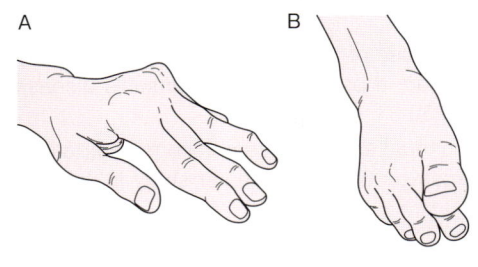

A   B

図22 上下肢における変形

A. Striatal hand
中手指節関節が強く屈曲し，第2 ～ 5指では遠位指節間関節が屈曲，近位指節間関節が過伸展する．指全体の尺側への偏移が目立つこともある．
B. Striatal foot
拇趾が伸展し他の4趾が屈曲している．内反尖足を伴うこともある．

あるいは中足趾節関節におけるわずかな屈曲姿位）は，PD の病早期からみられることがあり，左右差に注目することで早期診断の手掛かりとなる [2].

これらの異常姿位は，強い拘縮が現れる前であれば L-ドパ，抗コリン薬，抗痙縮薬〔バクロフェン（リオレサール®，ギャバロン®）など〕に反応してある程度改善するが，病期が進むにつれて薬剤に不応性となり重度となる．屈曲伸展が高度になると，爪による圧迫創や関節の変形に伴うびらん，二次感染を生じる．このような場合には，ボツリヌストキシン筋注（手では虫様筋，短拇指内転筋，足では長拇趾伸筋，短趾屈筋）による改善効果が報告されている．

■文献

1) Benninger F, Khlebtovsky A, Roditi Y, et al. Beneficial effect of levodopa therapy on stooped posture in Parkinson's disease. Gait Posture. 2015. pii: S0966-6362（15）00475-0

2) Ashour R, Jankovic J. Joint and skeletal deformities in Parkinson's disease, multiple system atrophy, and progressive supranuclear palsy. Mov Disord. 2006; 21: 1856-63.

3) Tiple D, Fabbrini G, Colosimo C, et al. Camptocormia in Parkinson disease: an epidemiological and clinical study. J Neurol Neurosurg Psychiatry. 2009; 80: 145-8.

4) Abe K, Uchida Y, Notani M. Camptocormia in Parkinson's disease. Parkinsons Dis. 2010; pii: 267640.

5) Seki M, Takahashi K, Koto A, et al. Camptocormia in Japanese patients with Parkinson's disease: a multicenter study. Mov Disord. 2011; 26: 2567-71.

6) Furusawa Y, Hanakawa T, Mukai Y, et al. Mechanism of camptocormia in Parkinson's disease analyzed by tilt table-EMG recording. Parkinsonism Relat Disord. 2015; 21: 765-70.

7) Srivanitchapoom P, Hallett M. Camptocormia in Parkinson's disease: definition, epidemiology, pathogenesis and treatment modalities. J Neurol Neurosurg Psychiatry. 2015. pii: jnnp-2014-310049.

8) Kashihara K, Imamura T. Clinical correlates of anterior and lateral fexion of the thoracolumbar spine and dropped head in patients with Parkinson's disease. Parkinsonism Relat Disord. 2012; 18: 290-3.

9) Nakane S, Yoshioka M, Oda N. The characteristics of camptocormia in patients with Parkinson's disease: A large cross-sectional multicenter study in Japan. J Neurol Sci. 2015; 358: 299-303.

10) Yamane Y, Kimura F, Unoda K, et al. Postural abnormality as a risk marker for leg deep venous thrombosis in PD. PLoS One. 2013; 8: e66984.

11) Galati S, Möller JC, Städler C. Ropinirole-induced Pisa syndrome in Parkinson disease. Clin Neuropharmacol. 2014; 37: 58-9.

12) Nakayama Y, Miwa H. Drug-induced camptocormia: a lesson regarding vascular Parkinsonism. Intern Med. 2012; 51: 2843-4.

13) Vela L, Jiménez Morón D, Sánchez C, et al. Camptocormia induced by atypical antipsychotics and resolved by electroconvulsive therapy. Mov Disord. 2006; 21: 1977-80.

14) Miyaoka T, Seno H, Yamamori C, et al. Pisa syndrome due to a cholinesterase inhibitor（donepezil）: a case report. J Clin Psychiatry: 2001; 62: 573-4.

15) Nieves AV, Miyasaki JM, Lang AE. Acute onset dystonic camptocormia caused by lenticular lesions. Mov Disord. 2001; 16: 177-80.

16) Wrede A, Margraf NG, Goebel HH, et al. Myofibrillar disorganization characterizes myopathy of camptocormia in Parkinson's disease. Acta Neuropathol. 2012; 123: 419-32.

17) Eskow Jaunarajs KL, Bonsi P, Chesselet MF, et al. Striatal cholinergic dysfunction as a unifying theme in the pathophysiology of dystonia. Prog Neurobiol. 2015; 127-128: 91-107.

18) Schulz-Schaeffer WJ, Margraf NG, Munser S, et al. Effect of neurostimulation on camptocormia in Parkinson's disease depends on symptom duration. Mov Disord. 2015; 30: 368-72.

19) Doherty KM, van de Warrenburg BP, Peralta MC, et al. Postural deformities in Parkinson's disease. Lancet Neurol. 2011: 538-49.

20) Ye BK, Kim HS, Kim YW. Correction of camptocormia using a cruciform anterior spinal hyperextension brace and back extensor strengthening exercise in a patient with Parkinson disease. Ann Rehabil Med. 2015; 39: 128-32.

21) Ekbom K, Lindholm H, Ljungberg L. New dystonic syndrome associated with butyrophenone therapy. Z Neurol. 1972; 202: 94-103.

22) Cannas A, Solla P, Floris G, et al. Reversible Pisa syndrome in Parkinson's disease during treatment with pergolide: a case report. Clin Neuropharmacol. 2005; 28: 252.

23) Yokochi F. Lateral flexion in Parkinson's disease and Pisa syndrome. J Neurol. 2006; 253 Suppl 7: VII17-20.

24) Umemura A, Oka Y, Ohkita K, et al. Effect of subthalamic deep brain stimulation on postural abnormality in Parkinson disease. J Neurosurg. 2010; 112: 1283-8.

〈吉岡　勝〉

VI 外科治療

1 定位脳手術

■はじめに

　パーキンソン病における外科治療として現在行われている定位脳手術は1900年代初めに動物実験用装置として考案され，1947年にSpiegelとWycisによって初めてヒトに臨床応用された．本邦では終戦間もない時期にも関わらず，ほぼ同時期の1951年に楢林らが独自の定位手術装置を作成，1952年に1例目の定位脳手術を行っている．これは，パーキンソン病症例に対する淡蒼球手術であり，副作用なしに固縮と振戦の改善が得られ，固縮への効果は持続したという．当時はオイルワックス注入による破壊術であったが，その後，現在用いられている高周波熱凝固による破壊術が確立された．当時は他に有効な治療法がなく，世界的に多くの定位脳手術が行われ，視床手術・淡蒼球手術の様々な知見が得られた．その後1968年にL-ドパ（L/dopa）が出現すると手術数は激減したが，やがてL-ドパの長期内服による副作用が数多くみられるようになると，再び外科手術に眼が向けられるようになり，1992年にLaitinenらが淡蒼球後腹側部破壊術の有効性を報告[1]し，パーキンソン病への定位脳手術の有効性が広く再認識されることとなった．また，1987年にBenabidらが視床の高頻度電気刺激療法を報告[2]，現在主流となっている脳深部刺激療法（deep brain stimulation:DBS）のさきがけとなった．

　最近では，定位的手術の新しい手法として，集束超音波治療（focused ultrasound surgery: FUS）の臨床研究が始まっている．FUSは，乳がんや子宮筋腫などの治療では先行して臨床応用されており，MRIモニタリング下に超音波を多方向から標的部位に集束させることで，非侵襲的に生体深部の温度を上昇させて標的領域を焼灼する治療法である．現在は本態性振戦やパーキンソン病などに対する臨床研究が行われており，従来のフレームガイ

ド下の定位的凝固術との比較結果が待たれるところである.

　パーキンソン病に対する定位脳手術は破壊術と刺激術（DBS）に分けられる. 破壊術は高周波熱凝固法によって標的部位に凝固巣を作成するため, 不可逆的である. 一方, DBS は刺激条件を変更可能であり, 可逆性・調節性および安全性に優れている. 凝固術を両側に行うと構音障害や嚥下障害といった仮性球麻痺症状がでる危険性が高くなるため, 両側手術が必要な際には一側は刺激術を行うことが望ましい.

　本項では, 現時点で一般的なパーキンソン病に対する外科手術である定位脳手術について, 特に DBS を中心に述べることにする.

A. 手術適応

　手術適応に関して DBS と破壊術では共通しており, 概略を述べると, L-ドパ反応性の保たれているパーキンソン病症例で, 運動合併症や薬の副作用で薬物コントロールが困難となった, 認知症や治療抵抗性の精神症状を合併していないものが良い適応となる（表1）.

1 ▶ 診断と L-ドパ反応性

　大前提として, L-ドパ反応性があるパーキンソン病症例である必要があり, パーキンソン病以外のパーキンソン症候群では手術適応がない. また, 手術による運動症状の改善は best on 時の症状を超えることはないため, パーキンソン病であっても L-ドパ反応性が極度に低下するほどに病状が進行した症例では ADL の改善が期待できず, 手術適応はない.

表1　外科手術の適応基準

・パーキンソン病である
・L-ドパ反応性が保たれている
・運動合併症（ウェアリング・オフ, L-ドパ誘発性ジスキネジアなど）を呈する
・抗パーキンソン病薬の副作用により薬物治療が困難
・認知症や治療抵抗性の精神症状がない
・年齢の目安は70歳以下ないし75歳以下（個別に判断）

　L-ドパ反応性の判断は治療経過や臨床症状から判断してもよいが，L-ドパチャレンジテストを行う方法もある．チャレンジテストの当施設での方法は，検査前夜を最終内服とし，検査当日は朝から抗パーキンソン病薬の内服を中止する．オフ状態となっていることを確認し，UPDRS part III でオフ時の運動症状を評価する．その後，通常朝服用している薬の L-ドパ換算用量（L-dopa equivalent dose：LED）換算で 1.5 倍量の L-ドパを内服させ，薬効が十分現れたと判断した時点で，オン時の UPDRS part III を評価する．UPDRS part III のスコアの改善率を計算し，改善率 30％以上を L-ドパ反応性ありと判断する目安としている．

2 ▶▶ 認知機能低下

　認知機能低下の著明な症例では，術後の調整や危機管理に困難が予想されるため適応から除外している．術前に MMSE や ACE-R を施行して認知機能を評価する．検査の結果，軽度認知機能低下（mild cognitive impairment：MCI）であった場合，後述するように認知機能への影響が少ないと思われる GPi-DBS を考慮するが，最終的に STN と GPi のどちらを選択するかは薬物減量の必要性など多方面から検討して慎重に決定する．また，MCI 症例では，家族の協力が得られる体制かどうかも治療の成否に大きく関わってくることが多い．

3 ▶▶ 精神症状

　治療抵抗性の精神症状を合併する症例では，手術により症状が悪化する恐れがあり適応から除外する．幻覚などの精神症状が薬の副作用によって引き起こされていると確認されれば，手術による減薬を目指して適応となりうる．

4 ▶▶ 年齢

　年齢の上限の目安は 70 歳から 75 歳ぐらいに設定している施設が多いものと思われるが，当施設における手術症例をみると 70 歳以上の割合が増えてきている．年齢で一律に線引きして適応を決めてはおらず，個別の経過・病状・L-ドパ反応性・高次脳機能検査結果などを総合的に勘案して判断している．こ

れまでの報告から，手術時の年齢が高いほど運動症状の改善率が低く，また罹病期間が長いほど改善率が低くなることがわかっている．手術で予想される効果と限界，そして高齢者の場合，効果の度合いが低いであろうことや効果を感じられる期間が短いであろうことを本人がよく理解できていて，その上で家族だけでなく本人が手術を希望していることが必要である．

5 ▶ すくみ・姿勢保持障害

オフ時に現れるすくみ・姿勢保持障害などの体軸症状については DBS 後の改善が期待できるが，最善の薬物治療でのオン時にも現れる体軸症状は手術での改善は困難である．後に述べる PPN-DBS がすくみ足に効果があるとの報告があるが，標的部位や効果について異論も唱えられており，評価が定まっていない．

6 ▶ 振戦

薬物治療にも関わらず振戦が強く ADL を阻害している場合は，病期によらず手術適応となりうる．

7 ▶ 家族・環境

術後も刺激のコントロールやリハビリなど，外来・入院を通しての継続した関わりが必要であり，良好なコントロールを長期間得るためには，本人や家族の理解と協力が不可欠である．術前に服薬コンプライアンスが悪い患者や身勝手な行動が目立つ患者，家族が極端に無関心であったり協力的でない場合などでは，例えば刺激に起因する精神症状が見逃され放置されるといった問題が起こることがあり，手術の適応を慎重に考える必要がある．手術適応検討のために脳外科施設に紹介する際には，病歴・治療歴以外に，こういった生活歴や環境・行動の問題点といった情報があると大変有用である．

8 ▶ 補助ツール

パーキンソン病症例への DBS の適応判断の手助けとなるツール（EARLYSTIMULUS）が公開されている．Web 上では https://www.

earlystimulus.com にて利用でき，携帯端末用アプリケーションも iOS 用と android OS 用のものがそれぞれ公式アプリサイトからダウンロード可能である．罹病期間や症状など 13 項目の質問に回答することで，DBS 施行施設への紹介の推奨度合いが表示される．あくまで目安としての使用ではあるが，適応判断に不慣れな場合や判断に迷った際の参考になるかもしれない．

B. ターゲット選択

手術のターゲットとして用いられている部位は以下のとおりである．

- 淡蒼球内節（globus pallidus internus：GPi）
- 視床下核（subthalamic nucleus：STN）
- 視床中間腹側核（nucleus ventralis intermedius thalami：Vim）
- posterior subthalamic area：PSA
- 脚橋被蓋核（pedunculo-pontine nucleus：PPN）

上記 5 つのターゲットはすべて DBS の対象となるが，一般的に凝固術の対象となるのは GPi と Vim に限られる．パーキンソン病の治療で主に用いられているのは STN と GPi であり，両者ともにパーキンソン病の運動症状に対して広く有効である．振戦に対しては Vim が著効を示すが，近位筋優位の振戦や体軸部の振戦のコントロールが困難な場合がある．PSA は小脳から Vim への線維が通過する領域であり，破壊術では小脳症状を引き起こしてしまうが，DBS では近位筋を含む広範な振戦への有効性が報告されている．PPN は中脳と橋の移行部に位置し，除脳ネコなどの動物実験では歩行制御の中枢であると考えられているが，サルやヒトでは同様の証拠が得られておらず，パーキンソン病の歩行障害との関連も不明である．海外にて PPN-DBS により歩行障害などの体軸症状が改善したとの報告がみられるが，効果も一定でなく評価は定まっていない．

STN と GPi の比較において最も大きな違いは，STN-DBS では L-ドパの減量，あるいは抗パーキンソン病薬の L-ドパ換算用量（L-dopa equivalent dose：LED）の減量が可能である点である．ジスキネジアに対する改善効果

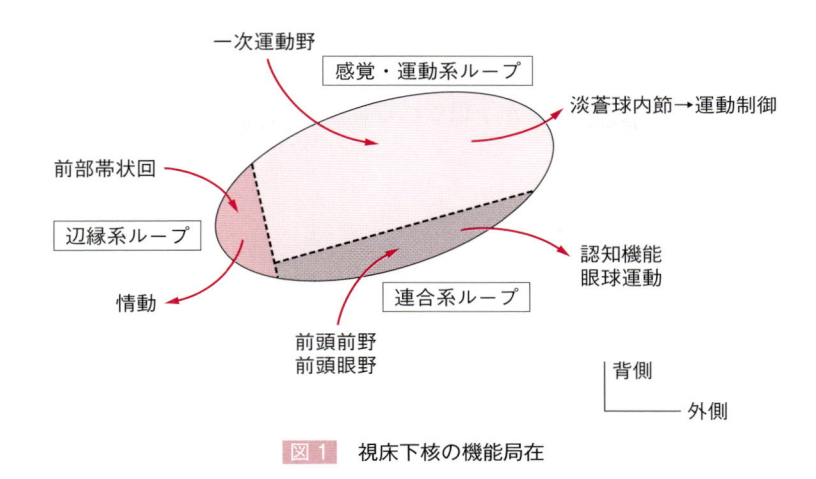

一次運動野
感覚・運動系ループ
淡蒼球内節→運動制御
前部帯状回
辺縁系ループ
情動
前頭前野
前頭眼野
連合系ループ
認知機能
眼球運動
背側
外側

図1 視床下核の機能局在

は STN-DBS では主に L-ドパ減量の結果として得られるのに対し，GPi-DBS
では刺激による直接効果とされる．運動症状に対する効果は，手術後早期には
STN-DBS のほうが改善効果が高く，当初は STN-DBS のほうが優れている
と考えられていたが，その後5年以上の長期の成績を比較すると両者ともほ
ぼ同程度であることがわかってきた．日内変動に対してもオフ症状の改善効果
およびオフ時間の短縮効果が両者ほぼ同等に認められる．

　一方で，STN-DBS では認知および精神機能への影響が GPi-DBS より起こ
りやすいとの指摘があり，高次脳機能評価では STN-DBS 後の遂行機能障害
および言語流暢性の低下が報告されている[3]．理由の一つとしては，淡蒼球内
節と比較して約1/3の大きさの視床下核の中に，図1のように感覚・運動系
だけでなく，連合系および辺縁系ループの一端を担う領域が存在しており，電
気刺激によって認知面・情動面で影響を受けやすいためと考えられている．ま
た，STN-DBS では L-ドパの減量が可能である点が利点であるが，そのため
にうつやアパシー（無気力）を起こしやすくなるとの指摘もある[4]．

　以上のことから，治療ターゲットを選択するにあたって積極的に STN を選
択したほうがよい症例は，薬剤誘発性の幻覚をきたしているなど抗パーキンソ
ン病薬の減薬が必要ないし今後の増量が困難が予想される例である．また，

GPi を選択したほうがよい症例としては，少量の投薬量にもかかわらずジスキネジアが出現していて減薬せずにジスキネジアを抑制したい症例や，認知・精神機能への合併症のリスクが予想される高齢者・認知機能低下例が考えられる.

C. DBS 装置

　本邦では 2000 年に DBS が保険収載となり，以来メドトロニック社のみが製品を販売してきたが，2014 年以降に他社の国内市場参入があり，現在ではセント・ジュード・メディカル社（SJM 社），ボストン・サイエンティフィック社（ボストン社）を加えた 3 社の製品が使用可能となっている．これまでの既埋込み患者数の違いから，ここではメドトロニック社製品を基準に説明することにする.

　DBS のシステムは，体内に埋込まれるものとして，頭蓋内に留置されるリード（電極）と体幹部に埋込まれる埋設型刺激装置（implantable pulse generator: IPG）および両者をつなぐエクステンションケーブルの 3 つのパーツからなる（図 2, 3）．また，術後の調整には刺激条件の詳細な設定が行える医師用プログラマと，スイッチのオン・オフの状態や電池残量の有無の確認な

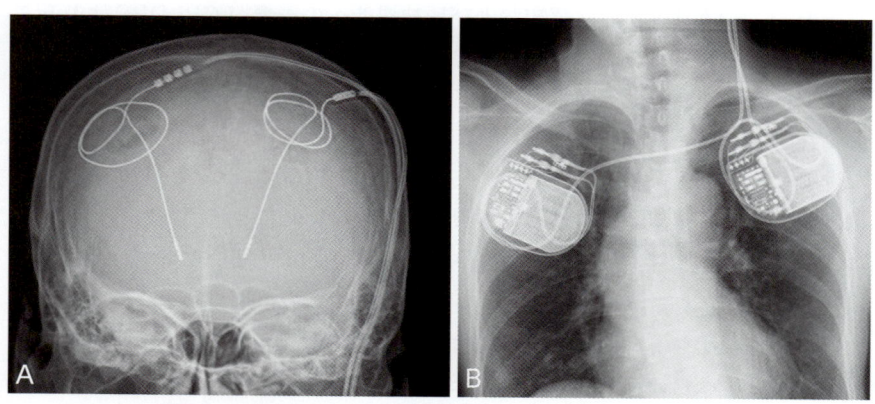

図2 STN-DBS 症例の頭部 X 線写真および胸部 X 線写真

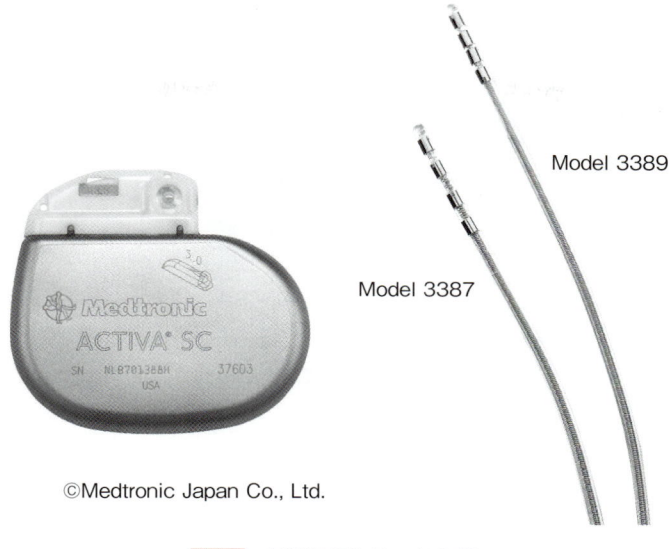

Model 3389

Model 3387

©Medtronic Japan Co., Ltd.

図3　刺激装置とリード2種

どができる患者用プログラマが用いられる.

①リードの種類：現在使用されているリードは，直径 1.27 mm で先端に 4 極
の電極が設けられている．電極は長さが 1.5 mm の円筒状で全周性に刺激
が発生するようになっている．電極間距離は 0.5 mm の model 3389 と
1.5 mm の model 3387 の 2 種類があり，標的部位によって選択される（図
4）．2017 年からは、電気刺激に指向性を持たせることができる directional
lead（segmented lead）がボストン社および SJM 社より発売され，刺激に
よる副作用軽減に寄与するものと期待されている（図4）.

②刺激設定のパラメータ：設定できるパラメータは刺激電極（陰極および陽極），
電圧ないし電流値，刺激周波数，パルス幅の項目であり，刺激電極は頭蓋内
電極を陰極，刺激装置を陽極とする単極刺激と，頭蓋内電極に陰極および陽
極を設定する双極刺激の 2 種類の設定が可能である（図5）．単極刺激では
双極刺激よりも低い電圧で広い範囲を刺激できるが，その分刺激の副作用を

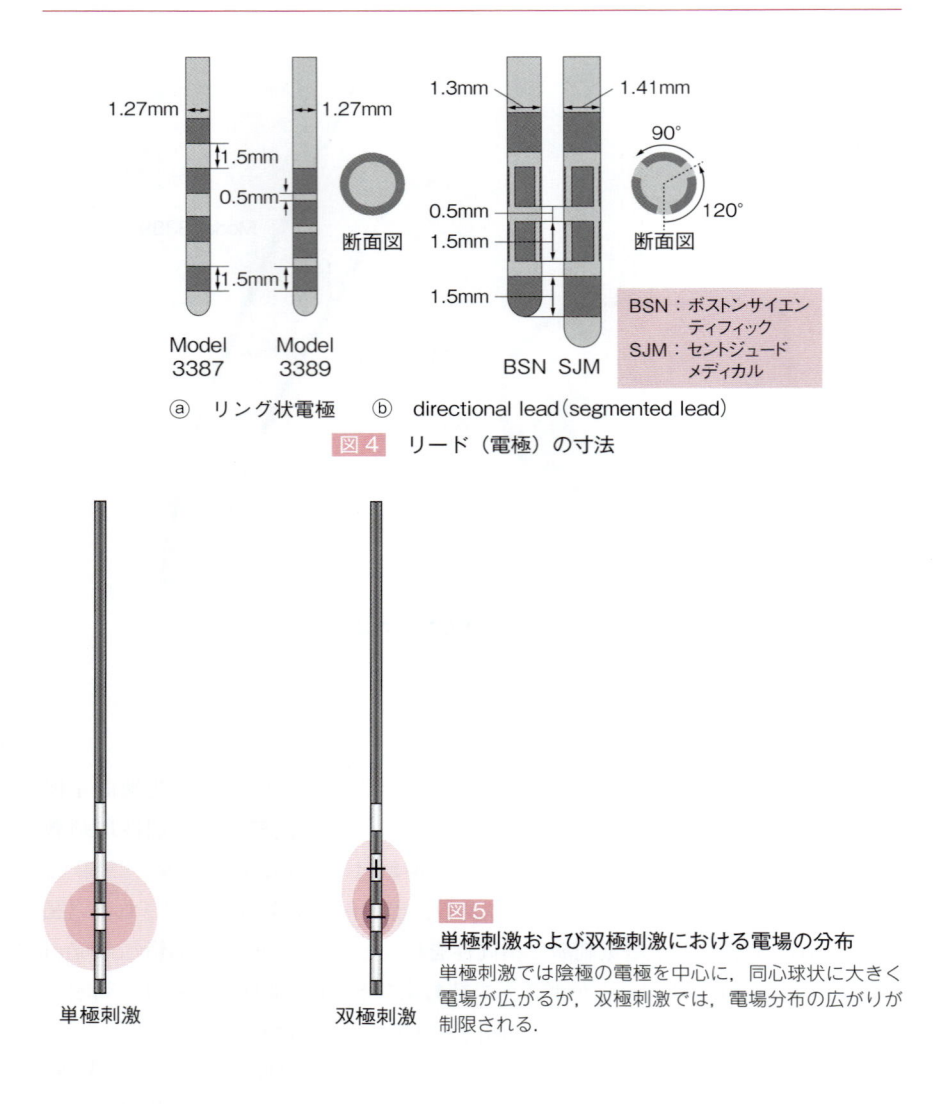

ⓐ リング状電極　ⓑ directional lead（segmented lead）

図4 リード（電極）の寸法

図5

単極刺激および双極刺激における電場の分布

単極刺激では陰極の電極を中心に，同心球状に大きく電場が広がるが，双極刺激では，電場分布の広がりが制限される．

生じやすい．双極刺激は刺激範囲が限局されるため，副作用が生じにくいが効果がやや劣る場合もある．単極刺激で刺激の効果が得られる電極位置を確定し，刺激強度を上げて副作用が生じる場合に双極刺激を試みることが多い．

③充電 / 非充電：刺激装置には，非充電式と充電式の 2 タイプが存在する．非充電式が主流であり，メリットは充電の煩雑さがないこと，デメリットは刺激装置の大きさが充電式より若干大きいこと，電池残量低下による刺激装置交換までの期間が短いこと（通常の刺激条件で 5 年前後．刺激条件によっては更に短くなる）があげられる．逆に充電式のメリットとして刺激装置が小さく，刺激装置交換まで 9 年と長期間刺激装置入替が不要であり，電極を 2 本接続可能なため刺激装置が 1 個でよいこと，デメリットとして，充電が定期的に必要であること，充電を怠り完全放電してしまった場合充電可能容量が低下すること，2 本の電極を接続した場合周波数が同一となる制限があることがあげられる．また，施設入所申し込み時に充電の対応ができないため受け入れ困難とされることがある．充電操作は充電用コイルを体表から刺激装置上にあてて行うが，位置がずれると充電効率が極端に低下するためコイルの位置の細かい調整が必要となる．パーキンソン病の症状や進行性疾患であることを考えると，充電操作の安定した継続は困難と予想される．また，本態性振戦やジストニア症例の中には高い刺激強度を必要とし非充電式では 1 〜 2 年毎の電池交換を要するケースがあるために，充電式装置を提案することがあるが，パーキンソン病症例ではそのような高い刺激強度を要することは非常にまれであり，現状では充電式を積極的に選択することはほとんどない．

D. 手術の概略

　手術は，①定位的手術による脳深部電極リード留置，② IPG 埋込みの 2 段階に分けられ，これらを同日に一期的に行うか，間に 1 週間前後の試験刺激期間を挟んで二期的に行うかは施設毎に異なる．筆者の施設では両側手術は基本的に二期的に行っており，これまで約 200 例のパーキンソン病症例の DBS を行っているが，試験刺激の結果により刺激装置埋込みを取りやめたパーキンソン病症例はこれまで 1 例もない．

　電極留置で最も重要なポイントは，いうまでもなく適切な留置位置である．そのためには画像による標的の同定・座標設定および正確な手術手技による解

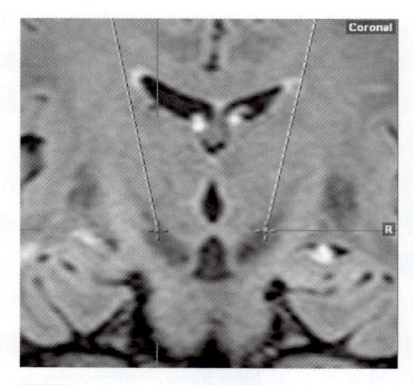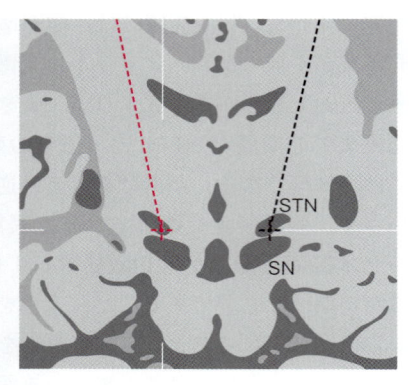

図6 3テスラMRI画像を用いた視床下核の描出とターゲット設定
(STN: 視床下部，SN: 黒質)

剖学的な定位性の確保が重要であり，標的設定では前交連と後交連の位置から
相対的に標的を決定する間接法が主流であったが，高磁場MRIの普及に伴い，
従来の1.5テスラ機では困難であった視床下核の描出が試みられるようになり，
画像上の視床下核の位置から標的位置を決定する直接法を併用して標的座標を
決定する（図6）など，標的設定のさらなる正確性を求める努力が続けられて
いる．しかしながら，MRI画像のゆがみや解剖学的構造の個人差，術中の髄
液漏出による脳の変形偏位など，本手術法に内在する避けがたい誤差の要因が
あり，微小電極電位記録や術中試験刺激といった神経生理学的手法を併用して
電極留置位置を決定している．

　一段階目の脳深部電極リードの留置は，微小電極電位記録を可能にし，術中
試験刺激による症状の改善や副作用の有無を確認するために，原則として局所
麻酔を用いて覚醒下に行う．頭部に装着した定位手術用フレームでベッドに固
定されたまま，両側手術では4〜5時間の長時間にわたり仰臥位を取り続け
る必要があり，患者の苦痛は小さくない．全身麻酔下の手術でも良好な長期成
績が得られたとの報告もなされており，脊柱の変形などの理由で長時間の仰臥
位保持が困難な症例では全身麻酔下でのリード留置を行うこともある．

　2段階目のIPGの埋込みは全身麻酔下に行う．非充電式のIPGでは，電極

1本に対してIPG 1個を接続する．IPGは前胸部ないしは腋下に埋め込まれることが多く，胸部の埋込みが困難な場合は腹部に埋込むこともある．特に皮膚・皮下組織の薄い高齢女性では，IPG埋込み部に潰瘍形成する危険性があり，筋膜下に留置するようにする．

E. 合併症

　最も重篤な結果となる可能性があるのは頭蓋内出血であり，発生頻度は2〜5％前後，症候性で0〜2％前後の報告が多い．出血を避けるために，治療計画用のMRI撮像時に造影剤を使用して脳表や脳室近傍の血管を描出し，電極刺入経路はこれらの血管や脳溝・脳室を避けるように計画しているが，脳実質内に起こる出血のリスクを完全になくすことは不可能である．危険因子としては高齢者，高血圧，周術期の血糖コントロール不良などがあげられている．わが国の多施設共同研究では，主な合併症の頻度は頭蓋内出血1.7％，感染2.8％，断線などのデバイストラブル0.4％であった．感染に関しては，術後早期の発症だけでなく，転倒による頭部裂傷からリードやエクステンションが露出して起こる場合や，症状進行に伴い栄養状態不良となり刺激装置埋込み部が潰瘍を形成して感染を続発することもある．感染発生時には抗生剤投与による保存的治療を試みるが，改善しない場合には感染部位の装置の抜去・デブリードマンを行い，感染部位を避けた位置への再留置を検討する．

〈永松謙一〉

2 ┃ 術後の調整・管理

術後の調整は，術後早期と慢性期に分けて考える必要がある．

A. 術後早期の管理

　電極留置直後には電極を脳実質内に刺入したことによる微小損傷効果（microlesioning effect）のため，電気刺激を開始しなくても運動症状の改善やオフ時間の短縮が得られる．長い場合には10日から2週間程度，オフ時間が全くみられなくなる場合もあり，その期間は電気刺激は開始せず，薬を徐々に減らしていく．以前は，STN-DBSのメリットは減薬であるとの思いが強く，術後早期からどんどん薬を減らしていたが，現在はドパミンアゴニスト離脱症候群（dopamine agonist withdrawal syndrome: DAWS）やL-ドパ減量時のうつ・アパシーの出現などに注意しながら，数カ月から1年程度かけて徐々に減らしている．Microlesioning effectは術後3カ月程度まで残存するため，術後早期に刺激条件を安定させることは困難である．そのため，最近では術後2週から1カ月で仮の減薬・刺激調整の状態で一旦自宅退院とし，術後2〜3カ月頃に症状が悪化してきた時点で再入院してもらい，ここではじめて腰を据えて薬と刺激の調整を開始することが多い．

B. 慢性期の管理

　慢性期は外来での管理が中心となるが，当施設では状態評価も兼ねて，原則的に年1回は入院してもらい，刺激・薬物調整とリハビリを行っている．

1 ▶外来における刺激装置管理

DBS における治療の成否の大きい要因を占める．外来での刺激装置管理は手術を行った脳外科医が行う場合と神経内科医が行う場合があり，脳外科医が行っていることのほうが多いと思われる．脳外科医が行うメリットとしては，標的に対し電極がどのように留置されているはずであるかを把握して調整できる点，術後の症状の経過が自らにフィードバックされることで以後の手術症例での手術手技や手術適応を考える上での材料になる点，電池切れなどへの速やかな対応が可能である点などがあげられる．神経内科医が行うメリットとしては，薬剤調整と刺激調整を同一医師が行うことでよりスムーズな治療が可能となる点であり，実際に同一の神経内科専門医が刺激および薬物調整を行ったほうが治療効果が高いという報告もある．今後，刺激調整に精通した神経内科医が増えていくものと思われるが，現時点では刺激調整を担当する脳外科医と薬剤調整を行う神経内科医で情報交換をこまめに行いながら治療にあたることが望ましい．

外来で医師用プログラマを用いずに DBS 後の患者を診察する場合，外来受診時には患者用プログラマを毎回持参するように患者に指導しておくとよい．患者用プログラマでは刺激装置のスイッチのオン・オフの状態と電池残の有無が確認できる．刺激装置のスイッチが意図せずオフになっていることは決して稀なことではなく，症状の悪化がみられるときには刺激装置の状態を確認することで，無用な薬の増量を防げる場合がある．参考までに，メドトロニック社製品の患者用プログラマの操作法を図に示しておく（図 7）．

医師用プログラマを用いる場合，スイッチの状態および電池残量の確認のほか，刺激条件（刺激電極配置，刺激周波数，パルス幅，刺激電圧）および装置のインピーダンス，刺激電流値をチェックしてカルテに記録する〔記載例：(左) 1 (−) case (+) 130 Hz 60 μs 3.4 V (1421 Ohm, 2.392 mA)〕．インピーダンスは刺激している電極設定でのインピーダンスを計測するモードと，全ての電極の単極・双極でのインピーダンスを計測するモードがあり，後者は測定に 1 ～ 2 分かかる．通常は刺激電極のみのインピーダンス測定でよいが，症状が急速に悪化した場合，全てのインピーダンスを計測したほうがよい．リードないしエクステンションケーブルの断線ではインピーダンスが異常高値を，

a. ソレトラ用

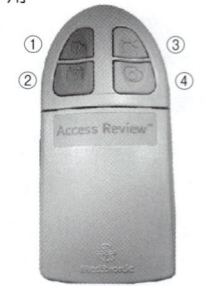

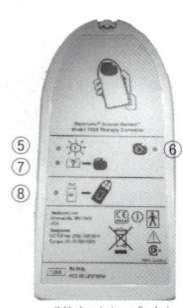

①：スイッチ状態確認ボタン
②：電池残量確認ボタン
③：刺激装置「入」ボタン
④：刺激装置「切」ボタン

⑤：刺激「入」表示ランプ
⑥：刺激「切」表示ランプ
⑦：刺激装置電池表示ランプ
⑧：プログラマ電池表示ランプ

操作方法

プログラマ上半分側を刺激装置上にあててボタンを押す.「ピー」という確認音が鳴ったら信号送受信成功. 鳴らなければ位置を変えて再度行う.（刺激装置の電池が完全に切れている場合, 信号の送受信はできない）

刺激装置の電池のチェック

②ボタンを押す. 確認音が鳴った後, 裏面の⑦を確認する.
ランプが緑に点灯していれば残量は十分にある. 点滅時は残量が少なくなっている.

刺激装置のスイッチのチェック

①ボタンを押す. 確認音が鳴った後, 裏面の⑤が点灯していれば「入」, ⑥が点灯していれば「切」になっている.

刺激装置のスイッチ切り替え

③ボタンを押すと「入」に, ④ボタンを押すと「切」になる. 確認音が鳴らなかったらスイッチは切り替わらない. 確認音が鳴ったら裏面の⑤⑥を確認する.

b. アクティバ用

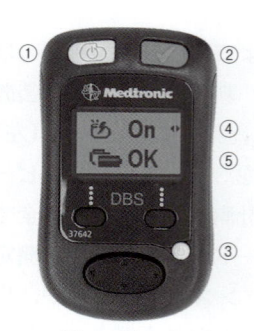

①：刺激装置「入」「切」操作ボタン
②：刺激装置状態確認ボタン
③：プログラマ電源ボタン
④：刺激装置電源状態表示
⑤：刺激装置電池残量表示

操作方法

③ボタンでプログラマの電源を入れると, 画面上に②ボタンを押す指示がでる. プログラマを刺激装置上にあてて②ボタンを押し,「ピッ」という確認音が鳴ったら信号送受信成功で図のような画面が現れる. ④は刺激装置の電源状態（On/Off）を, ⑤は刺激装置の電池残量（OK/ERI/EOS）を示す. スイッチを切り替える場合は, ①ボタンを用いる. ⑤の表示が「OK」ならば電池残量充分,「ERI」ならば3カ月以内に電池切れとなる,「EOS」ならば既に電池切れとなっている. 反対側を操作する際には, ③ボタンで一旦プログラマの電源を切ってから, 再度上記の操作を行う.

図7　患者用プログラマ

JCOPY 498-22853

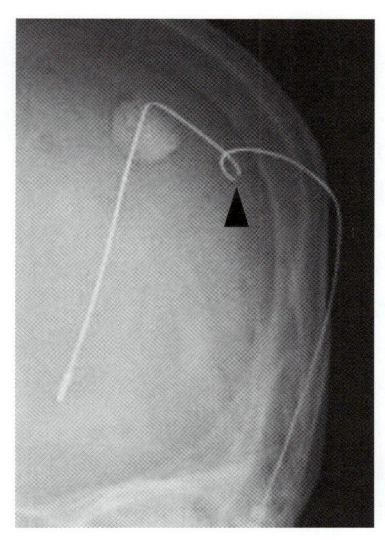

図8
頭部打撲が原因と思われるDBSリードの断線
▲ 断線部

短絡（ショート）時には異常低値を示すはずであるが，リードの断線が起こった症例において，刺激に使用している電極設定でのインピーダンス値は正常範囲で，他の電極の組み合わせでのみ異常高値を示した例を筆者は2例経験した．図8にX線写真で断線が確認できた症例を呈示したが，この症例もそのうちの1例である．この症例のように画像上断線が明らかである場合は判断に迷うことはないが，画像上断線が明らかでなく，しかも治療に使用している電極条件でインピーダンスが正常範囲の時に判断が難しくなる．対応策としては，刺激強度を上げて症状が変化するかどうか，電極設定を変えて症状が変化するかどうかなどを確認して断線の有無や再手術の要否を考えていく．

　刺激条件を外来で変更する場合，症状の変化が変更直後から現れることもあれば，数時間から数日後に現れることもあることに留意する．刺激強度の小幅な変更程度であれば，ある程度症状の変化の予測もつくため外来で行いやすいが，刺激電極設定を変える場合などは大きな症状の変化を引き起こす可能性もあるため，すぐに外来に再来できない遠方の患者については短期間でも入院の上調整を行うほうが安全である．仕事などで入院が困難な場合，自宅での調整

を患者に委ねる方法もある．現行の Activa® SC/RC には，アドバンスモードという患者自身が患者用プログラマを用いて刺激強度を変更できる機能がある．初期設定ではこの機能は無効となっているが，医師用プログラマを用いてこの機能を有効にし，刺激強度変更の上下限を設定する．例えば外来で刺激強度を上げた場合，上限を変更後の刺激強度に，下限を変更前の刺激強度に設定しておき，帰宅後に不随意運動などの副作用が出た場合には患者用プログラマで刺激強度を下げるように指示するような使い方ができる．また，グループ設定という機能があり，異なる刺激設定をグループ（A から D の最大 4 グループ）として保存しておいて，患者用プログラマでグループを選択させることができる．これは，刺激強度以外のパラメーターの変更にも対応可能であり，刺激電極や周波数，パルス幅の設定を外来で変更する際に，変更前後の条件をそれぞれ別グループに設定しておき，帰宅後に症状悪化がみられたら変更前のグループに戻すよう指示すれば，外来での大幅な刺激調整も可能である．ちなみに，グループ設定の機能は，症状毎に最適な刺激条件が異なるようなケースで，場面や症状に応じて刺激条件を患者本人が使い分けるような使い方もできる．アドバンスモードもグループ設定機能も，患者プログラマの操作方法はやや煩雑なため，機械の操作に抵抗感がない若年の患者や，家族が患者用コントローラの操作をできそうな症例に限って慎重に使用する．

　なお，外来にて医師用プログラマを用いた刺激装置管理を行った場合，在宅振戦等刺激装置治療指導管理料　810 点，および疼痛等管理用送信機加算600 点を月 1 回算定可能であるが，脳外科と神経内科の異なる施設でそれぞれ管理している場合，同一月内に 2 施設での算定はできないので注意が必要である．

2 ▶▶ 新たな調整法：マルチプログラミング

　GPi 内には，STN 同様に基底核ループに対応した機能局在があり，腹外側2/3 に感覚・運動領域，背側 1/3 に連合領域，前内側に辺縁系領域が位置する．DBS ならびに凝固術のターゲットは腹外側の感覚・運動領域であり，ここには外腹側から内背側に向かって順に口腔顔面，上肢，下肢領域の体部位機能局在も存在するとされる．また，これらの機能局在とは別に，DBS の刺激部位

による刺激効果の差異が報告されている．腹側の刺激すなわち先端側の電極による刺激では筋固縮やL-ドパ誘発性ジスキネジアが改善するが歩行障害や無動が増悪し，背側の刺激では無動・筋固縮・歩行障害が改善するが刺激を増強するにつれL-ドパ誘発性ジスキネジアが誘発される．

旧来のSoletra™ に代わり2012年から使用可能となったActiva® SC において，マルチプログラミング機能が新たに備わった．これはinterleaving stimulationともいわれ，2種類の電極設定の刺激を交互に出すことができる機能である．制限としては，交互の刺激となるために2つの刺激設定間で同一の刺激周波数で，最高125 Hzまでとなる．それぞれの刺激設定でパルス幅および刺激電圧については異なる条件を設定できる．Gpi-DBS症例においてマルチプログラミング機能を用い，刺激部位による効果の差異を利用した刺激調整が可能である．まず無動・筋固縮・歩行障害といった運動症状の改善を目的に背側の電極での刺激を行う．十分な症状改善のために刺激を増強し，L-ドパ誘発性ジスキネジアが増悪してきた際には，腹側の電極の刺激設定を追加してジスキネジアの改善をはかる．注意しなければならないのは，腹側の刺激強度を上げると無動などが増悪することであるが，比較的弱い電圧の腹側電極刺激でジスキネジアが改善することが多い．

C. 術後の注意点

脳深部刺激装置埋込み後の注意事項は，術前後に担当医から本人・家族に説明がなされており，メーカーからも注意点が記載された患者手帳が配布されている．併用禁忌とされているものとしては，ジアテルミー，経頭蓋磁気刺激装置，精神科用電気ショック療法装置および以下に示す条件下でのMRIがあげられている．

ここではMRIの対応と，死亡時の対応の2点について解説する．

1 ▶ MRI の対応

スキャン中に発生する変動磁場のうち高周波のRF磁場によってリードの発熱を引き起こす場合があり，特に電極部分で高温となった際に脳深部に熱損傷

表2 メドトロニック社製 DBS 装置の MRI 撮像条件

刺激装置名	モデル番号	MRI撮像	静磁場強度/MRIタイプ	最大空間傾斜	RFコイル
アクティバ®SC	37603	条件付き全身MRI対応			送受信型頭部用クワドラチャ RFコイル，送受信型全身用クワドラチャ RFコイルおよび全ての受信用コイル
アクティバ®RC	37612		1.5Tトンネル型	19 T/m	
アクティバ®SC	37602	併用注意			送受信型頭部用RFコイル
アイトレル®II	7426				

をきたす危険性があるとされている.

2015年4月より，メドトロニック社製のDBS装置では，1.5テスラのトンネル型 MRI 装置において撮像可能な条件が一部変更となった（表2）．これまで MRI は併用注意とされ，送受信型頭用 RF コイルを用いた頭部 MRI についてのみ，一定の撮像条件下〔頭部の単位重量あたりの熱吸収比（SAR 値：specific absorption rate）が 0.1 W/kg 以下〕で撮像可能であった．新たな基準では，アクティバ®SC（model37603）およびアクティバ®RC（model 37612）の埋込み患者においては全身 MRI 撮像が可能となり，SAR 値での制限のほか，RF 磁場強度　B1＋の二乗平均平方根（root mean square）である B1＋rms 値　が 2.0 μT 以下であることを RF エネルギーの新たな制限値としており，いずれかを満たせば撮像可能となった．ちなみに厚生労働省が定める頭部 SAR 値の上限は 3.2 W/kg であり，また通常の撮像パラメーターにおける頭部 T1 強調画像スライス数 10 枚での頭部 SAR 値はおおよそ 0.5 W/kg 前後であることから，SAR 値 0.1 W/kg はかなり厳しい条件で実情にそぐわない面がある．一方，B1＋rms 値 2.0 μT 以下という制限は，シーケンスによっては撮像パラメーターの調整が必要となるものの，従来条件から大きく緩和されたものとなった．ただし B1＋rms 値は旧型の MRI 装置では表示不能な場合があり，各施設毎に確認を要する．また，担当医師および技師のオンライントレーニング事前受講が必要とされていることに注意されたい.

平均SARまたは B1+rms	スルーレート	刺激装置の設定	システムの状態
B1+rms値2.0μT以下 または SAR値0.1 W/kg以下	200 T/m/s以下	双極刺激の場合：刺激オン/ オフいずれでも可 単極刺激の場合：刺激オフ	導線の破損がないこと ポケットアダプタがない こと
SAR値 0.1 W/kg以下		刺激オフ 刺激オフ かつ 双極刺激　出力0V	導線の破損がないこと

　また，2018 年 1 月現在、SJM 社の DBS 装置は MRI 撮像は禁忌であり，ボストン社では 2017 年 11 月より販売されている Vercise Gevia™ のみ条件付きで MRI 撮像が可能である．

　MRI 撮像制限は DBS 装置のメーカーによって異なり，装置の改良や添付文書の改訂等により撮像の可否や制限条件は今後も変化する可能性がある．MRI 撮像の可否について不明な場合は，埋込み手術を行った施設・担当医に問い合わせたり，メーカーから情報提供を得るといった方法で正しい情報をもとに対応すべきである．メドトロニック社の最新の MRI ガイドラインは http://www.mri-surescan.com にて，ボストン社については https://www.imageready.jp/nm/dbs/public/physician index/material より入手可能である．

2 ▶▶ 死亡時の対応

　脳深部刺激装置が埋め込まれた患者の死亡時の対応は決められたものはなく，心臓ペースメーカと同様の対応でよいと考えられる．ペースメーカなどを火葬場で燃やせるかどうかは法律や省令で定められておらず，各火葬場が独自に方針を決めて対応している．日本不整脈学会の調査によると，全国の火葬場の約 1 割がペースメーカの取り出しを条件に火葬を引き受けているとの報告がなされている．メドトロニック社製アクティバ®SC の添付文書では，①本品を焼却しないこと［焼却又は火葬すると爆発する恐れがある］，②摘出された，ま

たは体液などが付着した本品の処理は，感染性廃棄物として，国および自治体の規則に従い適正に処理すること．とされている．好ましい対応としては，

①火葬時に破裂することを医師から家族に説明する．

②刺激装置の摘出を説明する．ただし，法的な解釈によっては死体損壊ととらえられるとの意見もあるため強制はしないほうがよい．家族が摘出を了承し，摘出できる場合は摘出する．摘出した刺激装置は感染性廃棄物として処理し，仮に家族が希望した場合も安易に家族に渡すべきではない．

③家族が摘出を希望しない，ないしは摘出困難な状況の場合，家族から葬儀担当者・火葬担当者に刺激装置が植え込まれていることを申告するよう指導する．

という流れとなろう．また，600℃以下の低温で火葬すれば破裂しないため，抜去しない場合はその情報も火葬場に伝えるとよいが，全ての火葬場で低温での火葬に対応可能なわけではなく，火葬場の方針に従う必要がある．

■文献

1) Laitinen LV, Bergenheim AT, Hariz MI. Leksell's posteroventral pallidotomy in the treatment of Parkinson's disease. J Neurosurg. 1992; 76: 53-61.

2) Benabid AL, Pollak P, Louveau A, et al. Combined (thalamotomy and stimulation) stereotactic surgery of the VIM thalamic nucleus for bilateral Parkinson disease. Appl Neurophysiol. 1987; 50: 344-6.

3) Parsons TD, Rogers SA, Braaten AJ, et al. Cognitive sequelae of subthalamic nucleus deep brain stimulation in Parkinson's disease: a meta-analysis. Lancet Neurol. 2006; 5: 578-88.

4) Denheyer M, Kiss ZH, Haffenden AM. Behavioral effects of subthalamic deep brain stimulation in Parkinson's disease. Neuropsychologia. 2009; 47: 3203-9.

5) Schuepbach WM, Rau J, Knudsen K, et al. Neurostimulation for Parkinson's disease with early motor complications. N Engl J Med. 2013; 368: 610-22.

〈永松謙一〉

Ⅶ　非運動症状とその治療

1 認知機能障害とその対策

■ はじめに

　パーキンソン病（Parkinson's disease: PD）は長い間，運動障害を主徴とする疾患と考えられてきた．しかしながら，治療法の進歩によって患者の生命予後が劇的に改善した現在では，PD において病初期から特有の認知機能障害を認めるだけでなく，大多数の PD 患者が長い経過のなかで認知症（Parkinson's disease with dementia: PDD）を発症することも明らかとなり，認知機能障害は PD においてきわめて一般的な症状であると認識されるようになった．認知症の発症は介護負担の増大や施設入所につながる最大の要因であり，生命予後にも強く影響することから，PD における認知症および前駆段階とされる軽度認知機能障害（mild cognitive impairment: PD-MCI）の特徴を理解することは適切なマネジメントを行っていくうえで非常に重要である[1]．本稿では PD における認知機能障害について，特徴および評価法の実際も含めて概説したい．

A. パーキンソン病における認知症の疫学

　PD における認知症の有病率は報告によって様々だが，地域住民を対象とした研究の結果から PD 全体のおよそ 30 ～ 40％程度が認知症を合併していると推測される．さらに残りの 20 ～ 60％ほどが PD-MCI に分類されるとの報告もあり，両者を併せると半数以上の PD 患者に一定以上の認知機能障害を認める計算になる．また認知症の発症には加齢の影響も大きく，PD の発症年齢が 70 歳を超えると認知症の合併率および数年以内の認知症発症率が大きく高まるとの報告もある．最近の長期縦断研究の結果では，20 年程の経過を追跡

JCOPY 498-22853

すると，驚くべきことに約80％ものPD患者が最終的には認知症を発症することが報告されており[2]，一般人口の高齢化や治療法の進歩に伴ってPD患者の高齢化が進んでいくとPD全体における認知症の比重が今後ますます大きくなっていくものと予想される．

B. パーキンソン病における認知症の臨床像

大脳基底核疾患によって生じる認知症は，一般にfrontal-subcortical dementiaなどとよばれ，アルツハイマー病と比較すると発語量が少なく，自発性や柔軟性が低下し，思考緩慢やアパシーが目立ち，記憶面では遅延再生の障害を認める一方で再認は保たれやすいという特徴をもつことが知られている[3]．PDではドパミン神経系の障害から大脳皮質-基底核ループの機能異常を生じ遂行機能障害を主体としたfrontal-subcortical dementiaとしての症候を呈することが知られているが，病理変化がドパミン神経系を越えてより広範に進展すると視空間認知障害などが加わり最終的にはPDDの状態に至ると考えられている．

PDDでは注意・遂行機能・記憶および視空間認知機能といった認知機能ドメインでの障害を伴いやすく，行動面ではアパシー・抑うつ・不安障害，幻覚，妄想，日中の過度の傾眠などをしばしば認め，2007年にMDSの専門委員会が提唱したPDDの臨床診断基準では「PDの発症・診断確定後に出現，進行増悪した日常生活に障害を示すレベルの認知障害を示すもので，変動する注意障害，遂行機能障害，視空間認知障害，自由想起障害による記憶障害の4つの中核的な認知機能障害の内で少なくとも2つの障害を伴うもの」をprobable PDDと定義している．

以下では，PDDにおける認知機能障害の特徴について個別に議論していく．

1 ▶ 遂行機能障害

ある特定の目的を達成するための計画・準備・調整を行うといった遂行機能の障害はPDDの主要な認知機能障害の一つであり，その一部はドパミン欠乏によって生じる大脳皮質-基底核ループの機能障害と関連すると考えられてい

る．PD の遂行機能障害は注意性セット変換の障害が強く保続は少ないといった傾向が知られている．語流暢性検査を行うと，カテゴリー課題に比較して語頭音課題でより障害が強い傾向があり，前頭葉機能障害との関連が指摘されている．

2 ▶▶ 注意障害

PDD 患者の多くに注意障害を認め，レビー小体型認知症（dementia with Lewy bodies: DLB）と同様にしばしば変動を伴う．報告によると注意障害の変動は PDD の 29%，DLB の 42%に認めるとされる．

3 ▶▶ 記憶障害

記憶障害も PD および PDD 患者の多くに認められる症状である．認知症を伴わない PD における記憶障害はアルツハイマー病（Alzheimer's disease: AD）と比較すれば軽度で，遅延再生の障害は認められるものの，手がかりによって成績が改善しやすく，再認が保たれるといった特徴がある．PDD では記憶障害も重度になり手がかりによる改善は生じにくくなり視覚性再認記憶も障害されるが，それでも言語性再認記憶は比較的保たれるという特徴は残りやすいことが知られている．

4 ▶▶ 視空間認知機能障害

PD では進行とともに視空間認知機能が悪化し，PDD では AD と比較して重度の視空間認知機能障害を認める．近年の報告では PD において後頭葉を中心とする大脳皮質後方領域の機能障害が早期から認められ，進行とともに障害の範囲が頭頂葉や側頭葉へと拡大していくことが明らかとなってきており[4, 5]，視空間認知機能障害との関連が指摘されている．だが未だに遂行機能障害や運動機能障害の影響を重視する考えも根強く存在し，議論が分かれているところである．

5 ▶▶ 行動異常および精神症状

PDD では性格変化や抑うつ症状，アパシーなどがみられやすい．精神症状

としては PDD では約 7 割に幻視を認めた一方で，AD では 25％ほどであったことが報告されている．

6 ▶▶ 言語障害

PDD では言語機能は概ね保たれており，いわゆる言語障害はあったとしても AD に比較して軽症であると考えられている．

C. 軽度認知機能障害を伴うパーキンソン病の臨床像

認知機能障害の程度が軽度にとどまる場合を PD-MCI と呼ぶが，これは PDD の前駆段階とも考えられている．PD-MCI では PDD と同様の認知機能障害パターンを呈することが多いが，PDD とは異なり障害が単一の認知機能ドメインに留まる場合も少なくなく，このような状態を PD-MCI single domain と，PDD と同様に複数の認知機能ドメインに障害が及んだ場合を PD-MCI multiple domain と呼んでいる．

最近提案された PD-MCI の臨床診断基準（表 2）では，遂行機能・注意・視空間認知機能・記憶および言語のすべての認知機能ドメインについて 2 種類ずつの検査を行ったうえで 2 つの検査で異常を認める場合を PD-MCI level Ⅱ（包括的な評価法）と呼び，一部の検査を省略した場合に 2 つの検査で異常を認めた場合もしくは簡易型の全般性認知機能検査に異常を認めた場合を PD-MCI level Ⅰ（省略版の評価法）と呼ぶことが勧められている[6]．

この基準を用いた臨床研究が最近数多くなされているが，2016 年の DEMPARK/LANDSCAPE study では，269 名の PD-MCI 患者において 65.3％に遂行機能障害を，36.3％に視空間認知機能障害を，33.5％に注意障害を認めた一方で，言語障害は 6.5％にしか認めなかったことや，認知機能障害パターンとしては遂行機能障害単独の PD-MCI single domain が 23.4％と最も多く，次に遂行機能障害および視空間認知機能障害の両方を伴う PD-MCI multiple domain が 10％・視空間認知機能障害単独の PD-MCI single domain が 9.7％の順であったことが報告されている[7]．

PD-MCI のなかでは視空間認知障害が強い場合に PDD への移行率が高いこ

表1 Movement Disorder Society の専門委員会より提唱された PDD の診断基準
(Baba T, Mov Pisord. 2011; 26: 621-8.[13] より著者改変)

Ⅰ. 中核的な特徴
1. Queen Square Brain Bank CriteriaによるPDの診断
2. PDの診断が確定した後に，いつの間にか出現し，緩徐に進行増悪する認知障害であり，病歴・臨床・心理検査の上から以下の特徴を有する
   ・一つ以上の認知要素の障害を示すこと
   ・発症前のレベルよりも増悪が見られること
   ・運動機能障害や自律神経機能障害とは独立して，（社会的に，職業面で，介護の上で）日常生活上の支障を生じていること

Ⅱ. 随伴する臨床的特徴
1. 認知面での特徴
   ・注意障害: 障害はいつとはなしに出現し，注意を要する作業を上手くできない．症状は1日の中で，あるいは1日ごとに変動するかもしれない．
   ・遂行機能障害: 開始・計画・手順の構築・ルールの気付き，概念の転換や維持を要する作業の障害．思考の速度低下（bradyphrenia）
   ・視空間認知障害: 視空間の認識，構築を要する作業の障害
   ・記憶障害: 最近の出来事に関する自由な想起の障害，あるいは新しい材料を学習する必要のある作業の障害．通常，記憶障害はヒント（Cue）があると改善する．再認記憶は通常自由想起記憶よりも保たれる
   ・言語障害: 中心となる言語機能は概ね保たれる．単語の想起障害や複雑な文章の総合的な理解が損なわれるかもしれない
2. 行動面での特徴
   ・アパシー: 自発性の低下．モチベーション，興味，努力を要する行動の欠如
   ・抑うつや不安を含む性格や気分の変調
   ・幻覚: 多くは幻視，通常は複合的に構成された人間や動物，物体の像が見える
   ・妄想: 通常，被害妄想的，例えば不貞の疑惑など，あるいは幻影の同居人（家の中に招かれざる客がいる）の妄想
   ・日中の過剰な眠気

Ⅲ. PDDを除外するものではないが，診断を不確かにする特徴
   ・認知機能障害を生じる可能性があるが認知症の原因ではないと考えられる他の異常の存在，例えば，脳画像における血管障害の存在など
   ・運動機能障害と認知機能障害の発症時期が不明確である場合

Ⅳ. 他の状態または疾患による認知機能障害が示唆され，PDDの診断を信頼をもってすることを不可能とする特徴
   ・他の原因によってのみ生じたと考えられる認知・行動障害，例えば
    以下の原因による急性の意識障害
      a. 全身性の疾患や病態
      b. 薬物による中毒
   ・DSM-Ⅳによって診断された大うつ病
   ・MINDS-AIREN準拠した"probable vascular dementia"の診断に合致するもの

表1 続き

Probable PDD

A. 上記Iの中核的な特徴をともに有する
B. 上記IIの随伴する臨床的特徴の内で以下を有する
- 4つの中核的な認知領域（変動する可能性のある注意障害，遂行機能障害，視空間認知障害，ヒントによって通常改善される自由想起記憶の障害）の内の少なくとも2つが障害される典型的な認知機能障害プロフィールを示す
- 行動面での特徴（アパシー，抑うつ・不安障害，幻覚，妄想，日中の過度の傾眠）の内の少なくとも1つがみられることはprobable PDDの診断を支持するものの，必須ではない
C. 上記IIIの特徴はいずれも有さない
D. 上記IVの特徴はいずれも有さない

Possible PDD

A. 上記Iの中核的な特徴をともに有する
B. 上記IIの随伴する臨床的特徴の内で以下を有する
- 1つまたはそれ以上の非典型的な認知機能障害プロフィール，例えば，顕著なあるいは感覚性（流暢性）失語，あるいは注意障害を伴わない純粋な記憶保持の障害（記憶障害はヒントや，あるいは再認課題によって改善されない）
- 行動面での特徴は伴っても伴わなくてもよい

あるいは

C. 上記IIIの特徴が1つまたはそれ以上みられる
D. 上記IVの特徴はいずれも有さない

表2 Movement Disorder Society の専門委員会より提唱された PD-MCI の臨床診断基準（Litvan I, et al, Mer Disord, 2012; 27: 349-56.[6] を基に作成）

I. 組み入れ基準
- Queen Square Brain Bank CriteriaによるPDの診断
- 患者本人や情報提供者もしくは医師により確認された緩徐に増悪する認知障害
- 認知障害は正式な神経心理学的検査もしくは全般的認知機能検査で評価
- 認知障害は日常生活を障害するほどではない（複雑な課題での軽度の困難は生じうる）

II. 除外基準
- MDSの専門委員会により提唱されたPDDの診断基準を満たす
- 他の原因によって生じたと考えられる認知障害（例えば，せん妄，脳卒中，大うつ病，代謝障害，薬剤の副作用，頭部外傷）
- 認知機能評価に重大な影響を与えると医師によって判断されたPDに関連する他の症候（例えば，運動障害，重度の不安，うつ病，日中の過眠，精神症状）

III. レベルIおよびレベルIIのPD-MCI診断基準
A. レベルI（省略版の評価法）
- PDでの有効性が確立された一つの全般性認知機能評価[*]での異常．もしくは，

表2 続き

・限られた神経心理評価のみが行われた場合，少なくとも2つの検査項目での異常（すなわち，5つの認知機能ドメインの評価がそれぞれ2つ以下の検査項目しかない，もしくは5つの認知機能ドメイン全てを評価できていない場合）.
B. レベルⅡ（包括的な評価法）
・5つの認知機能ドメインのそれぞれにつき2つの検査項目で構成される神経心理評価（すなわち，注意／作動記憶・遂行機能・言語・記憶・視空間認知機能）
・少なくとも2つの神経心理評価での異常で，1つの認知機能ドメインにおいて2つの検査項目での異常を認める，もしくは2つの異なる認知機能ドメインにおいて1つの検査項目の異常を認める.
・神経心理学評価での異常とは
○ 健常群の約1〜2SD以下の成績，もしくは
○ 経時的な認知機能検査での有意な悪化
○ 推定される病前成績からの有意な悪化

Ⅳ. PD-MCIの分類（オプションであり，5つの認知機能ドメインのうち2つ以上の評価が必要で研究目的での使用が推奨される）
・PD-MCI single domain…1つの認知機能ドメインの異常が2つの検査項目で確認され（ドメインを明記すること），他のドメインは保たれる.もしくは
・PD-MCI multiple domain…2つ以上の認知機能ドメインの異常が少なくとも1つの検査項目で確認される（ドメインを明記すること）.

＊ 訳者注 PD-MCIの検出に有用な全般性認知機能検査の例としては，論文中で下記の検査が挙げられている．Montreal Cognitive assesment (MoCA), Parkinson's Disease-Cognitive Rating Scale (PD-CRS), Scales for Outcomes of Parkinson's disease-Cognition (SCOPA-COG), Mattis Dementia Rating Scale (MDRS)

とが指摘されており，臨床上重要な初見と考えられている．英国で行われたCamPaIGN studyではMMSEの五角形模写成績低下が新規発症PD患者における5〜10年以内の認知症発症の予測に有用であることが報告されているほか [8, 9]，我々も錯綜図課題を用いた検討により視覚認知障害が強いPD-MCI multiple domain患者では後頭葉〜頭頂葉といった後方領域の機能障害を早期から伴いやすく3年以内の認知症発症リスクが高いことを報告している [10, 11]．

D. パーキンソン病における認知機能障害の病理学的背景

近年，PDにおける認知症発症の神経基盤が徐々に明らかとなってきている．

PD は中脳黒質の神経細胞脱落とレビー小体の出現を病理学的特徴とする神経変性疾患であるが，Braak らはレビー小体の主要構成成分である α シヌクレインの蓄積に着目し，大脳皮質への α シヌクレイン病理変化の進展が PDD と関連していることを指摘している．最近の Queen Square Brain Bank からの病理研究でも辺縁系や大脳皮質におけるレビー小体病理の程度が認知症の重症度と強く関連していることが報告されている．さらに PD 患者を経時的に追跡し認知症発症と病理分布の関係を調べた Sydney multicenter study によると，PD 発症後の早い時期に認知症を合併した症例では辺縁系および大脳皮質への病理変化が顕著だった一方で，認知症を合併しなかった患者では辺縁系の病理変化を認めなかったことが示されている．これらの報告からは辺縁系および大脳皮質への病理進展が PD における認知症の発症に強く関わっていると考えられる．その他に PDD では AD タイプの病理変化や血管障害をしばしば合併し，これらの病理変化も認知症の発症に影響しているものと推察される．

E. レビー小体型認知症との関連

前述の PDD の中核的な認知機能障害は実は DLB の認知機能障害の中核をなすドメインでもあることが知られており（表3），PDD と DLB は病理学的

表3　PDD と DLB の臨床プロフィール

PDDの臨床プロフィール	DLBの臨床プロフィール
1. 運動障害	1. 運動障害（25 ～ 50％で欠落）
✓振戦・固縮・無動	✓主として無動・固縮
✓姿勢保持障害	✓姿勢保持障害
2. 認知機能障害	2. 認知機能障害
✓実行機能障害	✓実行機能障害
✓視空間認知機能障害	✓視空間認知機能障害
✓注意障害	✓注意障害
3. 睡眠障害	3. 睡眠障害
✓不眠・傾眠	✓不眠・傾眠
✓RBD	✓RBD
4. 抑うつと不安障害	4. 抑うつと不安障害
5. 自律神経障害	5. 自律神経障害
6. 嗅覚障害	6. 嗅覚障害

特徴も共通していることから，この両者は同じレビー小体病（Lewy body disease：LBD）のスペクトラムのなかで捉えられることが多くなっている．両者ともに遂行機能障害と視覚認知機能障害，そして変動する注意障害を中核とする認知機能障害が特徴的であり，しばしばアパシー，睡眠障害，不安障害，そして幻覚，なかでも幻視を伴い，AD では中心的な症候である言語障害や記憶障害は PDD，DLB では比較的軽度であることが多い．両者の臨床上の区別には，パーキンソニズム発症の 1 年以上後に認知機能障害が加わってくるのが PDD で，その逆にパーキンソニズムとほぼ同時もしくは先行して認知症を呈するのが DLB であるとされている．ただし DLB の 25 ～ 50％ではパーキンソニズムが必ずしも合併しないことに注意が必要である．

F. PDD における神経化学システムの異常

　PD における神経伝達系の異常としてはドパミン神経系がよく知られており，この系の障害が運動症状の原因になっていると考えられている．PD は運動障害の特徴から振戦優位型（tremor-dominant type：TD）や姿勢 / 歩行障害型（postural instability gait difficulty type：PIGD）などの亜型に分類されてきたが，ドパミン補充療法で治療効果を得られにくい PIGD 型が最も PDD と関連することが報告されている．この結果は PD における認知症がドパミン神経系よりも非ドパミン神経系の異常と関連していることを示唆するが，最近の数多くの研究により PDD におけるコリン神経系の障害の重要性が次第に明らかとなってきている．

　PD ではコリン神経系の起点であるマイネルト基底核の神経細胞脱落および大脳皮質へのコリン神経系投射の減少を認め，この障害の程度が認知症や視空間認知機能と相関することが知られている．驚くべきことに PDD や DLB では AD と比較しても，より重度のコリン神経系障害を認める．コリン神経系機能画像としてはアセチルコリンエステラーゼの基質である 11C-methyl-4-piperidyl acetate （MP4A）や 11C-methyl-piperidin-4-yl-propionate （PMP）などが用いられるが，これらの核種を用いた研究でも PD や PDD および DLB においてコリン神経系の機能異常が生じていることが確認されている．

PD では後頭葉内側および側頭-頭頂-後頭接合部からコリン神経系の異常が認められ，進行とともに徐々に範囲が拡大し，PDD や DLB など認知機能障害を伴った段階では異常が大脳皮質全体に及ぶことが示されており，この神経伝達系の異常が PD における視空間認知機能障害や注意障害の背景に存在するものと推察されている．

G. PDD の治療

　ドパミン補充療法は PDD の認知機能の改善には有効でないことがほぼ確立しており，むしろしばしば随伴する幻覚症状の増悪因子となるので注意を要する．精神症状が重度である場合には L-ドパ（L/dopa）単独治療にせざるを得ず，それでも改善しない場合は運動機能を多少犠牲にして L-ドパを減量せざるを得ないことも多い．現在のところ PDD の認知機能障害に効果があることが証明されているのはコリンエステラーゼ阻害薬である．少数例のオープン試験を含めるとドネペジル（アリセプト®），ガランタミン（レミニール®），リバスチグミン（イクセロン®，リバスタッチ®）ともに有効であると報告されている．ドネペジルとリバスチグミンについては比較的規模の大きいランダム化比較試験が行われ，その有効性が報告されている．メマンチン（メマリー®）についても PDD，DLB を対象にランダム化比較試験が行われているが評価が分かれる結果となっており，今後の更なる検討が待たれる．

　随伴する幻視を中心とする幻覚症状などの精神症状については，妄想に発展するなど日常生活に障害をきたすまでになった場合には治療の必要がある．この場合，ごく少量でもメジャートランキライザーを用いると確実に無動の増悪があり，結果として肺塞栓や重度の誤嚥性肺炎などの合併症のリスクを上げるため注意が必要である．運動機能を障害せずに PDD の精神症状を軽減できることが証明されているのはクロザピン（クロザリル®）のみであるが，血液系への副作用の可能性のため本邦では厳しい使用制限があり，実際上は用いることが難しい．このため鎮静効果も期待してクエチアピン（セロクエル®）を用いるケースが多いと思われるが，効果についてのエビデンスは確立されていない．

H. パーキンソン病における認知症の発症予測に向けて

　我々は東北大学病院通院中の PD 患者約 100 例を対象に認知症発症の危険因子を探索する縦断研究を続けてきたが，重度嗅覚障害を認める PD 群では両側扁桃体を含む様々な脳領域の萎縮・糖代謝異常を伴いやすく認知症発症率が高いという結果を報告している[12,13]．PD における嗅覚障害が扁桃体および海馬におけるコリン神経系の異常と相関することが明らかとなっており，嗅覚検査が辺縁系やコリン神経系の障害度のバイオマーカーになりうるものと考えられた．その他，レム睡眠行動異常が PD における認知症発症の危険因子であることも報告されているが，この症状もコリン神経系の機能障害と関連することが明らかとなっており，このような非運動症状の評価を組み合わせることで，PD における将来の認知症発症を的確に予測することが可能になるものと期待される．

■文献

1) 武田 篤. Parkinson's disease dementia. 認知症学（下）. 1012: 日本臨牀. 2011; 12.

2) Hely MA, Reid WGJ, Adena MA, et al. The Sydney multicenter study of Parkinson's disease: the inevitability of dementia at 20 years. Movement Disorders: Official Journal of the Movement Disorder Society. 2008; 23: 837-44.

3) Obeso JA, Rodriguez-Oroz MC, Stamelou M, et al. The expanding universe of disorders of the basal ganglia. Lancet. 2014; 384: 523-31.

4) Abe Y, Kachi T, Kato T, et al. Occipital hypoperfusion in Parkinson's disease without dementia: correlation to impaired cortical visual processing. Journal of Neurology, Neurosurgery, and Psychiatry. 2003; 74: 419-22.

5) Hosokai Y, Nishio Y, Hirayama K, et al. Distinct patterns of regional cerebral glucose metabolism in Parkinson's disease with and without mild cognitive impairment. Movement disorders : Official Journal of the Movement Disorder Society. 2009; 24: 854-62.

6) Litvan I, Goldman JG, Troster AI, et al. Diagnostic criteria for mild cognitive impairment in Parkinson's disease: Movement Disorder Society Task Force guidelines. Mov Disord. 2012; 27: 349-56.

JCOPY 498-22853

7) Kalbe E, Rehberg SP, Heber I, et al. Subtypes of mild cognitive impairment in patients with Parkinson's disease: evidence from the LANDSCAPE study. J Neurol Neurosurg Psychiatry. 2016; 87: 1099-105.

8) Williams-Gray CH, Evans JR, et al. The distinct cognitive syndromes of Parkinson's disease: 5 year follow-up of the CamPaIGN cohort. Brain. 2009; 132: 2958-69.

9) Williams-Gray CH, Mason SL, Evans JR, et al. The CamPaIGN study of Parkinson's disease: 10-year outlook in an incident population-based cohort. J Neurol Neurosurg Psychiatry. 2013; 84: 1258-64.

10) Shoji Y, Nishio Y, Baba T, et al. Neural substrates of cognitive subtypes in Parkinson's disease: a 3-year longitudinal study. PLoS One. 2014; 9: e110547.

11) Baba T, Hosokai Y, Nishio Y, et al. Longitudinal study of cognitive and cerebral metabolic changes in Parkinson's disease. J Neurol Sci. 2017; 372: 288-93.

12) Baba T, Kikuchi A, Hirayama K, et al. Severe olfactory dysfunction is a prodromal symptom of dementia associated with Parkinson's disease: a 3 year longitudinal study. Brain. 2012; 135: 161-9.

13) Baba T, Takeda A, Kikuchi A, et al. Association of olfactory dysfunction and brain. Metabolism in Parkinson's disease. Mov Disord. 2011; 26: 621-8.

〈馬場　徹〉

2 精神症状とその対策
（気分障害，幻覚・妄想，行動障害）

■はじめに

　パーキンソン病は「movement disorder」ととらえられ，運動症状に重点をおいて診療されてきた．近年のドパミン補充療法をはじめとする治療法の発展，および病態の解明の進展によって，その予後が大幅に改善された．その一方，患者の経過が長くなったこともあり，ほとんどの患者に実は多彩な非運動症状が伴っていることが明らかになった．そして，なかでも精神症状は，運動症状と並んでパーキンソン病の QOL（quality of life）を障害する大きな原因となりうるために，その対策が重要視されるようになってきた．

　本稿では，パーキンソン病に伴い問題となる精神症状について，現在考えられている原因と対策について，日本神経学会監修「パーキンソン病治療ガイドライン 2018」[1] に沿って概説する．

　パーキンソン病に合併する精神症状は非常に多彩であり，その頻度も高くおよそ 60％と考えられる．運動症状のように変動がみられドパミン補充療法にある程度反応する症状と，ドパミン系薬剤が奏効しない症状が存在する．

A. 気分障害

1 ▶ うつ

（1）パーキンソン病のうつの頻度

　うつは，パーキンソン病の精神症状の中では非常に頻度が高いものの一つである．パーキンソン病におけるうつは，その運動症状と同等，あるいはそれ以上に QOL の低下をきたすため，対策は非常に重要である．その頻度は，報告によって用いられる診断基準が異なることなどからさまざまであるが，一

般的には 40％程度と考えられている．

　発症早期のパーキンソン病（罹病期間の中央値 4.4 カ月）159 例において，正常コントロールと比較して非運動症状の頻度を検討したところ，「low mood」が 37.1％に認められたとしており，かなり早期から合併しやすい症状であることが示唆されている[2]．

(2) パーキンソン病のうつの特徴

　パーキンソン病に合併するうつでは，罪業感や自責感が少なく，さらに自殺念慮は認めるが自殺企図は少ないといわれている．一方，主体となる症状は動機づけや意欲の低下（アパシー），喜びの減退（アンヘドニア）であり，大うつ病の症状とはやや質的に異なっていると考えられている．アパシーとアンヘドニアはパーキンソン病のうつ状態の中核をなす症状だが，抑うつ気分や悲哀などのうつ症状を伴わずにそれぞれ単独で見られる場合があり，明確に区別して考える必要がある．

(3) パーキンソン病のうつの背景

　中脳のドパミン作動性ニューロンは，黒質緻密部から背側線条体（尾状核・被殻）に投射する黒質線条体経路のほかに，腹側被蓋野にも存在する．このニューロンは扁桃体のほか側坐核，海馬など大脳辺縁系に投射して，中脳辺縁系経路を形成する．さらに，腹側被蓋野から大脳の前頭前野に投射する経路があり，中脳皮質系経路と呼ばれている（図1）．中脳–辺縁系の投射経路は，情動や記憶の調節に関与し，中脳–皮質の経路は，大脳の高次機能，特に行動の実行，判断に深くかかわっている．パーキンソン病では，腹側被蓋野のドパミン作動性ニューロンも，進行に伴ってやがて減少する．

　中脳辺縁系経路は「報酬系」とも呼ばれており，特に側坐核でのドパミンの放出が活動的な快の情動のもとと考えられ，報酬獲得の準備，強化学習に深く関与していることが明らかになっている．この中脳辺縁系の機能が低下してくると，喜びや満足感を感じにくくなる．このことがパーキンソン病でうつが伴いやすい一つの原因と推測されている．

　ウェアリング・オフやオン・オフのように，運動症状の変動がある患者では，非運動症状にも変動を伴い，近年では「non-motor fluctuation」とよばれている．これには気分の変動も伴っていることから，ドパミンの気分障害への関

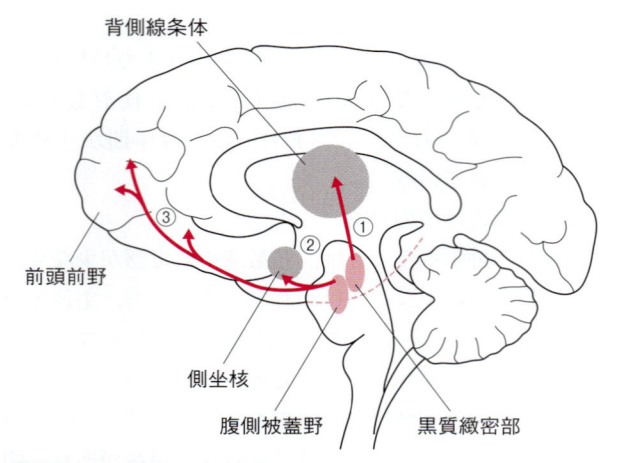

背側線条体

前頭前野

側坐核

腹側被蓋野　　黒質緻密部

図1　中枢神経系のドパミン作動性ニューロン

①黒質緻密部から背側線条体（被殻・尾状核）への黒質線条体系，
②腹側被蓋野から大脳辺縁系への中脳辺縁系，および③腹側被蓋野
から前頭前野への中脳皮質系という3系統の投射を示す．

与をうかがわせる．

　しかしながら，パーキンソン病患者のすべてがうつやアパシー，アンヘドニアをきたすわけではないこと，ドパミン作動薬のみではこれらの症状が解消しないことなどから，ドパミン神経系だけが関わっているのではないと考えられる．一方で，パーキンソン病にみられる中枢神経系の機能低下は広い範囲に及び，ドパミン神経系ほどの程度ではないものの，セロトニン神経系の機能も低下すると推定されている．うつ病とセロトニン神経の機能低下の相関は近年ほぼ確立されているが，実際パーキンソン病のうつに対してもセロトニン神経系に作用する抗うつ薬の効果が認められている．また，うつを伴うパーキンソン病では，青斑核のノルアドレナリン作動性ニューロンの変性脱落が著明であることが知られており，ノルアドレナリン系の関連も示唆される．

（4）パーキンソン病のうつの治療

　パーキンソン病診療ガイドライン2018によると，運動症状が十分コントロールできずに，オフ時などにうつが起きている状態なら，まずは抗パーキン

ソン病薬の適切な調整を試みる．抗パーキンソン病薬による治療が開始される前と，治療開始2年後での非運動症状の頻度を比較した報告がある[3]．この報告によると，うつに関連した気分障害の症状は治療前後で43.9％から21.1％に有意に改善した．これはうつ症状に対してもドパミン補充が有効であることを示唆しており，初めに考慮されるべきである．

　十分な抗パーキンソン病薬での治療を行ってもうつの改善がない場合，抗うつ薬あるいはドパミンアゴニストの投与などが考慮される．

　なお，わが国における検討では，パーキンソン病で大うつ病を合併する頻度は3％程度とも報告されている．一般人口における大うつ病の有病率は1％程度と考えられており，パーキンソン病ではそれよりやや頻度が高い可能性がある．このため，実際の診療ではパーキンソン病に特徴的なうつ症状のみならず，症例によっては大うつ病と合併している可能性を十分に念頭におき，抗うつ薬の追加について検討する．特に希死念慮が強いなど重度の大うつ病に相当するようなケースでは，早めに精神科医のコンサルテーションの機会を設ける．

（A）抗うつ薬

　三環系抗うつ薬のノルトリプチリンはランダム化二重盲検プラセボ比較試験も行われており，パーキンソン病のうつに対して有効であるというエビデンスがある．しかしこのクラスの薬剤には抗コリン作用によるせん妄や記憶障害，鎮静作用のほか，不整脈や心伝導障害などの問題点がある．ほかに，比較的副作用が少ないとされている選択的セロトニン再取り込み阻害薬（selective serotonin reuptake inhibitor: SSRI）のパロキセチンあるいはセロトニン・ノルアドレナリン再取り込み阻害薬（serotonin noradrenaline reuptake inhibitor: SNRI）のベンラファキシンが試みられ，有効であったと報告されている．

（B）ドパミンアゴニスト

　側坐核など腹側線条体のドパミン受容体は，D3受容体が優位だと考えられているため，D3受容体への親和性が高いドパミンアゴニストがパーキンソン病のうつ症状に奏効すると考えられている．なかでもプラミペキソールは，プラセボ対照の二重盲検試験で有効性が示されている．

（C）非薬物療法

（a）認知行動療法

ランダム化比較試験が行われ，パーキンソン病のうつに対して有意な改善が認められている．ただし本邦では実施できる施設が限られている．

（b）脳深部刺激療法（DBS）

視床下部に対する DBS は，パーキンソン病のうつに有効だったとする報告がある一方，術後にうつをきたす症例もあり，さらに DBS 施行後に自殺率が上昇するという報告もみられる．このため，現状ではうつのあるパーキンソン病では，DBS の適応は慎重に決定しなければならないと考えられる．

2 ▶ 不安

（1）パーキンソン病の不安の頻度

パーキンソン病の非運動症状の中でも，不安は最も合併する可能性が高い症状の一つと考えられている．報告によってまちまちであるが，パーキンソン病の経過中におよそ 50%程度で何らかの不安を伴うと考えられており，一般人口での頻度（5 ～ 15%）と比較して明らかに有病率は高い．発症早期のパーキンソン病での検討[2] で，不安は 42.8%にみられ，極めて早期から合併しやすい症状の一つと考えられている．不安はうつとともにあらわれることが多く，その背景や治療も共通する点が多い．

（2）パーキンソン病の不安の特徴

不安の症状は，パニック障害や社会恐怖，また動物や高所など決まった対象に対する限局性恐怖症，など多彩である．DSM- Ⅳ TR を用いて，これら特定の不安障害の項目に合致しない不安症状を「特定不能の不安障害」と分類し，検討した報告がある[4]．この研究によると，パーキンソン病では特定不能の不安障害が最も多く，25%であった．その他，限局性恐怖症が 13%，社会恐怖 7.9%，パニック障害 7.1%と報告され，パニック障害や限局性恐怖症の頻度が一般より高い．さらに特定不能の不安障害を呈した患者の半数以上で，オフ時のパニック発作の出現をみたり，オフに対する恐怖に関連した不安を感じていると報告されている．このようにパーキンソン病の不安は運動症状の変動に伴って変動がみられる，という特徴がある．

JCOPY 498-22853

(3) パーキンソン病の不安の背景

パーキンソン病の病理学的な変化については，初期には延髄の迷走神経背側核に出現し，その後脳幹を徐々に上行して黒質を障害し，ついで大脳皮質に現れるという仮説が提唱されている．この過程で，脳幹の重要な神経核が早期から侵され，ドパミン作動性ニューロンのみならず多系統の神経系が障害される．青斑核のノルアドレナリン作動性ニューロン，および縫線核のセロトニン作動性ニューロンの変性脱落も指摘されている．一方，パニック障害など不安の病態には，これらのモノアミン系の機能障害が関連していると推定されている．このため，パーキンソン病の不安もこうした脳幹の諸神経核における病理学的変化が一因となっている可能性がある．

(4) パーキンソン病の不安の治療

パーキンソン病の不安は，うつと同時に見られることも多く，うつに準じた治療が試みられている．運動症状のコントロールが不十分な場合，オフ時には不安が強くなることが知られている．このため，初めに十分な抗パーキンソン病薬の調整が必要である．

抗パーキンソン病薬による治療前と，治療開始 2 年後を比較した報告[3] によると，治療開始前では不安の頻度は非運動症状の中で最も高く 54.9％に存在したが，治療開始後の評価の時点では 39.5％となり，有意に不安の頻度は低下していた．この改善が，抗パーキンソン病薬の直接の作用によるものか，運動症状の改善によるものかは不明だが，パーキンソン病の不安に対しては，第一に十分なドパミン補充によって運動症状を改善することを優先させる．

ドパミン補充療法を進めても不安症状の改善が不十分な場合，抗うつ薬あるいはドパミンアゴニストの投与などが考慮される．

(A) 抗うつ薬

少数例を対象としてのプラセボ対照ランダム化二重盲検試験では，三環系抗うつ薬のノルトリプチリンの不安に対する有効性が示唆されている．SSRI のパロキセチンでも有効な傾向が示唆されたが，有意差はなかったとされている．ただし大規模な検討はなされていない．

(B) 抗不安薬など

ベンゾジアゼピン系の抗不安薬について，パーキンソン病の不安に対する有

効性は確認されていない．さらにこのクラスの薬剤は，日中の眠気や転倒のリスクに加え，認知機能に悪影響を及ぼす懸念もあり，投与には注意が必要である．

(C) 非薬物療法

(a) 認知行動療法

うつに対して有意な改善が認められており，施行が可能ならば考慮される．

(b) 脳深部刺激療法（DBS）

不安に対する DBS の効果は一定の評価がなく，今後も検討が必要である．

3 ▶▶アパシー

(1) パーキンソン病のアパシーの頻度

アパシーは興味や意欲が低下し，自発性が失われている状態である．パーキンソン病患者では，アパシーはうつの一症状として現れる場合もあるが，単独で認められる例も少なくないことが指摘されている．近年のメタアナリシスによる報告では，パーキンソン病におけるアパシーの合併頻度はおよそ 40％であり [5]，アパシーのある患者のうちおよそ半分はうつ・認知症と合併していなかった [5]．発症早期の検討 [2] では，「興味の喪失 / アパシー」が 42.8％に認められたとしており，アパシーもかなり早期から合併しやすい症状であることが示唆されている．

(2) パーキンソン病のアパシーの背景

パーキンソン病に伴うアパシーは，うつと同様に中脳腹側被蓋野から辺縁系に投射するドパミン神経の機能低下に原因があると推測されているが，詳細は明らかにされていない．また前頭葉機能の低下との関連も指摘されている．

(3) パーキンソン病のアパシーの治療

アパシーがうつの一部症状として認められる場合は，うつに準じた治療が勧められている．アパシーの治療についてはいくつかの臨床試験が報告され，ドパミンアゴニストとコリンエステラーゼ阻害薬の有効性が示唆されている．

(A) ドパミンアゴニスト

ロチゴチン貼付剤は，早朝にオフのあるパーキンソン病患者の非運動症状のランダム化二重盲検によって，アパシーの有意な改善が認められた．また，非

運動症状の強い患者のアパシーに有効だったとする報告がある.

(B) コリンエステラーゼ阻害薬

認知症とうつを伴わないパーキンソン病患者のアパシーに対し，リバスチグミン貼付剤の投与で有意な改善が認められたと報告されている.

B. 幻覚・妄想

1 ▶ パーキンソン病の幻覚・妄想の頻度

パーキンソン病で幻覚を伴う頻度は比較的高く，およそ 25 ～ 40％と報告されている. その症状には，幻視，幻聴，体感幻覚・幻触，などさまざな報告があるが，なかでも幻視が最も多い. 一方，幻聴が単独で現れることは少ない.

パーキンソン病発症早期の検討[2] によると，幻視は 22.0％に伴っていたとされ，かなり早期から合併する可能性が高い症状であることがわかる. なお同じ報告で妄想の合併例は 1.0％であった.

2 ▶ パーキンソン病の幻覚・妄想の特徴

パーキンソン病の幻視は，典型的には夕暮れ時や暗いところで自覚され，天井や床の模様が虫や蛇，小動物に見えるという訴えや，ヒトや動物がみえるという訴えであり，漠然としたものではなく，はっきりとした，ありありとしたものであることが多い. 持続時間は短く，数秒から数分程度であると考えられている. 動物や人物など生き物が見えると訴えることが多く，無生物や無機的な模様などは少ない. 初期には意識清明で見当識も保持されている状態でみられ，病識が保たれているが，進行とともに，了解不能な，奇妙な幻視となり，恐怖心を抱くようになることもある.

また，「自分の後ろに誰かがいる」「誰かが通り過ぎる気配がした」など，錯覚とも表現されるような訴えも少なくない. こうしたケースでは妄想のように確信されているわけではなく，幻視とも言い難い. 誤った実体意識性（false sense of presence）とも表現され，幻視とは区別して記載される場合もある.

幻視は，パーキンソン病の経過が長く，そして運動症状が重症なほど頻度が高くなるが，前述のように病初期から自覚する例も多いと指摘されている. ま

た，幻視を伴う患者は QOL の低下を招きやすく，将来的に認知症を合併する可能性が高いとされ，注意を要する症状の一つである．

妄想は，発症早期には頻度は少ないものの，被害妄想，嫉妬妄想，見張られていると感じる注察妄想など多様であり，頻度は 10 から 20％と考えられている．なかには，実際にはあらわれていない「来訪者」や，「幻の同居人」といった報告，まれには，親族や介護者が偽物にすり替わっていると誤認するカプグラ症候群をきたす例もある．

体感幻覚，幻触は，皮膚を虫が這っている，誰かが触っている，など感覚の幻覚の訴えで，頻度は高くはなく数％と報告されている．了解不能な奇妙な訴えの体感幻覚をセネストパチーと呼び，特に口腔周辺に起きることがある．

Case Study

Case 1

70 歳代　女性．10 年以上の経過で ADL が低下し，最近では起立も困難で車いす生活となり，施設入所している．

ウェアリング・オフは顕著で，オフ時は Yahr 5 度．数カ月前から「口腔内にとげが刺さっている，舌からゼリー状のねばねばしたものが出てくる」などの奇妙な訴えが出現して，1 日中続くようになったため，薬剤調整の目的に入院した．小動物の幻視も伴っていた．口腔内の粘膜などに異常所見はない．症状のため，ずっと吸引チューブをくわえて過ごしている．ドパミンアゴニストの変更〔プラミペキソール徐放剤（ミラペックス LA®）3 mg/ 日からロピニロール徐放剤（レキップ CR®）10 mg/ 日〕，塩酸セルトラリン（ジェイゾロフト®）の追加投与，などの調整で若干症状が改善し，セネストパチーのない時間がでるようになったが，訴えは継続している．

Case 2

60 歳代　女性．5 年前に体の重さを感じ，歩行障害が悪化．パーキンソン病と診断され治療が開始された．

症状が進行したため入院し，薬剤の調整を行われ，L-ドパ（L/dopa）750 mg/ 日，ロピニロール徐放剤（レキップ CR®）10 mg/ 日，アマンタジン（シンメトレル®）100 mg/ 日の状態で退院した．退院直後から小動物の幻視や人の声の幻聴が出現し増悪した．さらに家族に意地悪をされるとの被害妄想や家族が偽物に置き換わったなどカプグラ症候群と考えられる訴えも出現し，2 週間後に再入院となった．入院当初は強い妄想に伴い興奮状態であった．抗パーキンソン病薬の漸減とともにクエチアピン（セロクエル®）を開始し，漸増したが，症状の強いときはハロペリドール（セレネース®）の少量の筋注を必要とした．L-ドパ 200 mg/ 日，ロピニロール徐放剤（レキップ CR®）2 mg/ 日までそれぞれ減量され，アマンタジン（シンメトレル®）は中止された．認知機能障害も指摘されており，経過の途中でドネペジルを追加．徐々に精神症状は落ち着き，自宅退院が可能となった．

3 ▶▶ パーキンソン病の幻覚・妄想の背景

　パーキンソン病で幻覚・妄想が出現する背景には，中枢神経系の変化そのものという患者側の内因に加えて，合併症による体調不良（発熱，肺炎，脱水など）や環境の変化（転居，施設入所や入院など），薬剤といった促進的に働く外因があることが多い．

　薬剤の増量や変更に伴って幻覚が出現することがしばしば経験される．一方で，幻覚と抗パーキンソン病薬の使用期間や服薬量との間には，一定の関連はないとする複数の報告がみられる．また，未治療のパーキンソン病患者のなかにも幻視を自覚する患者が存在することも知られている．これらの報告は，パーキンソン病の幻覚の原因が，患者側の内因，あるいは薬物治療など外因のいずれか一方に求めることができないことを示唆している．

　幻覚の危険因子として，高齢，長期の罹病期間やパーキンソン病の重症度のほか，認知機能障害，レム睡眠行動障害，視力障害などが指摘されている．

　パーキンソン病の幻覚・妄想に関連した中枢神経系の変化については，ドパミン神経系の機能障害のみならず，アセチルコリン系・セロトニン系など多彩な神経系の変性による複雑な病態があると推測されるが，明確なことはわかっていない．MRI の voxel-based morphometry を用いた検討では，一次視覚野，視覚連合野および辺縁系の萎縮との関連が指摘されている．脳機能画像では視覚伝導路の機能低下が示唆されている．また，睡眠覚醒の調節異常との関連性を指摘する研究も存在する．

4 ▶▶ パーキンソン病の幻覚・妄想の治療

　まずは問診などで幻覚・妄想の症状を把握し，合併症による体調の変化や，環境の変化といった促進因子があればそれを改善するように配慮する．

（1）抗パーキンソン病薬の調整

　薬物の追加などのきっかけがある場合，ガイドライン中のアルゴリズム（図2）を参照して，幻覚・妄想が出現する直前に追加した薬を中止する．改善しなかった場合は，次に抗コリン薬を中止する．その後，アマンタジン，ドパミンアゴニスト，イストラデフィリン，エンタカポン，ゾニサミド，といった順に，L-ドパ以外の薬剤の減量中止を考慮する．運動症状の悪化を招く可能性が高いため，他の薬剤を減量する際はL-ドパを増量するなどの調整が必要な場合も多く，L-ドパの減量は止むを得ない場合に，最後に考慮される．

　精神症状が強いなど，場合によっては入院治療も考慮する必要があるが，日常生活から離れて入院生活に移ることはそれだけで精神症状悪化のきっかけとなることがあるので十分に注意する．また，幻覚が，幻視のみではなく，幻聴，体感幻覚・幻触など様々な形をとりうることには注意すべきで，つねに患者から幻覚症状が出ていないか確認する医療者側の姿勢が重要である．

（2）コリンエステラーゼ阻害薬

　レビー小体型認知症の治療において，わが国ではコリンエステラーゼ阻害薬のドネペジルが保険適用となり，幻視に奏効することが知られている．現在，パーキンソン病認知症への投与は保険適用外ではあるが，ドネペジルやリバス

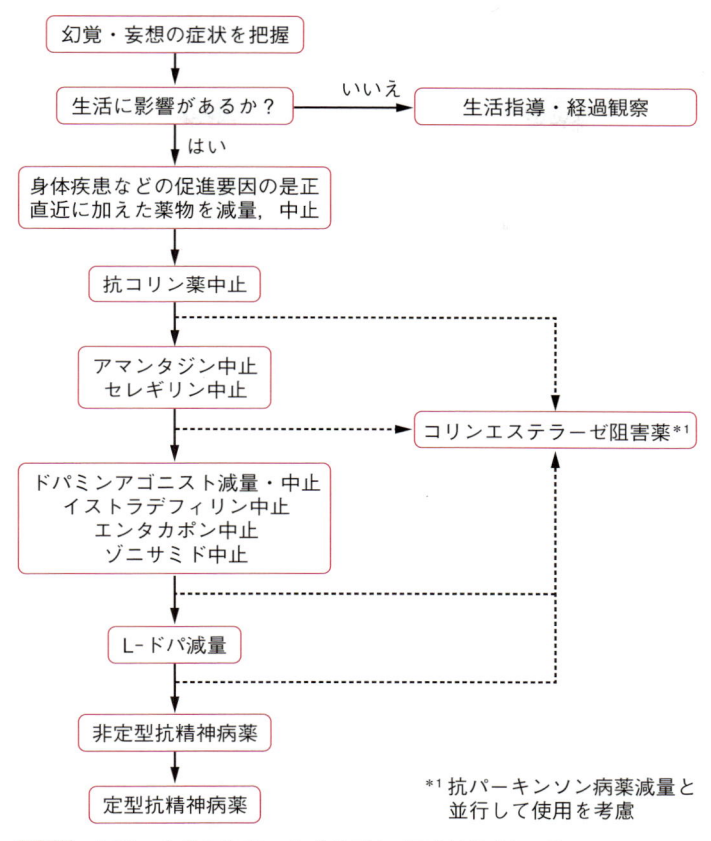

図2　幻覚，妄想の治療アルゴリズム（日本神経学会，監．パーキンソン病治療ガイドライン 2018．東京: 医学書院; 2018. p.248[1])）

チグミンがパーキンソン病の幻視を有意に改善したという報告が複数存在する．

　パーキンソン病の脳内でもコリン作動性ニューロンの機能は低下しており[6]，認知機能障害や運動症状に大きな影響を及ぼしている．精神症状に対しても中枢神経系のアセチルコリン系の賦活が有効な手段の一つと考えられ，抗パーキンソン病薬の減量と並行して，コリンエステラーゼ阻害薬の投与が考慮される．

　抗コリン薬が運動症状を改善させるという事実から，コリンエステラーゼ阻

害薬の投与による運動症状の悪化が懸念される．しかし，パーキンソン病認知症やレビー小体型認知症に対するコリンエステラーゼ阻害薬の臨床試験結果からは，振戦の増悪が報告されているものの，運動機能の悪化は明らかでないとされている．

（3）抗精神病薬

薬剤の減量で幻覚が改善しない場合や改善が急がれる場合，コリンエステラーゼ阻害薬が無効，もしくは投与が困難な場合は，非定型抗精神病薬を考慮する．ただしいずれも本邦では保険適用外である．

（A）クロザピン

クロザピンは，パーキンソン病の運動症状の悪化を招かずに，精神症状を改善させることが複数の研究によって示され，高いエビデンスをもっている．しかし重大な無顆粒球症がおよそ1％で現れるために厳重管理が求められている．投与にあたっては，わが国では処方する精神科医師と医療機関の登録が必要となり，さらに入院のうえ，慎重なモニタリングを行うことが求められている．

（B）クエチアピン

ガイドラインでは，比較的ドパミン受容体遮断作用が少ないとされるクエチアピンが勧められており，精神症状に対する効果が期待されている．少数例でのRCTによる検討で，クロザピンと類似の効果が示されているが，有効性については今後さらに検討が必要と考えられている．クエチアピンは12.5mg/日程度の少量から投与を始め，症状に応じて慎重に漸増する．運動症状の増悪は少ないとされているが，実際の投与にあたっては鎮静に伴う副作用などに十分な注意が必要である．また，糖質代謝に影響を及ぼし，高血糖や糖尿病性昏睡，糖尿病性ケトアシドーシスなどの重大な副作用の報告があるため，定期的な糖代謝のチェックが必要であり，また，糖尿病合併例では禁忌である．

（C）その他の抗精神病薬

オランザピンはパーキンソン病の幻覚・妄想に対する有意な改善は認められなかったと報告されている．やはり糖尿病合併例では禁忌である．

糖尿病などのためにクエチアピンが投与できない場合，リスペリドンを考慮するが，クエチアピン，クロザピンに比べドパミン遮断効果が強く，運動症状

の悪化を招きやすい.

　非定型抗精神病薬でも症状の改善がみられない場合は，ハロペリドールなどの定型抗精神病薬の投与も考慮されるが，強いドパミン遮断作用をもつためにさらに慎重さが求められる．これら定型・非定型抗精神病薬の投与には，つねに運動症状の増悪に対する警戒が必要となる．中には過鎮静や，嚥下障害など顕著な副作用が現れ，ADL の低下をきたす例がある．

(4) 抑肝散

　漢方薬の抑肝散は，近年レビー小体型認知症の幻視や周辺症状に効果が認められ，広く用いられている．パーキンソン病の幻視にも奏効することがあるので，追加投与を試みることがあるが，確実性の高いエビデンスは示されていないことに留意する必要がある．また，甘草が含まれるため低カリウム血症など偽性アルドステロン症に注意を要する.

C. 衝動制御障害・ドパミン調節障害

1 ▶ パーキンソン病の衝動制御障害とは

　パーキンソン病の患者はまじめな性格の方が多いといわれる一方で，治療経過に伴って脱抑制的な衝動性の行動障害を示すようになることがある．こうした症状はある程度経過が長く，抗パーキンソン病薬による治療歴が長い患者でみられやすい．パーキンソン病に伴うこうした行動障害は，衝動制御障害（impulse control disorder: ICD）と呼ばれており，衝動・欲求，誘惑に抗することができない状態である．一連の行動障害のなかでも，報告，検討ともに多いのは病的賭博である．そのほかにも性欲亢進，買いあさり，むちゃ食いなどの報告がある．なお病的賭博の中でも，そのアクセスの容易さから，わが国で多いのはパチンコ依存症だといわれている．

　ほかに「punding」と呼ばれる複雑な反復性の常同行動や，抗パーキンソン病薬を強迫的に服用するドパミン調節障害（dopamine dysregulation syndrome: DDS）があげられる.

2 ▶ パーキンソン病の衝動制御障害の特徴

ICD では，過度の賭博や高価な買い物といった有害と考えられる行動に対しても，衝動的な欲求や逆らえないほどの誘惑を感じる．行動前は緊張や覚醒度が高まり，行動中は喜びや満足感がある．行動後は安らぎや快感が伴っており，後悔や罪悪感はある場合もない場合もある．またその行動が自分や相手に危害を与えることには過小評価を示す．

Punding は，もともとコカインやアンフェタミンなどの薬物中毒患者が反復性の常同運動を示すことを指した言葉である．パーキンソン病の punding で行われる行為は，何らかの目的はあっても実生活には役に立たないことで，しかもそれを延々と繰り返すという特徴がある．たとえば，家電製品を分解したり，延々と楽器で同じ音を奏でたり，部屋の片づけをし続けたり，といった行動である．患者は無益な行為であることは理解しており，喜びや満足はないが，やめたくとも強迫的衝動が起こり反復してしまう．途中でやめさせると不安を感じることや，行動前の緊張感，行動後に罪悪感を伴うことがある，などICD と類似した点もある．ICD と異なる点は，punding の行為そのものは患者自身や周囲への害は大きくないことで，時には趣味へ没頭している姿と区別がつきにくい．しかしながら，食事もとらずに睡眠時間を減らして継続する状況となるようなケースもあるため，そうしたケースでは対策が望まれる．

DDS はドパミン補充療法への依存と捉えることができる．客観的には運動症状への治療が十分に行われ，むしろ激しいジスキネジアが出現するなど，薬剤の過量が疑われるにもかかわらず，必要以上にドパミン系薬剤を要求するような状態である．また，薬の不足を理由に，予約よりも大幅に早く受診することが何度も続く，などのエピソードは DDS を疑わせる．中には複数の医療機関からドパミン系薬剤の処方を受けているケースもある．要求する薬剤は L-ドパ製剤であることが多いが，アポモルヒネによるケースも報告されている．

パーキンソン病の非運動症状の変動（non-motor fluctuation）によって，オフ時にうつ，不安やパニック障害などがあらわれる例がある．この変動を回避しようとすることが，過剰な薬剤内服を求める衝動となり，DDS の原因になることがしばしばみられるという．

また，同一行動を反復する行動障害には，強迫性障害によるものがあるが，

これはパーキンソン病の ICD とは性質が異なっている．たとえば，手を何度も洗う，戸締りを何度も確かめる，という行動であり，患者はその強い不安を解消するために強迫的な行為を反復する．ICD と異なって，過度の疑惑，予期不安，危険回避の傾向がある．

3 ▶▶ パーキンソン病の衝動制御障害の頻度

アメリカ，カナダのパーキンソン病 3090 例を調査した報告[7] によると，その 13.6％で 1 つ以上の ICD の症状がみられている．このうち，病的賭博 5.0％，性欲亢進 3.5％，買いあさり 5.7％，そしてむちゃ食いは 4.3％であったと報告されている．Punding の頻度にはさまざまな報告があり，1.4 ～ 14％で認められるとされている．

DDS が出現する頻度はパーキンソン病の 3 ～ 4％と報告され，ほかの ICD の症状に比べると少ないと考えられている．

4 ▶▶ パーキンソン病の ICD の背景

ICD の病態には，ドパミン系の関与が強く示唆されている．たとえば病的賭博者では中脳辺縁系のドパミン作動性ニューロン終末において，ギャンブルの刺激によって通常より大きなドパミンの放出が起きていることが示されている．薬物依存にもドパミン系が大きく関わる．たとえばコカインは，ドパミントランスポーターを阻害して神経終末のドパミン再吸収を阻害し，アンフェタミンやヘロインは腹側被蓋野のドパミン作動性ニューロンの活動を亢進させる．この結果，側坐核でドパミン作動性ニューロン終末でのドパミン量が著しく増加し，強烈な快感をもたらす．そして慢性期には反復投与によってシナプスの可塑性が変化し，逆に薬剤が切れると不安感や不快感を生じ依存性を形成すると考えられている．

パーキンソン病によるドパミン作動性ニューロンの障害の程度は経路によって異なっていて，黒質線条体系に比べ，中脳辺縁系と中脳皮質系は比較的保たれていると考えられている．このため運動症状に対するドパミン補充治療が，むしろ中脳辺縁系および中脳皮質系では過量になっている可能性が示唆される．パーキンソン病の治療によって大量のドパミンあるいはドパミンアゴニストの

刺激が生じ，それを反復することが，ICD の原因の一端と考えられている．病的賭博を呈したパーキンソン病患者における陽電子放出断層法（positron emission tomography：PET）を用いた検討によると，外因性のドパミンの放出が側坐核で増加しており，同部位のドパミン受容体への刺激が過剰になっている可能性が示唆される．

　衝動性には，このような報酬系回路におけるドパミン系の異常だけではなく，セロトニン神経の機能障害の関与も指摘されている．セロトニン作動性ニューロンは脳内に広く投射し，線条体においては強化学習に深く関わっている．動物実験やヒトの脳機能画像によって，脳内のセロトニンレベルが低下していると行動選択に変化が起き，より衝動的な行動をとりやすいことが示されている．強迫性障害ではセロトニンの関与がより強いとされ，治療の第一選択としてSSRI が投与される．パーキンソン病が進行するとセロトニン作動性ニューロンの機能も低下してくるため，ICD にセロトニンが関わっている可能性も十分にある．

　一方，前頭葉の機能低下が脱抑制性の行動障害の原因となることも広く知られている．前頭前野の中でも，眼窩前頭皮質の障害が病的賭博や過剰性欲などに関連することが知られており，またこの部位は情動や報酬にも関わる．パーキンソン病でも前頭前野の機能低下があり，さらに前頭葉皮質−基底核ループの機能が障害されるため，これらの行動障害への関与が疑われる．

5 ▶ パーキンソン病の行動障害の並存

　ICD などパーキンソン病における行動障害は，病態生理に共通点が多いためか，複数の症状が一人の患者に併存する場合も少なくない．先に触れた報告によると[7]，パーキンソン病の 3.9％で 2 つ以上の異なる ICD が認められた．また別の報告[8]によると，punding のない患者では，ICD の合併は 17％だが，punding を呈する患者で，さらに ICD を合併していた例は 40％であった．

　また DDS を呈する例でも ICD を合併することが多いが[9]，反対に ICD のある患者では DDS を合併している頻度は必ずしも高くないとされる．一方 punding は DDS と関連していることが示唆されている[10]．

6 ▶ パーキンソン病の行動障害の治療

(1) ICD の対策 [11]

最近，足しげくパチンコ店に通っている，あるいは高額な商品を次々と購入してしまう，しまいに経済的に困窮してしまう，こういった「症状」は，本人も家族もパーキンソン病との関連に気づかない，あるいは言い出せずにいる可能性もある．行動障害への対策の第一歩は，患者とその家族にこうした可能性について事前によく啓蒙すること，また医療者側が早期に気づくことであろう．

いったん行動障害が出現すると，対処が困難となることも少なくない．行動障害の危険因子として，若年発症の男性患者，アルコールやほかの薬物依存の既往，新し物好きな性格，などが挙げられている．こうした危険因子のある患者に対しては，パーキンソン病の治療を開始するにあたって特に注意する．

(A) 抗パーキンソン病薬の調整

ICD は，特にドパミンアゴニストを投与されている患者で頻度が高くなる [7]．病的賭博の検討では，L-ドパ単独投与例では 1％程度の頻度だが，ドパミンアゴニストを併用している例では 8％であったと報告されている．さらに ICD は，ドパミンアゴニストの中でもプラミペキソールを投与されている患者で頻度が高いと考えられており，辺縁系におけるドパミン受容体の過剰刺激の関与が疑われる．ドパミンアゴニストの減量・中止や変更は，病的賭博に対して有効と考えられている．

また性欲亢進，買いあさり，むちゃ食いに対しても，ドパミンアゴニストなどの減量中止が有効である可能性がある．

punding もドパミン受容体への過剰な刺激が原因と考えられているが，特に背側線条体の D1 受容体の関与が指摘されている．ドパミンアゴニストの中でも，D1 受容体への親和性を持つペルゴリドと L-ドパを併用している例では，punding を起こす可能性があるとされている一方で，D1 受容体刺激作用の少ないプラミペキソールやロピニロールでは punding の報告は比較的少ないとする報告もある．

なお，ドパミンアゴニストでも，徐放性製剤と速放性製剤で ICD の頻度が異なっているかどうかに一定の見解は示されていない．しかし上記の病態機序を考える時，ドパミン刺激変動はより少ない方がよいと考えられる．

　ドパミンアゴニストの減量に際しては，運動症状の増悪をきたす可能性が高い．このため減量時には L- ドパの増量や，エンタカポンあるいはセレギリンの追加，増量が考慮されるべきである．ただし，ICD の治療の目的にドパミンアゴニストを減量中止した場合，後述するように離脱症状が現れる可能性が高いことが指摘されており，慎重な態度が求められる．

　薬剤調整で ICD が改善しない場合は，以下に述べる薬剤が試されている．しかし現在のところいずれも少数例による報告にとどまり，明確な有用性や質の高いエビデンスは示されていない．

(B) アマンタジン

　アマンタジンの ICD への効果が報告されている．アマンタジンの服用歴のない，病的賭博を呈したパーキンソン病患者に対して，アマンタジン 200 mg/ 日の 4 週間の投与で，服用可能だったすべての例で症状が改善したという少数例を対象とした報告がある．一方で病的賭博の既往がある症例のジスキネジアに対してアマンタジンを追加投与したところ病的賭博の再燃をみたという症例報告もある．また，先に触れた報告において [6]，ICD とアマンタジンの服用との関連を解析したところ，アマンタジンの服用は ICD の合併に有意な関連があり，その関連性はドパミンアゴニストの投与や L-ドパ投与量を考慮しても有意であった，と報告されている．

　以上から，現在のところ ICD に対するアマンタジンの効果には一定の見解はない．

(C) SSRI

　セロトニンが衝動性の行動に関連することが推測されていることから，SSRI はパーキンソン病の ICD に対しても投与が検討されている．少数例に対してシタロプラムを投与した検討で，プラセボ投与群に比較して行動選択が改善されたと報告されている．しかしながら，その有用性は明らかではなく明確なエビデンスは存在しない．

(D) 非定型抗精神病薬

　クエチアピン，クロザピンの投与で ICD 症状が軽減されたとする少数例の報告があるが，やはり明確なエビデンスは示されていない．

（E）continuous dopaminergic stimulation

抗パーキンソン病薬による，腹側線条体への波状の刺激変動を軽減して，同程度の刺激を持続させる continuous dopaminergic stimulation の考え方に基づいて，L-ドパの腸内への持続投与や，アポモルヒネの持続皮下投与などの方法も試みられている．今のところ，これらの治療法についても ICD に対する明確な有効性は示されていない．

（F）脳深部刺激療法（DBS）

視床下核への DBS は，抗パーキンソン病薬の量を減量できる例では，これらの行動異常への改善効果が期待できる．しかしながら DBS の術後に新たに行動異常を発症したという報告もみられるため，その効果に対する評価は定まっていない．少なくとも行動障害の改善効果のみを目的として DBS の導入は行うべきでない．

（2）DDS の治療

DDS に対する治療法は確立していない．過剰な服薬行動を抑制するには，患者本人への説明だけでは，困難な事例が多いものと思われる．同居している家族の協力を仰ぎ，服薬の管理を徹底してもらう，などの対策が考えられる．それが困難な場合，入院での服薬の管理と調整も考慮される．

7 ▶▶ ドパミンアゴニストの減量と離脱症候群

これまで述べてきた精神症状への対策として，ドパミンアゴニストを減量・中止していくときに，ドパミンアゴニスト離脱症候群（dopamine agonist withdrawal syndrome: DAWS）と呼ばれる離脱・禁断症状が現れることがある [11, 12]．不安やパニック障害，抑うつ，焦燥感，不眠，めまい，疲労感，起立性低血圧や発汗，など，実に様々な症状がみられると報告されており，減量時は十分な注意を要する．DAWS を呈するのは，ほとんどが ICD を伴った症例であり，ICD のためにドパミンアゴニストを中止した場合，その15％にDAWS が認められたと報告されている．

DAWS が現れた場合，L-ドパやほかの抗パーキンソン病薬の増量，もしくは抗精神病薬の追加投与などの対策だけでは改善しにくい場合があり，ドパミンアゴニストを再開するべきであると考えられている．このため，ドパミンア

ゴニストの減量中止は急激に行うべきではなく，徐々に漸減するようにしなくてはならない．特に中止時には注意を要する．

■おわりに

　パーキンソン病に伴う精神症状とその対策について概説した．いまだ病態が解明されておらず，またその対策についても質の高いエビデンスが存在しないものが多い．近年，脳機能画像のめざましい発展などによって，パーキンソン病の研究は大きく進歩しており，その精神症状に対する解析も徐々に進められてきている．その対策についても，今後の大規模な臨床試験や新規薬剤の開発などによって発展していくものと期待される．

■文献

1) パーキンソン病診療ガイドライン作成委員会，編. 日本神経学会，監修. パーキンソン病診療ガイドライン 2018. 東京: 医学書院. 2018; p.248.

2) Khoo TK, Yarnall AJ, Gordon WD, et al. The spectrum of nonmotor symptoms in early Parkinson disease. Neurology. 2013; 80: 276-81.

3) Erro R, Picillo M, Vitale C, et al. Non-motor symptoms in early Parkinson's disease: a 2-year follow-up study on previously untreated patients. J Neurol Neurosurg Psychiatry. 2013; 84: 14-7.

4) Pontone GM, Williams JR, Anderson KE, et al. Prevalence of anxiety disorders and anxiety subtypes in patients with Parkinson's disease. Mov Disord. 2009; 24: 1333-8.

5) den Brok MG, van Dalen JW, van Gool WA, et al. Apathy in Parkinson's disease: A systematic review and meta-analysis. Mov Disord. 2015; 30: 759-69.

6) Bohnen NI, Kaufer DI, Ivanco LS, et al. Cortical cholinergic function is more severely affected in parkinsonian dementia than in Alzheimer disease. Arch Neurol. 2003; 60: 1745-8.

7) Weintraub D, Koester J, Potenza MN, et al. Impulse control disorders in Parkinson disease: a cross-sectional study of 3,090 patients. Arch Neurol. 2010; 67: 589-95.

8) Pettorruso M, Fasano A, De Risio L, et al. Punding in non-demented Parkinson's disease patients: Relationship with psychiatric and addiction spectrum

comorbidity. J Neurol Sci. 2016; 362: 344-7.

9) Warren N, O'Gorman C, Lehn A, et al. Dopamine dysregulation syndrome in Parkinson's disease: a systematic review of published cases. J Neurol Neurosurg Psychiatry. 2017; 88: 1060-4.

10) Evans AH, Katzenschlager R, Paviour D, et al. Punding in Parkinson's disease: its relation to the dopamine dysregulation syndrome. Mov Disord. 2004; 19: 397-405.

11) Samuel M, Rodriguez-Oroz M, Antonini A, et al. Management of impulse control disorders in Parkinson's disease: controversies and future approaches. Mov Disord. 2015; 30: 150-9.

12) Rabinak CA, Nirenberg MJ. Dopamine agonist withdrawal syndrome in Parkinson disease. Arch Neurol. 2010; 67: 58-63.

〈田中洋康〉

3 睡眠障害とその対策

■はじめに

　近年パーキンソン病の非運動症状が注目されている．睡眠障害は一般人口でも高頻度にみられるがパーキンソン病において病態に深く関与し，QOL を悪化させる．さらに医療者側から積極的に尋ねないと訴えないことも多い．また REM 睡眠行動障害はパーキンソン病の prodromal phase における最も特異性の高い非運動症状と考えられ，この分野への関心が高まっている．本稿ではパーキンソン病の睡眠障害で重要な不眠，REM 睡眠行動障害，下肢静止不能症候群，日中の過度の眠気および突発的睡眠について解説する．

A. 不眠

　不眠はパーキンソン病で最も多くみられる症状のひとつである．不眠のうち入眠困難，中途覚醒，早朝覚醒などすべてが起こりうるが，パーキンソン病では中途覚醒が多い．これはパーキンソン病では睡眠の断片化が生じていることにもよる．パーキンソン病自体による夜間の運動障害のほかに感覚障害，痛み，幻視，うつ，夢，認知症などの精神症状，夜間頻尿，パーキンソン病薬や向精神薬の影響，睡眠時無呼吸，後述する睡眠障害も不眠の原因となるうえ不眠は日中の過眠の原因ともなる．またパーキンソン病では病理学的にドパミン系の異常のほかにセロトニン系，ノルアドレナリン系，アセチルコリン系すべてに障害を認める．これらはすべて睡眠障害を引き起こし得る．

　このようにパーキンソン病の不眠の原因は非常に多彩である．そのため治療の際は関与している因子をよく見極めなければならない．デイサービスやリハビリテーションによる日中の活動の増大などの基本的なことは行った上

で，それぞれの原因に対する治療を行う．パーキンソン病による運動障害が夜間影響しているときには半減期の長いドパミンアゴニストがよい．ロチゴチン（ニュープロパッチ®）も薦められている．入眠障害があるときにはセレギリン（エフピー®）やアマンタジン（シンメトレル®）は減量，中止や日中への移行を考える．睡眠薬の使用を考えるときは短時間作用型で筋弛緩作用の少ないブロチゾラム（レンドルミン®），ゾピクロン（アモバン®），ゾルピデム（マイスリー®）が薦められていた．最近では超短時間作用型のエスゾピクロン（ルネスタ®）が薦められている．中途や早朝覚醒にはより長時間作用するフルニトラゼパム（ベノジール®，ダルメート®）を考慮するが薬効残存には注意する．

B. REM 睡眠行動障害

REM 睡眠の間は全身の骨格筋活動が抑制され弛緩している．REM 睡眠行動障害（rapid eye movement sleep behavior disorder: RBD）はこの抑制が障害され夢の行動化が生じる．この異常行動は，叫ぶ，話す，笑うといったものから蹴る，殴るなどの複雑なものまでみられる．そのため自身やベッドパートナーが怪我をしたりすることもある．

2014年3月に発表された睡眠障害国際分類第3版[1]のRBD診断基準を表4に示す．これによると筋抑制を伴わないREM睡眠を睡眠ポリグラフ検査で証明しないといけない．しかし現状では睡眠ポリグラフ検査を行うことはしばしば困難なことが多い．そのため簡便なスクリーニングのために質問票が使用される．1項目の質問「睡眠中に夢の中の行動を行っている（例えば殴る，腕を空中で揺り動かす，走る動作）といわれたり，自分自身で疑ったりしたこと

表4 睡眠障害国際分類 第3版[1] の RBD 診断基準

次のA〜Dを満たす
A. 反復する睡眠に関連する発生や複雑な運動行動
B. これらの行動は睡眠ポリグラフ検査のREM睡眠中に記録，もしくは夢の行動化の病歴からREM睡眠中に起こったと推定される
C. 睡眠ポリグラフ検査上の記録で筋抑制を伴わないREM睡眠が証明される
D. この障害は他の睡眠障害，精神疾患や物質使用により説明できない

がありますか？」[2] や，さらに詳細なものとして Mayo Sleep Question-naire[3]，日本語版のあるものとしては RBD screening questionnaire 日本語版[4] や RBD questionnaire-Hong Kong の日本語版 RBDQ-JP[5] がある．

REM 睡眠を調整する経路の障害すなわち責任病巣としてはコリン，ドパミン，セロトニンなどの作動系である青斑核・青斑下核複合体，下背外側核，脚橋被蓋核，巨大細胞性網様核などが考えられている．また悪夢が多いため辺縁系の関与も考えられている．

種々の報告ではパーキンソン病の 15 ～ 60％に RBD がみられる．他の神経変性疾患ではパーキンソン病を含むシヌクレイノパチーに高頻度に合併するもののタウオパチーへの合併は少ない．さらに認知症あるいは神経変性疾患の合併しない，特発性 RBD を前方視的に観察した研究で RBD は神経変性疾患とくにパーキンソン病と Lewy 小体型認知症に進展する例が多くみられている．パーキンソン病には運動症状が表れる前に神経変性が進行している prodromal phase がある．また Braak らはパーキンソン病の病理学的進展は，迷走神経背側核と嗅球より始まり，橋青斑核，中脳黒質へと進展し，脳幹を上行し大脳皮質へ広がるとする脳幹上行進展仮説を提唱した[6]．この仮説によると RBD はパーキンソン病の prodromal phase であるといえる．

RBD の治療としてクロナゼパム(リボトリール®, ランドセン®)0.5 ～ 2.0 mgが有効である．またメラトニンおよびその関連薬剤(ロゼレム®3 ～ 12 mg など)も有効といわれていて，こちらは RBD の骨格筋活動の抑制の障害も改善する．プラミペキソール（ビ・シフロール®，ミラペックス®）リバスチグミン（イクセロンパッチ®，リバスタッチパッチ®）やメマンチン（メマリー®）も有効といわれている．

C. 下肢静止不能症候群

下肢静止不能症候群（restless legs syndrome: RLS）はむずむず脚症候群ともよばれ，主に睡眠時や安静時，夕方から夜間にかけて不快感を伴う脚を動かしたいという強い欲求を主症状とする疾患である．RLS の診断基準として International RLS Study Groups (IRLSSG) が示した 2012 年の改訂版[7]

表5	2012年改訂版IRLSSGによるRLS診断基準[6]

次の1〜5を満たす
1. 下肢の不快感を伴う,またはそれに起因する下肢を動かしたいとの強い欲求
2. 横になっている,座っているなど,安静時や身体を動かしていないときに,下肢を動かしたいとの強い欲求や不快感が生じたり,増悪したりする
3. ウォーキングまたはストレッチなどの運動により,少なくともその活動を続けている間は下肢を動かしたいとの強い欲求や不快感が部分的または完全に改善する
4. 下肢を動かしたいとの強い欲求や不快感は日中に比べ夕方ないし夜に増悪するか認められる
5. 上記の特徴の出現が他の医学的,行動的な状況で説明できない(例,筋痛,静脈うっ滞,下肢の浮腫,こむら返り,姿勢による不快感,貧乏ゆすり)

を表5に示す.

RLSとパーキンソン病はどちらもドパミン治療に反応することなどから関連が議論されている.しかしRLSでは黒質の鉄の欠乏がみられるがパーキンソン病では増加がみられる,RLSではドパミン神経系の異常が明らかでないという相違がある.RLSの病因として脳内の貯蔵鉄の欠乏によるドパミン機能障害が推定されている.パーキンソン病のRLSの合併頻度は報告によりまちまちである.前述のRBDと異なりRLSはパーキンソン病のprodromal phaseとは考えられていない.

パーキンソン病自体の症状であるウェアリング・オフ現象,振戦,ジスキネジア,ジストニアなどの夜間の症状,オフ時の異常感覚,アカシジアなどは鑑別が必要である.またパーキンソン病ではドパミン治療がなされるためにRLSの症状が改善していることや,一方ドパミン治療によりRLSのaugmentation(増強現象)が生じている場合もある.これは一定量のドパミン作動薬の連日投与によりRLSが午後早くに生じたり,手足に広がってしまう現象である.さらにパーキンソン病の随伴症状に対する抗うつ薬,向精神薬,制吐剤などはRLS誘発の可能性がある.二次性RLSとして妊娠,腎不全,鉄欠乏性貧血などがある.

RLSの治療として禁酒,禁煙にカフェインの摂取制限を行う.鉄欠乏の場合は鉄剤での補充を行う.ドパミン作動薬が使用される場合にはaugmentation発生が少ないドパミンアゴニストがよい.本邦ではRLSに対してプラミペキソール(ビ・シフロール®,ミラペックス®)とロチゴチン(ニュー

プロパッチ®）が保険適用になっている．すでにドパミン作動薬を服用している場合，ガバペンチン（ガバペン®）やプレガバリン（リリカ®）などのα2δカルシウムチャネルリガンドやクロナゼパム（リボトリール®，ランドセン®）も考慮される．ガバペンチン エナカルビル（レグナイト®）も保険適用である．

D. 日中の過度の眠気

　パーキンソン病には日中の過度の眠気（excessive daytime sleepiness：EDS）の合併が多い．罹病期間，重症度，ドパミン作動薬の総量，うつの合併に関連している．次の突発的睡眠と合わせ車の運転や仕事の制限につながりQOLを大きく制限する．日中の眠気を評価するものとして Epworth sleepiness scale（ESS）があり日本語版がある[8]．EDS の原因として本項目にあるパーキンソン病に合併する夜間の睡眠障害，夜間の運動症状や痛みによる睡眠障害，服用している薬剤の影響，パーキンソン病自体の病理学的変化（覚醒系である中脳腹側被蓋野から中脳皮質辺縁系に投射するドパミン系，セロトニン系，ノルアドレナリン系，アセチルコリン系，オレキシン系の障害）など多彩である．そのため何が日中の眠気に大きく影響しているかよく見極めないといけない．また，ほとんどのパーキンソン病薬処方時には自動車の運転，高所作業など危険を伴う作業に従事させない注意が求められている．

　EDS にはさまざまな要因があることから治療も多方面から考えなければならない．夜間の睡眠障害の是正，デイサービスやリハビリテーションによる日中の活動の増大も考えなければならない．ドパミン作動薬の増量により EDS が出現した場合は，減量も考慮しないといけない場合もある．ナルコレプシーの治療薬であるモダフィニル（モディオダール®）の有効性がいわれているが本邦では使用しにくいと思われる．メチルフェニデート（リタリン®，コンサータ®）も同様である．カフェインは夜間不眠や夜間頻尿に注意しないといけない．

E. 突発的睡眠

　突発的睡眠は予兆なく突然眠ってしまい，数十秒から数分で目覚める現象で

ある．はじめ非麦角系のドパミンアゴニストの投与で報告されたが，後には麦角系のドパミンアゴニストやL-ドパ（L/dopa）でも出現が報告されている．前述のESSの高い，すなわちEDSを有すると突発的睡眠を起こしやすいといわれている．前項のEDSほど多いわけではないがESSが10点以上で突発的睡眠に注意したほうがよい．またドパミン治療ではL-ドパ投与で増加し，アゴニストでより多く，L-ドパとの併用や複数のアゴニストの併用，高用量のドパミン作動薬でより危険である．ナルコレプシーは日中の眠気，睡眠発作，情動脱力発作を起こすため関連が注目される．ナルコレプシーではオレキシン神経系が障害され髄液中のオレキシンが低値となる．パーキンソン病でもオレキシン神経系の障害が報告されているが，髄液中のオレキシンが正常との報告もある．また情動脱力発作を認めないなどの異なる点もみられる．

治療は前項のEDSと同様である．

■文献

1) American Academy of Sleep Medicine. International Classification of Sleep Disorders. 3rd ed. Darien, IL: American Academy of Sleep Medicine; 2014.

2) Postuma RB, Arnulf I, Högl B, et al. A single-question screen for rapid eye movement sleep behavior disorder: a multicenter validation study. Mov Disord. 2012; 27: 913-6.

3) Boeve BF, Molano JR, Ferman TJ, et al. Validation of the Mayo Sleep Questionnaire to screen for REM sleep behavior disorder in an aging and dementia cohort. Sleep Med. 2011; 12: 445-53.

4) Miyamoto T, Miyamoto M, Iwanami M, et al. The REM sleep behavior disorder screening questionnaire: validation study of a Japanese version. Sleep Med. 2009; 10: 1151-4.

5) Sasai T, Matsuura M, Wing YK, et al. Validation of the Japanese version of the REM sleep behavior disorder questionnaire（RBDQ-JP）. Sleep Med. 2012; 13: 913-8.

6) Braak H, Del Treidici K, Rub U, et al. Staging of brain pathology related to sporadic Parkinson's disease. Neurobiolo Aging. 2003; 24: 197-211.

7) International Restless Legs Syndrome Study Group. 2012 Revised IRLSSG Diagnostic Criteria for RLS. 〈http://irlssg.org/diagnostic-criteria/〉, accessed on

April, 16, 2015.

8) 福原俊一, 竹上未紗, 鈴鴨よしみ, 他. 日本語版 the Epworth Sleepiness Scale (JESS) ～これまで使用されていた多くの「日本語版」との主な差異と改訂～. 日本呼吸器学会誌. 2006; 44: 896-8.

〈高橋俊明〉

4 自律神経障害とその対策

■はじめに

　自律神経症状はパーキンソン病（Parkinson disease: PD）の非運動症状の中でも高頻度にみられる症状である．PD では表6のような多彩な自律神経症状を呈するが，発症早期にはその症状は軽度であることが多く，経過とともに出現頻度や重症度が増す．PD の病理学的特徴である黒質神経細胞の脱落とレビー小体出現に先行して，延髄迷走神経背側核や橋などの中枢自律神経系や心臓交感神経，腸管神経叢などの末梢自律神経系に早期からレビー小体が出現することが確認されており，臨床的にも便秘や起立性低血圧，排尿障害などは運動症状発症前あるいは発症早期から認められることがある [1, 2]．

　早期からの自律神経障害は予後不良因子のひとつでもあり，その治療に難渋することも多い [3]．発症早期には患者から自律神経症状を訴えることが少ないことや PD 治療薬の副作用として自律神経症状が出現・増強することなどにも注意が必要である．主な自律神経症状について以下に概説する．

表6　パーキンソン病でみられる主な自律神経症状

瞳孔系	瞳孔調節障害，視覚障害
消化器系	唾液分泌異常，流涎，嚥下障害，胃機能障害，小腸細菌過剰増殖，便秘（大腸通過時間遅延，便排出障害），下痢，
心血管系	起立性低血圧，食事性低血圧，臥位高血圧，低血圧，血圧変動異常，末梢循環障害
下部尿路系	神経因性膀胱（過活動性膀胱，尿排出障害）
性機能系	性機能不全（性欲低下，オーガズム低下，勃起不全，射精不全）
発汗系	発汗亢進，発汗低下，発汗発作
体温調節系	低体温，うつ熱，感染時異常高体温，耐暑性・耐寒性低下，悪性症候群

A. 消化器症状

消化管壁内には主に消化管蠕動運動に関与する筋層内の Auerbach 神経叢と消化管分泌に関与する粘膜下の Meissner 神経叢があり，これらの腸神経系に対して中枢からの副交感神経である迷走神経や骨盤神経は促進的に，交感神経は抑制的に働く．PD では運動症状発症前や発症早期から腸管神経系にも α シヌクレイン病理の出現を認める．

PD の消化器症状では腸管蠕動運動低下による胃機能障害や便秘が多い．

胃機能障害の症状には悪心，嘔気，食後の膨満感，食欲低下などがある．また，胃の蠕動運動低下は胃排出能を低下させ，L-ドパ（L/dopa）の吸収部位である十二指腸や空腸上部への L-ドパ到達遅延による吸収障害を生じ，薬効発現に時間がかかったり（delayed on 現象），有効血中濃度に到達できず薬効が発現しなかったり（no on 現象）する．腸神経系ではセロトニン 5-HT$_4$ 受容体刺激は蠕動運動を促進，ドパミン D$_2$ 受容体刺激は蠕動運動を抑制するため，胃排出能低下に対してはセロトニン 5-HT$_4$ 受容体刺激薬である mosapride（ガスモチン®）やドパミン D$_2$ 受容体拮抗薬の domperidone（ナウゼリン®）が有効なことが多い．Domperidone は中枢へ移行しにくいが，同じくドパミン D$_2$ 受容体拮抗薬である metoclopramide（プリンペラン®）は血液脳関門を通過し，運動症状を悪化させる危険が高く用いられない．H$_2$ ブロッカーの nizatidine（アシノン®）は胃排出時間を短縮すると報告されている[4, 5]．

便秘に関しては報告により便秘の定義が異なり，出現頻度に差があるが，おおむね PD 患者の 6 ～ 8 割に合併する．便秘は運動症状発症前から出現することも多く，PD 発症の危険因子でもある．大腸通過時間遅延による便秘の他，排便時の骨盤底筋群と肛門括約筋の協調運動障害による便の排出障害も便秘を引き起こす．水分量や食事量の不足，食物繊維の摂取量不足，運動量低下に加え，L-ドパ，ドパミンアゴニスト，抗コリン薬などの PD 治療薬や三環系抗うつ薬，カルシウム拮抗薬など合併疾患への治療薬も腸管蠕動運動を低下させ，便秘を悪化させる．

高度の便秘は麻痺性イレウスや巨大結腸，S 状結腸捻転など緊急手術を要す

る重篤な合併症を引き起こすこともあり，注意が必要である．

　便秘に対してはまずは前述の生活習慣の改善や服用中の薬物の見直しを図る．悪性腫瘍など便秘の原因となる他疾患の合併にも留意する．大腸通過時間遅延による便秘に対する薬物治療としては膨潤性下剤，浸透圧性下剤，大腸刺激性下剤などがあるが，海外で有用性が報告されている膨潤性下剤のオオバコや浸透圧性下剤のポリエチレングリコールは本邦では使用されていない．浸透圧性下剤としては酸化マグネシウムが使われることが多いが，投与中は高マグネシウム血症の誘発に注意する．日本で市販中の薬剤では小腸上皮クロライドチャンネル活性化により腸液分泌を促進し，便を軟らかくして排便を促す lubiprostone（アミティーザ®）は PD の便秘に対してもエビデンスを有する[7]．sennoside（プルゼニド®），senna（アローゼン®），picosulfate（ラキソベロン®）など大腸刺激性下剤の頓用，大腸通過時間の短縮や排便時の直腸収縮増強作用が報告されている大建中湯や mosapride（ガスモチン®）なども用いられる．刺激性下剤を使用する場合は長期連用による耐性出現や sennoside や senna などアントラキノン誘導体による大腸メラノーシスの合併・便秘増強にも注意が必要である．Lubiprostone 同様，腸上皮機能変容薬の linaclotide（リンゼス®）は腸液の分泌を促進し排便を促す一方，消化管知覚過敏を改善する効果があり，腹痛を伴う便秘への効果が期待されるが，PD 患者の便秘についてのエビデンスはない．これらの治療で効果を認めない場合には bisacodyl 坐剤（テレミンソフト®坐薬）グリセリン浣腸などを用いる．一方，便の排出障害による便秘に対する治療は困難なことが多いが，L-ドパの内服や apomorphine（アポカイン®皮下注）が有効な場合がある．また，保険適用外であるが恥骨骨盤筋への A 型ボツリヌス毒素注の有効例も報告されている[4,5]．

B. 心血管系障害

　PD では起立性低血圧（orthostatic hypotension: OH）や食事性低血圧（postprandial hypotension: PPH），臥位高血圧（spuine hypertension: SH），低血圧，血圧変動幅の増大などの血圧調節障害が起こる．

　OH は起立後 3 分以内に収縮期血圧が 20 mmHg 以上，あるいは拡張期血圧が 10 mmHg 以上低下するものと定義され，PD 患者の約 3 ～ 6 割に認められる．中枢病変と圧受容器反射での末梢交感神経遠心路の障害によると考えられ，起立による血圧低下で脳灌流低下を生じ，立ちくらみ，眼前暗黒感，めまい感，時には失神や転倒を引き起こし，重大な外傷の原因となることもある．血圧の変動幅だけではなく，血圧値自体も症状と関連する．PPH は食後 2 時間以内に収縮期血圧が 20 mmHg 以上低下するものと定義され，食事中や食後にめまい感や眠気，眼前暗黒感，失神など OH と同じような症状を呈する．OH と PPH は合併することが多い．健常者では食事による門脈血流増加や末梢血管拡張による血圧低下に対して交感神経活動が増加し血圧を維持するが，PPH を呈する患者ではこの交感神経系の代償不全により血圧が低下すると推測されている．ブドウ糖や炭水化物，脂肪の多量摂取，アルコール摂取は血圧低下をよりきたしやすい．SH は臥位血圧が収縮期血圧 150 mmHg あるいは拡張期血圧 90 mmHg 以上と定義される．SH は見逃されていることも多く，また OH や PPH と合併することが多い．OH や PPH への薬物治療が SH を発生・増悪させることにも注意が必要であり，OH や PPH など血圧低下による症状と血圧上昇による SH の症状のバランスをとることが大事である．また，症状出現時の血圧時や状況には個人差も多く，患者ごとに適した治療を行うことを考慮する．

　血圧調節障害は早期から出現しうる症状だが，臨床上，症状が問題となるのは PD 進行例や長期例が多い．表 7 に血圧調節障害に対する治療を示した[6, 7, 8]．PD 治療薬である L-ドパや selegiline（エフピー®）などのドパミン作動薬，合併疾患に対する三環系抗うつ薬，降圧剤，頻尿治療薬などにより OH が誘発されることもあり，服用薬剤の見直しも重要である．また，どのような時に血圧変動を起こしやすいのか，症状が起きた場合の対処法などを患者や家族に十分に指導する．

　脱水，発熱，食事，高温環境，入浴，運動後などは安静時血圧の低下だけでなく，OH や PPH による症状も増強させる．OH に対する非薬物治療として腹帯の着用は有用である．弾性ストッキングは着用動作の困難さやその着用感などから PD 患者では敬遠されることも多く，下腿だけの装着は効果がない．

表7 血圧調節障害の治療

1. **服用薬剤の見直し**：薬剤による血圧調節障害が疑われる場合は原因薬剤の減量や中止
   - L-dopa，dopamine agonist，selegiline，amantagineなどの抗パーキンソン病薬
   - 利尿薬，降圧剤，三環系抗うつ薬，抗コリン薬など

2. **予防と非薬物治療**
   - 血圧低下を引き起こす要因を患者や家族に理解してもらい，可能ならそれらを避ける．
     急激な体位変換や姿勢変換，多量の脂肪や炭水化物を含む食事，アルコール摂取，
     発熱，脱水，高温環境，入浴，運動後，排尿・排便後など
   - 長時間の臥位や座位の後は立ち上がりや歩き始めをゆっくりとする．
   - 飲水量や塩分摂取量を増やす：心不全や腎不全，臥位高血圧の合併に注意
     飲水量　1日1.5 L以上，塩分摂取量　1日8 g以上
   - 腹帯（と弾性ストッキング）を着用する
   - Physical countermaneuvers
     症状が出現しそうになったらしゃがみこむ，前かがみになる．
     立位時には脚を交叉させる，踵を上げ下げするなど．
   - 食事の時にはカフェインを含む飲み物をとり，食後はしばらく安静に過ごす．
   - 臥位高血圧予防のため就寝時頭部を挙上し，日中も仰臥位を避ける．

3. **薬物治療**
   a. 起立性低血圧[*1]
      - midodrine（メトリジン®）　　　　　　1回2〜4 mg　朝・昼食後
      - droxidopa（ドプス®）　　　　　　　　1回100〜300 mg　毎食後
      - fludrocortisone（フロリネフ®）[*2, *3]　1回0.1〜0.3 mg　朝食後
      - 他にamezinium（リズミック®），dihydroergotamine（ジヒデルゴット®），
      - propranolol（インデラル®）[*3]，pyridostigmine（メスチノン®）[*3]など
      - [*1]. いずれの薬剤も臥位高血圧の予防のため，18時以前の服用が望ましいとされる．
      - [*2]. 電解質異常，心不全，浮腫，高血圧の発症に注意する．
      - [*3]. 本邦では低血圧や起立性低血圧の適応はない．
   b. 食後性低血圧
      midodorineやdroxidopaの食前服用
      acarboseの食前服用[*3]
   c. 臥位高血圧：収縮期血圧が180 mm/110 Hgを超えるような場合は薬物治療を考慮
      就寝中のニトログリセリンパッチ貼付[*3]
      短時間作用型降圧剤の夕食後服用：losartan，captopril，nifedipineなど

約500 mLの水を急速にとると収縮期血圧が20 mmHg上昇し，1〜2時間持続する．SHに対しては就寝時の頭部挙上（15 cm程度），日中も仰臥位を避けるなどが予防に有効であり，就寝時の頭部挙上は夜間の圧ナトリウム利尿を低下させ翌朝のOHも軽減する．

　薬物治療としてはOHに対してはdroxidopa（ドプス®），midodrine（メトリジン®），fludrocortisone（フロリネフ®）などが用いられる．PPHでは

OH に用いられる薬剤の食前服用のほか，消化・吸収を緩徐にする α グルコシダーゼ阻害薬である acarbose（グルコバイ®）の有効性も報告されている．SH に対する薬物治療では 180 mm/110 Hg を超えるような場合には就寝中のニトログリセリンパッチ貼付やロサルタン，カプトプリル，ニフェジピンなど短時間作用型の降圧剤の夜間服用が勧められている [6, 7, 8]．

C. 神経因性膀胱

　膀胱と尿道からなる下部尿路は蓄尿と尿の排出の 2 つの働きを有し，末梢と中枢の神経路により複雑に制御されている．末梢神経では骨盤神経（副交感神経: 仙髄由来）が M2，M3 ムスカリン受容体に作用し膀胱平滑筋を収縮させる．また下腹神経（交感神経: 胸腰髄由来）は β アドレナリン受容体に作用し膀胱を弛緩する一方，α アドレナリン受容体にも作用し膀胱三角部の内尿道括約筋を収縮させる．体性神経である陰部神経（仙髄 Onuf 核由来）はニコチン受容体に作用し外尿道括約筋を収縮させる．さらにこれら末梢神経の働きは脊髄，脳幹，基底核や大脳などより上位の神経系により制御されている．一般に橋排尿中枢より上位中枢は尿の排出に関して抑制的に働いている．これら神経系の異常による排尿障害を神経因性膀胱（neurogenic bladder: NB）という．排尿にはドパミン，セロトニン，GABA，グルタミン酸，Ach など多くの神経伝達物質が関与しているが，このうちドパミン系の神経回路では D1 受容体刺激は排出抑制（蓄尿促進）に，D2 受容体刺激は排出促進（排尿促進）に働く．

　PD 患者での排尿障害有症率は 27 ～ 63％ と高く，QOL への影響も大きい [2]．排尿障害の原因は NB 以外にもあり，男性での前立腺疾患の合併や女性での腹圧性尿失禁や骨盤臓器脱の合併はないか，臥位高血圧による夜間多尿・頻尿の可能性はないかなどを検討する必要がある．また，無動や歩行障害，ウェアリングオフ，睡眠障害なども排尿障害の原因となる．

　PD の NB では蓄尿障害が主体で，頻尿（夜間・昼間），尿意切迫，切迫性尿失禁など，過活動性膀胱（overactive bladder: OAB）の症状が多い．尿流動態検査では排尿筋過活動や無抑制性括約筋弛緩を認めることが多く，PD

の蓄尿障害は黒質線条体病変による排尿反射抑制障害によると推測されている.
一方で, 排尿開始遅延や排尿困難感などを呈し, 尿流動態検査で排出期の軽度
排尿筋収縮不全を認めることがあり, PD の排出症状には橋排尿中枢など脳幹
排尿反射促進領域病変の関与も示唆されている. PD では排尿筋括約筋協調不
全はほとんど見られず, 排出症状主体で 100mL 以上の残尿を伴う場合は多系
統萎縮症を疑う[9, 10].

　薬物治療としてはまず運動症状のコントロールが十分かどうか, 検討する必
要がある. D1 受容体親和性のあるドパミン作動薬の pergolide(ペルマック
ス®)は頻尿症状に有効であったと報告されているが, 同じく D1 受容体親和
性のある L-ドパや apomorphine(アポカイン®)では一定の効果が得られて
いない. OAB 症状に対してはまず抗コリン薬が用いられることが多い. 抗コ
リン薬は蓄尿障害に対して有効であるが, 口渇や便秘などの副作用, 高次脳機
能への影響, 用量増加時の尿閉の発症などが問題となることがある. 抗コリン
剤の選択にあたっては血液脳関門透過性が低く, 中枢ムスカリン M1 親和性の
低い薬剤や膀胱に分布するムスカリン M2, M3 受容体に選択性の高い薬剤が
望ましい. ムスカリン M3 受容体の選択的阻害薬である solifenacin(ベシケ
ア®)や imidafenacin(ウリトス®), ムスカリン受容体サブタイプへの選択
性は高くないものの膀胱選択性が高い tolterodine(デトルシトール®),
fesoterodine(トビエース®)は副作用が比較的少なく高齢者でも使用しやす
い. Oxybutynin 経口薬(ポラキス®)は血液脳関門を通過しやすく認知機能
の悪化などを引き起こしやすく注意が必要である. 選択的 β_3 アドレナリン受
容体作動薬である mirabegron(ベタニス®)は膀胱容量を増大し排尿時の膀
胱収縮力低下をきたさない薬剤で, OAB に対する効果は tolterodine と同様,
口渇などの副作用は少ないと報告されており, 抗コリン薬による効果がない場
合や副作用で使用できない場合などに使用されることが多い. これら薬剤が使
用できないあるいは無効の場合は選択的セロトニン再吸収阻害薬である
paroxetine(パキシル®), セロトニン・ノルアドレナリン再吸収阻害薬の
milnacipran(トレドミン®)や duloxetine(サインバルタ®)などを用いる.
中枢性セロトニン作動ニューロンは蓄尿促進に働く. また, 視床下部への脳深
部刺激療法や膀胱壁内への A 型ボツリヌス毒素注による PD の過活動膀胱へ

の効果も報告されている．PD の尿排出障害に対しては低緊張性膀胱の治療に準じて，アドレナリン α_1 遮断薬の urapidil（エブランチル®），アドレナリン α_{1A} 受容体の選択的遮断薬である tamsulosin（ハルナール®），naftopidil（フリバス®）などが用いられる[2, 9, 10]．アドレナリン α_1 遮断薬投与時には低血圧や起立性低血圧の出現，増悪に注意が必要である．

D. 性機能障害

性機能障害は一般でも加齢に伴い増加傾向となるが，PD では 37 〜 65％と男女ともにより高率に認め，若年 PD 患者でも頻度は高い．性行動の中枢は視床下部にあり，ドパミン，特に D2 刺激が勃起や性行動促進的に働いている．性機能低下の症状としては性欲低下，オーガズム低下，男性での勃起障害，射精障害などがある．PD の運動症状や併発するうつ症状，不安なども性機能低下に影響するため，運動症状の十分な治療やうつ症状に対する治療も大事である．これらの治療を行っても症状が改善しない場合，必要に応じて勃起障害治療薬である sildenafil（バイアグラ®）など phosphodiesterase 5 inhibitor（PDE5-I）を投与する．PD でも PDE5-I は有効であるが，ニトログリセリンなどの硝酸剤あるいは一酸化窒素（NO）供与剤投与中などには使用禁忌で，投与中は起立性低血圧の増悪や顕在化などに注意が必要である[2, 10]．

一方で PD では病的性欲亢進など衝動制御障害による性機能亢進もみられる．辺縁系ドパミン D3 受容体の過剰刺激が発症に関与していると推測され，治療にはドパミン系薬剤，特にドパミン受容体刺激薬の減量，変更，中止を行う．衝動制御障害発症のリスクが高い若年発症，新奇性追求性格の男性患者ではドパミン系薬剤での治療に際して，あらかじめ患者とその配偶者に衝動制御障害としての性機能亢進症状出現の可能性についても説明し，早期に発見し対応することが大事である．

E. 発汗障害

発汗の主な役割は体温調節であるが，ヒトでは全身に分布するエクリン腺汗

腺が体温調節を行っている．深部体温（脳温）の上昇や局所皮膚温上昇がおきるとエクリン腺汗腺は手掌・足底以外の全身で温熱性発汗を行い，熱放散により体温を調節する．温熱性発汗の中枢は視床下部体温調節中枢とその近傍にあり，その遠心路は脳幹を下行し脊髄交感神経に終わる．脊髄交感神経からの節前線維は各髄節に対応した複数の交感神経節に，交感神経節からの節後線維は知覚線維にそって汗腺に分布する．この節後線維は例外的にアセチルコリンを伝達物質とする．PD では視床下部や脊髄交感神経にレビー小体の沈着が確認されている[2]．

　PD では発汗減少，発汗過多ともに出現する．温熱性発汗の定性的検討からは，PD では発汗過多のほか，体幹の一部の限局性亢進や発汗左右差，体幹・下肢での発汗低下および体幹・下肢の無汗などのパターンがあると報告されている[11]．PD 初期には温熱性発汗機能は比較的保たれているが，運動症状の重症化に伴い下半身優位あるいは四肢遠位部優位に発汗低下が顕在化し，その過程で顔面・頭部を中心とする上半身に代償性多汗が出現する．発汗減少域は経過とともに広がっていく．中枢性障害に加え，発汗神経節後神経障害も PD の発汗減少の原因と考えられている．発汗減少に対する有効な治療法はなく，発汗減少により適切な体温調節ができず，過度の体温上昇をきたし，熱中症や悪性症候群を誘発することがある．長時間の高温環境を避ける，適切な水分摂取を行うなどの注意が必要である．PD の発汗過多には発汗減少に対する代償性発汗過多のほか，症状の日内変動に伴い出現する発汗過多があり，オン時ジスキネジアに伴い発汗量が増加する場合や，オフ時に発汗過多がみられる場合がある．時には drenching sweating と呼ばれる発汗発作も出現する．日内変動に伴う発汗過多は運動症状の日内変動を改善することにより軽減されることが多い[2, 11]．

■文献

1) Kalia LV, Lang AE. Parkinson's disease. Lancet. 2015; 386 : 896-912.
2) Pfeiffer RF. Management of autonomic dysfunction in Parkinson's disease. Semin Neurol. 2017; 176-85.
3) De Pablo-Fernandez E, Tur C, Revesz T, et al. Association of autonomic

dysfunction with disease progression and survival in Parkinson disease. JAMA Neurol. 2017; 74: 970-6.

4) Barboza JL, Okun MS, Moshiree B. The treatment of gastroparesis, constipation and small intestinal bacterial overgrowth syndrome in patients with Parkinson's disease. Expert Opin Pharmacother. 2015; 16: 2449-64.

5) Fasano A, Visanji NP, Liu LW, et al. Gastrointestinal dysfunction in Parkinson's disease. Lancet Neurol. 2015; 14: 625-39.

6) Espay AJ, LeWitt PA, Hauser RA, et al. Neurogenic orthostatic hypotension and supine hypertension in Parkinson's disease and related synucleinopathies: prioritisation of treatment targets. Lancet Neurol. 2016; 15: 954-66.

7) Gibbons CH, Schmidt P, Biaggioni I, et al. The recommendations of a consensus panel for the screening, diagnosis, and treatment of neurogenic orthostatic hypotension and associated supine hypertension. J Neurol. 2017; 264: 1567-82

8) Eschlböck S, Wenning G, Fanciulli A. Evidence-based treatment of neurogenic orthostatic hypotension and related symptoms. J Neural Transm. 2017; 124: 1567-605.

9) Sakakibara R, Panicker J, Finazzi-Agro E, et al. A guideline for the management of bladder dysfunction in Parkinson's disease and other gait disorders. Neurourol Urodyn. 2016; 35: 551-63.

10) Sakakibara R, Uchiyama T, Yamanishi T, et al. Genitourinary dysfunction in Parkinson's disease. Mov Disord. 2010; 25: 2-12.

11) 斎藤　博, 木暮久也. パーキンソン病における温熱発汗機能異常. 臨床神経. 1989; 29: 734-40.

〈金原禎子〉

5 感覚障害とその対策（嗅覚障害，痛み）

■はじめに

パーキンソン病（Parkinson's disease：PD）では古典的な運動症状に加えて様々な非運動症状を伴うことが知られている．非運動症状は運動症状に比べて見逃されることが多く，患者の ADL を阻害する主要な要因になっていることもあるため注意が必要である．本稿では代表的な非運動症状の一つである嗅覚障害と，最も見逃されやすい症状の一つである痛みの 2 つの感覚障害について概説したい．

A. 嗅覚障害

「15 年来の便秘の既往のある 78 歳男性．68 歳の時にほとんどニオイがわからないことに気づく．最近では真夜中に突然暴れだすようになり，2 度ほど妻に怪我を負わせたため，睡眠障害クリニックに紹介となった」．これは 2006 年の Annals of Neurology 誌に掲載された Langston による論文の冒頭の一節を訳したものであるが，実は PD の非運動症状の典型的な経過を表している[1]．PD では振戦・固縮・無動および姿勢保持障害といった古典的な運動症状（4 主徴）を呈することが有名だが，実際には嗅覚障害・自律神経障害（便秘，排尿障害，陰萎，起立性低血圧，発汗異常），睡眠障害，痛み，高次脳機能障害および精神症状（うつ，不安）など多彩な非運動症状を高率に伴い，その一部は運動症状の発症前（pre-motor phase）に既に認められることが明らかとなってきている．なかでも嗅覚障害は PD における代表的な pre-motor phase の非運動症状として近年注目を集めている[2]．

1 ▶▶ パーキンソン病の嗅覚障害の特徴

　PD の嗅覚障害は 1975 年に Ansari と Johnson らによって最初に記載され，その後に詳細な検討がなされてきた．後述する UPSIT の開発者である Doty らは PD 患者の約 75％に嗅覚検知閾値の上昇を約 90％にニオイ識別覚の障害を認めることを報告しており，4 主徴の一つである振戦よりも頻度の高い症状となっている．また嗅覚障害の程度が運動障害・認知機能障害の重症度や治療内容とはあまり関連せず経過を通してほぼ一定であることや，PD の診断時には嗅覚障害は既に両側性に出現していることなども報告されており，嗅覚障害は PD の運動症状出現以前に既に大部分完成していると考えられている．このように嗅覚障害は PD におけるきわめて一般的な初期症状であるが，興味深いことに患者は自分自身の嗅覚障害をしばしば自覚しておらず，嗅覚検査を行わないかぎり日常診療の場では見過ごされてしまうことから注意が必要である．その他，PD の嗅覚障害では，完全な嗅覚脱失は少ない，男性のほうがより重症，抗パーキンソン病薬では改善しないといった特徴が明らかになっている．

2 ▶▶ 嗅覚の神経基盤と嗅覚検査法

　ここで嗅覚の神経基盤について解剖と機能との関わりを中心に整理しておきたい．鼻腔に入ったニオイ情報はまず嗅上皮で受容され，その後に嗅球から前頭葉眼窩面に位置する前梨状皮質，そして側頭葉内側面に位置する後梨状皮質・扁桃体・嗅内皮質といった一次嗅覚野に伝えられ，そこから更に海馬や眼窩前頭野などの二次嗅覚野を経て視床や側頭極などとも協調しながら高次のニオイ認知が成立すると考えられている．エナンチオマー（全く違うニオイとして認知されるが化学構造自体は類似している光学異性体）を用いた研究によって，嗅球や前梨状皮質はニオイの質ではなくニオイ物質の化学構造に対応した活動パターンを認めることが明らかとなっており，fMRI 研究では後梨状皮質で初めて化学構造ではなくニオイの質に対応した活動パターンを認めることが示されている．いくぶん簡略化が過ぎるが，嗅覚伝導路の前半がニオイの検出（ニオイ検知）に関わり後半がニオイの質の評価（ニオイ認知）に関わると考えると理解しやすいだろう．

　次に代表的な嗅覚検査法についても簡単に紹介する．現在，嗅覚検査として

はペンシルバニア大学の Doty らによって開発された University of Pennsylvania Smell Identification Test（UPSIT）という 40 種類の嗅素を用いたニオイ識別覚検査が世界的に最も広く行われているほか，ドイツで開発された Sniffin-Sticks というニオイ識別覚検査もよく利用される．本邦ではニオイ検知閾値の検査法として T & T オルファクトメーターが独自に開発されたものの操作が煩雑であるなどの理由で神経内科臨床ではあまり行われておらず，日本人向けの嗅素を取り入れたニオイ識別覚検査である Odor Stick Identification Test for Japanese（OSIT-J）が普及してきている．OSIT-J は 12 種類の嗅素からなり，各嗅素はマイクロカプセルに封入されスティック状のクリームに混ぜ込まれている．検査の際にはクリームをパラフィン紙に塗布し擦り合わせることでマイクロカプセルを潰してニオイを発生させ，それが何のニオイかを被検者に判定させる．OSIT-J は冷所保存が必要ではあるが，操作が簡便で保存中のニオイの劣化も少ないといった特徴がありニオイ識別覚の定量評価に有用である．また最近では OSIT-J と同じ嗅素を用いた Open Essence という常温保存可能なカード型の検査キットも開発されている．

　軽度の認知機能障害を伴う PD 患者では，嗅覚障害の自覚が有意に消失することが明らかとなっており[3]，問診だけでなく実際に他覚的な検査を行うことが重要となってくる．

3 ▶ 嗅覚検査によるパーキンソン病の早期診断

　嗅覚障害が PD の病初期にほぼ完成している一方で，血管性パーキンソニズム，本態性振戦，進行性核上性麻痺，大脳皮質基底核変性症および多系統萎縮症といったパーキンソニズムを呈する疾患では嗅覚障害をきたしにくいことから，嗅覚検査はパーキンソニズムの鑑別に有用であると考えられている．我々も MIBG 心筋シンチと OSIT-J を比較すると発症早期の症例に関しては嗅覚検査が PD と MSA の鑑別診断により有用であるという結果を報告している[4]．早期 PD の運動症状による診断精度は概ね 8 割程度といわれているが，運動機能評価に加えて嗅覚障害など他の非運動症状の評価を組み合わせることで診断精度を高めることができるだろう．

　嗅覚検査は診断精度の向上だけでなく，PD の発症前診断にも有用な可能性

がある．PD 患者の血縁者を対象とした研究では運動症状を発症していない
250 例中 25 例で嗅覚障害を認め，そのうち 4 例は β CIT-SPECT（ドパミン
トランスポーター密度の測定に利用される）で黒質線状体のドーパミン機能低
下が検出されたが，嗅覚正常例では異常が検出されず，SPECT 異常を呈した
4 例のうち 2 例が 1 年以内に PD を発症したことが報告されている[5]．PD や
認知症を伴わない高齢男性 2,267 例に対して 8 年間のフォローアップを行っ
た別の研究では最終的に 35 例が PD を発症し，ベースラインで嗅覚低下を認
めた群で最初の 4 年以内での PD 発症リスクが有意に高かったことが示され
ている．これらの結果から嗅覚障害が PD 発症の重要なリスク因子であり運動
症状出現の数年前（おそらく 4 年以内）から生じていることが推察された．
PD 発症の高リスク群を嗅覚検査によって同定することができれば，PD の早
期発見・早期治療介入につながるものと期待されている．

4 ▶▶ パーキンソン病の嗅覚障害の責任病変

　嗅覚障害は PD の経過のなかで最も初期から出現する症状であることが明ら
かとなってきたが，その責任病変については未だ議論が分かれている．PD は
中脳黒質のドパミン神経を主体とする神経細胞脱落と残存神経への Lewy 小
体の出現を病理学的特徴とするが，Braak らは Lewy 小体の主要構成成分で
ある α シヌクレインの蓄積部位の蓄積が嗅球および脳幹下部から始まり，その
後，脳幹から辺縁系，そして大脳皮質へと上行性に広がっていくという病期進
展仮説（Braak 仮説）を提唱した．中脳黒質に先行して嗅球に病理変化が生
じるという結果は運動症状の発症前に嗅覚障害が完成するという臨床所見に矛
盾せず，嗅球病変が PD における主要な責任病巣の一つと考えられるきっかけ
になった．

　また最近では，嗅球に加えて高次嗅覚野に生じた病理変化も PD の嗅覚障害
に影響を与えているとの知見が蓄積されてきている．前述の梨状皮質，眼窩前
頭皮質および扁桃体といった嗅覚伝導路中枢側の構造は PD における α シヌク
レイン病理変化の好発部位であり，なかでも扁桃体では早期から比較的高頻度
に強い神経変性を認めることが最近の病理研究によって示されている．fMRI
や脳波を用いた研究では PD 患者で嗅覚刺激に対する嗅覚関連脳領域の反応性

が低下していることが示されており，Voxel based morphometory を用いた最近の研究でも嗅覚低下のある早期 PD 患者で扁桃体および梨状皮質の体積減少を認めることが報告されている．我々も FDG-PET を用いた検討で，PD 患者では扁桃体を含む脳糖代謝ネットワーク異常が嗅覚障害の重症度と有意に相関することを報告している[6]．これらの結果からは，PD の嗅覚障害は嗅球のみの障害によるニオイ検知の障害だけではなく，梨状皮質や扁桃体などの高次嗅覚野の機能障害によるニオイ認知の障害も反映した症状ということができるだろう．

　Braak 仮説では高次嗅覚野の病理変化が目立ってくるのは stage 5 ～ 6 と末期になってからとされているが，最近それに対する反証がいくつか提案されている．生前にはパーキンソニズムや認知症を伴わなかったが，剖検で Lewy 小体が発見された例は incidental Lewy body（ILB）とよばれるが，黒質の神経細胞数が少ないなどの理由から ILB は発症前 PD に相当すると考えられている．この ILB 症例におけるαシヌクレイン蓄積の分布をみた研究によると，約半数の症例が Braak 仮説に一致した分布（脳幹から上行性に病理変化が拡がるという仮説に一致したパターン）を示したが，約 1/3 の症例では脳幹病変が存在しないにも関わらず扁桃体に限局した病理分布を認めたとされている．また本邦からの報告では，320 例の連続剖検脳のうち 85 例（26.6％）で嗅球にαシヌクレインの蓄積を認め，そのうち実に 83 例（97.6％）で扁桃体にも病理変化を認めることが示されている．このように PD では脳幹病変とはある程度独立して嗅覚関連脳領域の病理変化が生じる可能性が考えられ，Braak 仮説の上行性病理進展パターンのほかに，嗅球から始まった病理変化が連続性に扁桃体を経由して大脳皮質に拡がっていくような病理進展パターンが存在する可能性も注目を集めている．

5 ▶ 嗅覚障害と認知症との関わり

　嗅覚障害が高次嗅覚野への病理進展を反映した症状であるとの考えに基づき，嗅覚検査によって PD における認知症の発症を予測しようとする取り組みが注目を集めている．長期にわたる縦断研究の結果では，運動症状発症から短期間のうちに認知症を発症した PD 患者では辺縁系や大脳皮質の病理変化を高頻度

に伴うとされており，このような患者群を正確に診断することが認知症の発症予測において重要になってくると考えられる．別の章でも述べたが，我々が行った研究では重度嗅覚障害を伴う PD 患者は 3 年以内の認知症発症リスクが非常に高く，エントリー時点で既に両側扁桃体を含む様々な脳領域の萎縮・糖代謝異常を伴うとの結果を得ている．さらに PD における嗅覚障害が扁桃体および海馬におけるコリン神経系の異常と相関することも明らかとなっており[7]，嗅覚検査が PD における辺縁系およびコリン神経系の障害度を反映するバイオマーカーになりうるものと考えられた．辺縁系を中心とする嗅覚関連脳領域への病理進展を嗅覚検査によって検出することができれば，PD における認知症発症の予測が可能になり症例的には早期治療介入や予防治療につながるものと期待される．

B. 痛み

　PD 患者の痛みについては 1817 年の James Parkinson の報告にも記載がみられるものの，当時は PD の症状とは捉えられていなかった．研究手法などによる結果のばらつきはあるものの PD 患者の 80％程に痛みを伴うとの報告も存在し，PD の痛みは今なお過小評価されている症状ということができる[8]．

1 ▶ パーキンソン病における痛みの特徴

　PD における痛みは女性に多く，若年で抑うつを伴う患者，重症患者に多い傾向が指摘されており，運動症状の変動や薬剤治療などとも関連することが知られているが，実際には PD の痛みは多彩であり原因も多岐にわたる．臨床的には大きく，筋骨格系の痛み・ジストニアによる痛み・末梢神経性の痛み・中枢性の痛み・アカシジア（静座不能）に伴う痛み，に分類すると治療法を考えるうえでも有用である[9]．

　このなかで最も頻度が高いと考えられているのが筋骨格系の痛みで約 70％の患者に認めるとされ，ジストニアによる痛みが約 40％，末梢神経性の痛み，中枢性の痛みと順に頻度が少なくなる．

　筋骨格系の痛みのうち，肩の痛みは frozen shoulder ともよばれ PD の発

症にしばしば先行することが明らかになっており，運動症状の強い側にみられやすい特徴をもつことからPD自体の非運動症状であると考えられている．一方でPD発症後に出現する筋骨格系の痛みの原因は複雑であり，固縮・関節痛・骨格の変形・物理的刺激などが組み合わさった結果として生じる．

ジストニアは重度の有痛性筋痙攣を引き起こすが，典型的には下肢で認められやすく，若年性PD（特にPARK2変異）の特徴の一つとして知られている．また，ジストニアはPDの治療と関連して生じることも多く，L-ドパ関連のジストニアは様々な病期で認められ，進行期PD患者の約15％で早朝オフ時のジストニアを認める．その他，diphasicジストニアやpeak-doseジストニアなども時に認められる．

末梢神経性の痛みでは神経支配域に一致した痛みの分布を呈するが，この場合はPD以外の痛みの原因を探索する必要が生じてくる．ただし，PD患者では末梢性の痛みの頻度が高いことが知られており，薬剤治療や関節偏位などの影響で末梢神経障害の発症頻度が上がっている可能性がある．

中枢性の痛みは局在性がはっきりせず曖昧で表現しにくい不快感として出現する．オフ状態の患者の一部ではこの症状を腹痛や息苦しさ，食道逆流や熱さなどと表現することがある．ジストニアの痛みや中枢性の痛みは運動症状の変動やドパミン補充療法に伴うことが多いことも指摘されている．

アカシジアは静座不能ともよばれるが，痛みの原因となっていることも多い．アカシジアはムズムズ足症候群と似た症候ではあるが，ムズムズ足症候群は特に夜間に多い足を動かしたくなる衝動を特徴とし，一方でアカシジアは全般的な落ち着きのなさを特徴とするという違いがある．

その他，口腔や陰部の痛みもオフ時の非運動症状として出現することがある．

2 ▶▶ パーキンソン病の痛みへの対応

PDの痛みは見逃されていることが多いため，まずは認識することが治療の第一歩である．前述のようにPDの痛みは様々な原因によって引き起こされ，複数の種類の痛みが重なりあうことも多いため，適切な治療を組み合わせて行う必要がある．

L-ドパ関連ジストニアに起因する痛みであれば，服薬量や時間の変更，半減

期の長い薬剤などによってドパミン受容体への非持続的な刺激を避けることで運動症状の変動を減らし，ジストニアを軽減しうるし，ドパミン補充療法自体が固縮や無動，アカシジアなどに伴う筋骨格系の痛みを軽減することも期待できる．

骨格の変形に伴う痛みはドパミン補充療法には反応が乏しく，筋弛緩薬や抗コリン薬，ベンゾジアゼピン系薬剤などが経験的に用いられているが効果は一定しない．このような痛みの一部はボツリヌス毒素で軽減できる可能性があると考えられている．

またDBSでジストニアが軽減したとの報告もあり，痛みの治療にも有用な可能性があるが，これについても今後のさらなる検討が必要である．

3 ▶ パーキンソン病の痛みの神経基盤

PDの痛みの原因は多岐にわたるため痛みの神経基盤について論じることは難しいが，大脳基底核が痛みの中枢回路に関わっていること，L-ドパ（L/dopa）の投与によって痛み受容閾値が上昇することなどが報告されており，非ドパミン系の神経伝達システムの関与も考えられ今後の大きな研究課題の一つとなっている．

■文献

1) Langston JW. The Parkinson's complex: parkinsonism is just the tip of the iceberg. Ann Neurol. 2006; 59: 591-6.
2) 馬場 徹，菊池昭夫，長谷川隆文，他．Parkinson病の運動症状発症に先行する非運動症状―嗅覚障害―．神経内科．2011; 75: 319-23.
3) Kawasaki I, Baba T, Takeda A, et al. Loss of awareness of hyposmia is associated with mild cognitive impairment in Parkinson's disease. Parkinsonism Relat Disord. 2016; 22: 74-9.
4) Kikuchi A, Baba T, Takeda A. Differentiating Parkinson's disease from multiple system atrophy by [123I] meta-iodobenzylguanidine myocardial scintigraphy and olfactory test. Parkinsonism & related disorders. 2011.
5) Berendse HW, Booij J, Francot CM, et al. Subclinical dopaminergic dysfunction in asymptomatic Parkinson's disease patients' relatives with a decreased sense of smell. Ann Neurol. 2001; 50: 34-41.
6) Baba T, Takeda A, Kikuchi A, et al. Association of olfactory dysfunction and

JCOPY 498-22853

brain. Metabolism in Parkinson's disease. Mov Disord. 2011; 26: 621-8.

7) Bohnen NI, Muller ML, Kotagal V, et al. Olfactory dysfunction, central cholinergic integrity and cognitive impairment in Parkinson's disease. Brain. 2010; 133 (Pt 6): 1747-54.

8) Wasner G, Deuschl G. Pains in Parkinson disease--many syndromes under one umbrella. Nat Rev Neurol. 2012; 8: 284-94.

9) Ha AD, Jankovic J. Pain in Parkinson's disease. Mov Disord. 2012; 27: 485-91.

〈馬場　徹〉

6 | 流涎・嚥下障害，構音障害とその対策

A. 流涎

　流涎はパーキンソン病の有名な症状でJames Parkinson の原著にも記載されている[1]．唾液分泌自体は亢進しておらず低下しているという報告が多い．無動による無意識の嚥下の減少で口腔内に貯留した唾液が流涎するものと考えられている．流涎は高齢，重症，罹病期間が長い，嚥下障害が重度，不随意な開口が重度なほど多くみられる[2]．流涎は日中より夜間に認められる患者が多く，日中の流涎は後期に生じ，不随意な開口と嚥下障害に関係している[2]．

　治療として抗コリン剤が使用されたが，最近の認知機能への影響の知見を考えると今後は慎重にならざるを得ない．その意味では抗コリン薬のスプレーが使用されることもあるが保険適用はない．ボツリヌス毒素の唾液腺への注射，唾液腺への放射線治療，鼓索神経切除や唾液腺への外科的治療も行われることがある．しかしパーキンソン病では唾液分泌自体は低下しているため長期的な問題は残ると思われる．ガムを噛むことにより嚥下を促し流涎が改善するという報告もある[3]．

B. 嚥下障害

嚥下は次の5期に分類される．
① 先行期：食物の認知と摂食への意欲をもつ．
② 準備期：咀嚼して食塊を形成する．
③ 口腔期：舌により食塊を咽頭に送りだす．
④ 咽頭期：食塊が食道入口部まで嚥下反射により移動．

⑤ 食道期：蠕動運動で食塊を胃に運ぶ.

これらの一連の動きは関係する筋群の正確な協調運動により成り立っている. この協調運動は延髄背側の嚥下中枢である central pattern generator により制御されている.

パーキンソン病の嚥下障害は早期にみられることもあるが，通常，比較的後期に問題となる. 嚥下造影を行うと高率に嚥下障害がみられる.

パーキンソン病の嚥下障害は嚥下のすべての期においてみられる. 準備期から口腔期では食塊形成不全，舌運動異常，残渣，通過時間延長，少量嚥下がみられる. 咽頭期では咽頭筋運動低下，通過時間延長，残留，口腔への逆流，喉頭侵入がみられる. 食道期では食道入口部の弛緩遅延，蠕動異常，移送遅延，胃食道逆流がみられる. パーキンソン病の病理では迷走神経背側核が障害されているため central pattern generator の異常があり，それに淡蒼球から三叉神経脚橋核への抑制系の増強も加わる[4]. さらに食道の神経叢の病変も考えられている[5].

治療として，抗パーキンソン病薬の効いているオン時に食事をとれるようにすることを最初に検討する. 場合によっては食前に抗パーキンソン病薬を加えるとよい場合もある. 確立した治療はないがうつや認知障害，姿勢異常も考慮した嚥下リハビリテーションは重要であろう. 食形態の注意としてきざみ食は分散により食塊の形成に不利にはたらくこともあり，とろみをつけることは重要である. 嚥下障害が進行した際は，経管栄養も必要となる. 誤嚥性肺炎の危険が高い場合は声門閉鎖術も考慮する.

C. 構音障害

構音障害は球麻痺性，仮性球麻痺性，失調性，運動低下性またはパーキンソニズム性，運動過多性または不随意運動性に分類される. パーキンソン病の構音障害は抑揚がなく単調，早口になっていく，声が小さくかすれ声，途中で途切れてしまう，開始が困難，吃音様の反復，音素間の途切れが不明瞭などが知られている. また高音になるといわれているがはっきりしない. 声のふるえもいわれているが頻度は高くない. 気息性嗄声を中心とする音声変化は早期から

みられる．これらの特徴はパーキンソン病の無動，固縮，突進，すくみなどが発声器官に現れたものと考えられている．しかし構音障害がほかの身体症状の重症度と一致しない例も多くみられる．

　構音障害に対する治療は，まずは四肢の固縮や無動に対する治療と同様に行う．またリハビリテーションも特に短期的には効果が認められる．声帯内へのコラーゲン注入も報告されている[6].

■文献

1) 朝比奈正人，服部孝道．パーキンソン病の自律神経症状．Clin Neurosci. 2007; 25: 51-3.
2) Kalf JG, Bloem BR, Munneke M. Diuranl and nocturnal drooling in Parkinson's disease. J Neurol. 2012; 259: 119-23.
3) South AR, Somers SM, Jog MS. Gum chewing improve swallow frequency and latency in Parkinson patients: a preliminary study. Neurology. 2010; 74: 1198-202.
4) Hunter PC, Crameri J, Austin S, et al. Response of parkinsonian swallowing dysfunction to dopaminergic stimulation. J Neurol Neurosurg Psychiatry. 1997; 63: 579-83.
5) Qualman SJ, Haupt HM, Yang P, et al. Esophagial Lewy bodies associated with ganglion cell loss in achalasia: similarity to Parkinson's disease. Gastroenterology. 1984; 87: 848-56.
6) Barke GS, Gerratt B, Kreiman J, et al. Treatment of Parkinson hypophonia with percutaneous collagen augumentation. Laryngoscope. 1999; 109: 1295-9.

〈高橋俊明〉

VIII　リハビリテーション

■はじめに

　リハビリテーション医学（リハ）においてパーキンソン病（Parkinson disease: PD）は，包括的かつ綿密なアプローチが必要な疾患である．なぜなら，わが国の神経変性疾患のなかでは最も頻度が高く，中年層から発症を認めて65歳以上の有病率は数倍になるなど多様な年齢層を反映し，神経変性疾患のカテゴリーの中ではきわめて複雑な機能障害を呈する一方，確立された薬物療法によって長期にわたり症状改善が得られているためである．さらにPDは介護保険制度でも「特定疾病」に指定されるなど社会の高齢化に向けて関心度が増しており，病態的にも運動障害を主体として自律神経障害や認知症などの精神障害を随伴するため，総合的なリハプログラムが不可欠である．

　本稿ではPDのリハ医学分野に焦点を当て，その障害構造，評価方法，ならびに近年のニューロリハビリテーション（ニューロリハ）の概念に基づく重症度に応じたリハアプローチについて解説する．

JCOPY 498-22853

1 ｜ PD の障害構造[1-11]

PD の障害構造については本書の他項にて詳述されているが，本項ではリハアプローチの対象となる障害のポイントについて簡潔にまとめた．

A. 運動障害

1 ▶ 安静時振戦（resting tremor）（図1）

PD の中核症状として初期より一側上肢から同側下肢へと非対称性に生じ，経過とともに対側上下肢に進行することが多い．静止時に起こる 4 ～ 6 Hz の規則的な不随意運動であり，精神的緊張で増強し，意識的な動作や睡眠により

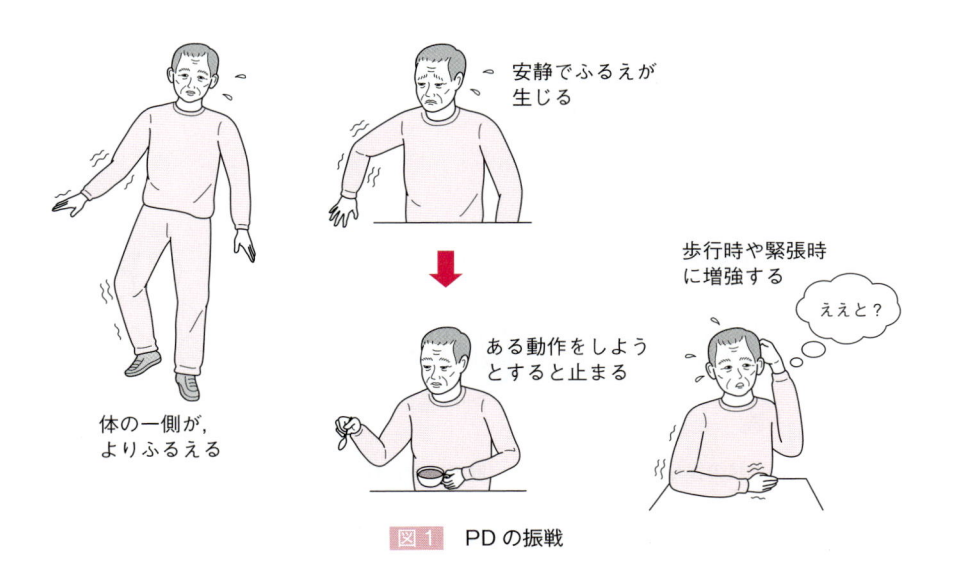

体の一側が，よりふるえる

安静でふるえが生じる

ある動作をしようとすると止まる

歩行時や緊張時に増強する

ええと？

図1 PD の振戦

消失する．主に四肢の遠位部にみられ，上肢では pill-rolling-tremor（薬を指先で丸める），下肢では tapping 様振戦（踵で床を打つ）が有名であるが，時に口唇・舌・下顎・顔面・頭部にも認められる．特に上肢の振戦は座位や歩行時で顕著となることもあり，更衣（ボタン掛け）や食事動作（箸使い）など振戦発生後に日常生活動作（activities of daily living: ADL）の阻害因子になり得る．

2 ▶▶ 筋固縮（筋強剛: rigidity）（図 2）

安静時振戦に次いで初期よりみられる中核症状で，PD として信頼できる所見である．筋固縮は ADL 時において，関節の他動的伸張・屈曲の際に持続的な筋の抵抗として（筋の屈伸速度とは無関係に）触知される．その抵抗が関節可動域全体で連続的に一様である場合は「鉛管様現象（lead-pipe phenomenon）」，断続的に変化する場合は「歯車様現象（cogwheel phenomenon）」に区別される．筋固縮が認められやすい動作として，頸部の回旋・屈曲，手指の屈曲（PD の特徴的な手，図 3），前腕の回内などがあげられる．また筋固縮により胸郭運動も減少して拘束性換気障害を生じる．

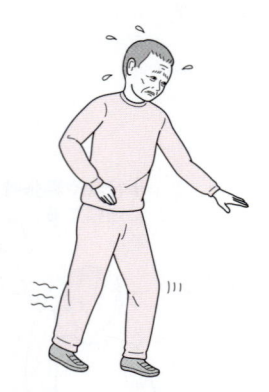
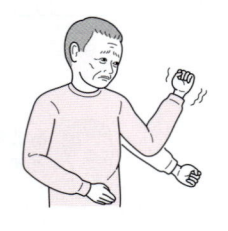
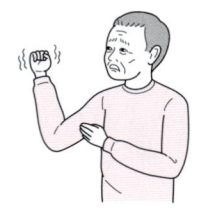

歩行時に上肢の振りが低下し，
下肢を引きずる

筋のこわばり

上下肢のしびれ

図2　PD の筋固縮

JCOPY 498-22853

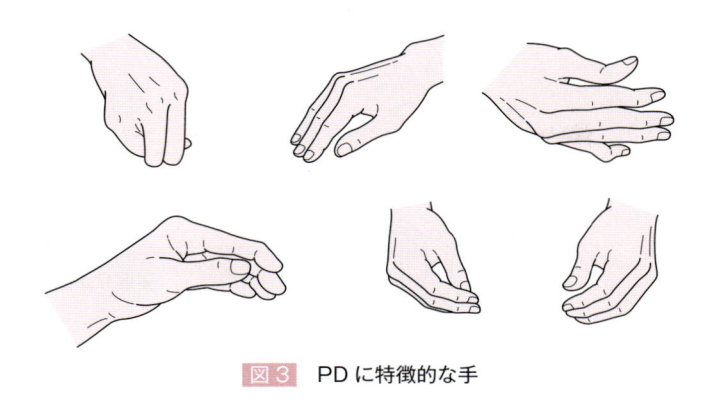

図3　PD に特徴的な手

3 ▶▶ 無動（akinesia）（図4）

　PD の本質的な中核症状であり ADL に重大な影響を及ぼす．運動開始の遅延・反応低下（動作緩慢: bradykinesia）より生じて動作変換・協調性が障害され，複数動作の同時遂行困難・反復動作の易疲労性から，運動プログラミングや制御ができなくなり途中で運動が停止してしまう．そのため動作が乏しくなり自発運動が減少して（寡動: hypokinesia），最終的には無動に近い状態となる．こうした現象は ADL のさまざまな場面で認められ，表情の乏しい「仮面様顔貌（masked face）」，書字にて徐々に字が小さくなりやがて手指が動かなくなる「小字症（micrographia）」やボタン留めおよび歯磨き時などの手指巧緻性低下，複合動作障害（無関係な2つの行為を同時にできない），弱々しい小声や単調でリズム形成が障害される「構音障害（話の開始が遅く次第に加速され口ごもりとなる）」，「摂食嚥下障害〔咀嚼障害や口腔内の食物停滞，嚥下反射の低下や遅延: silent aspiration（むせなどの他覚的誤嚥徴候がみられない無症候性の誤嚥，夜間に唾液や胃食道逆流物を症候なく誤嚥する不顕性誤嚥）となりやすい〕，流涎（りゅうぜん）」，寝返り困難，座位時の自然な身動きや歩行時の腕振り減少・すくみ足現象（後記5参照），食事や更衣時間の延長に至る．さらに進行すれば生活動作全般の障害となり，寝返りなどの基本動作も困難になる．

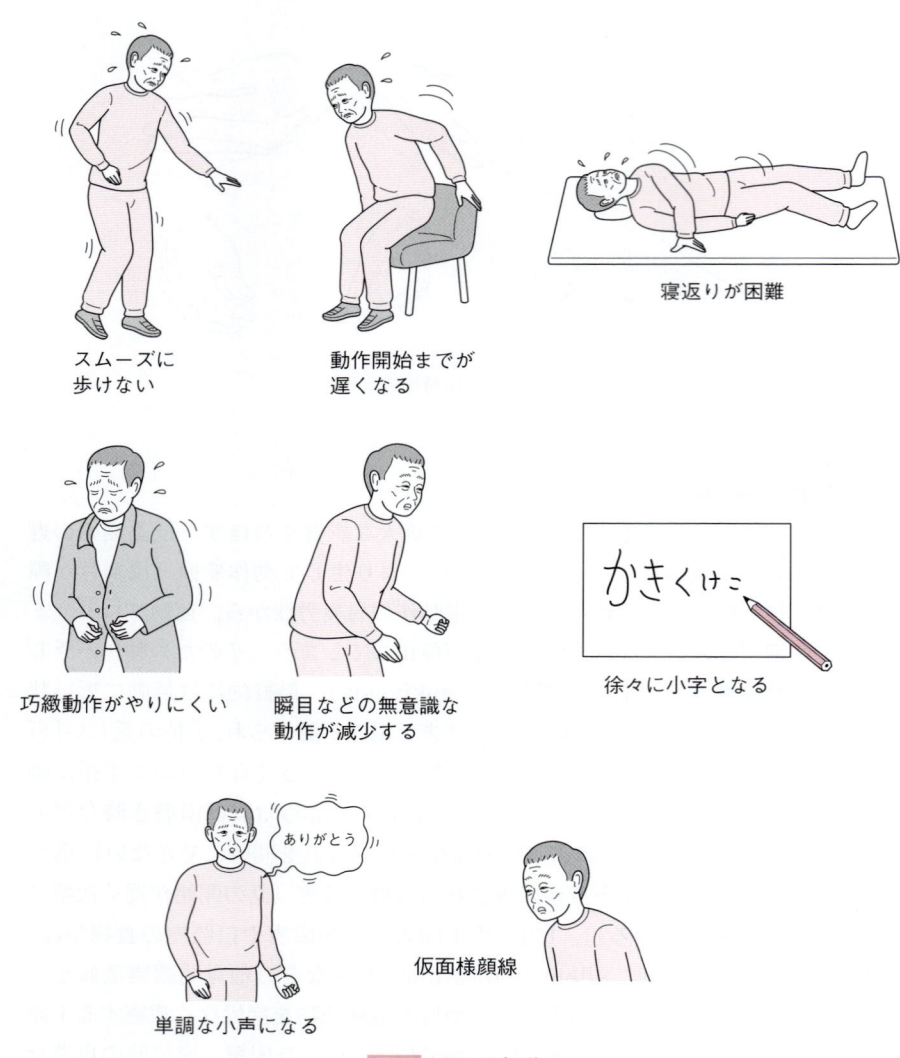

スムーズに
歩けない

動作開始までが
遅くなる

寝返りが困難

巧緻動作がやりにくい

瞬目などの無意識な
動作が減少する

かきくけこ

徐々に小字となる

ありがとう

単調な小声になる

仮面様顔線

図4　PD の無動

4 ▶ 姿勢保持障害 (postural instability) （図5）

　PD では，身体の位置変化に対応した筋収縮によるバランスをとれなくなり，姿勢調節や運動の円滑なスイッチが困難になる．これを代償するために異常姿

勢である前傾前屈姿勢（頸部を前方に突出し，背部を丸め上半身を前かがみにして，肘および膝関節を屈曲，図6）にて立位を保持する結果，わずかな外乱によって押された方向に突進する現象（前方および後方突進現象: pulsion）を生じ，容易に転倒するリスクが高い．姿勢保持障害は中核症状として PD に特徴的であり，前傾前屈姿勢は拘束性換気障害の要因にもなる．

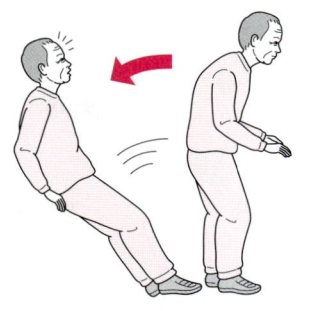

姿勢保持の障害により姿勢調節ができず，転倒してしまう

図5　PD の姿勢保持障害

5 ▶ 歩行障害 （図7）

PD の歩行は，前記 3 や 4 の要素が相互に影響する．初期には無動により歩行時の腕振り減少がみられ歩行速度が低下して，前傾前屈姿勢に下半身が追いつかずに歩幅の狭小化や，ふらつきを呈する．進行すれば，歩行開始時の下肢が出にくい「すくみ足現象（freezing gait, start hesitation）」が生じ，これは方向転換，狭所歩行，障害物出現，ゴール間近，驚愕や精神的動揺時に顕著となる．歩き出せば「すり足・小刻み歩行」から，前傾前屈姿勢による重心の前方への傾きを代償するよう歩行速度が増加する「加速歩行（festinating gait），歩行停止困難」となり，突進現象も相まって「方向転換困難」をきたし転倒のリスクが増加する．

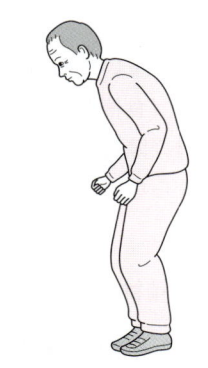

図6　PD の前傾前屈姿勢

B. 自律神経障害

多彩な自律神経障害は PD の ADL において問題化しやすい．病初期より便秘（図8）を発症し，脂顔・流涎などの頻度も高いが，運動障害と絡んでリハ的問題となりやすいのは起立性低血圧，排尿障害（頻尿や排尿困難，図9），

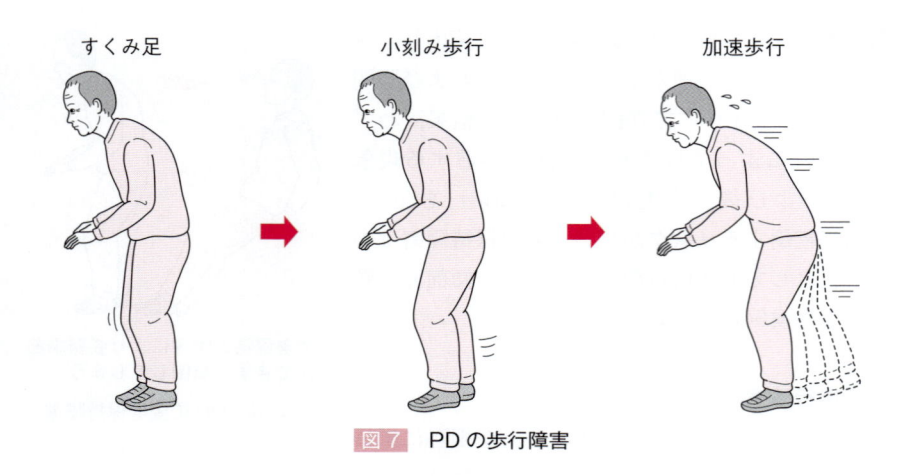

すくみ足　　　　　　小刻み歩行　　　　　　加速歩行

図7　PD の歩行障害

失神，めまいである．その他に体温調節（発汗）障害，血管運動障害，食事性低血圧（食後腹腔内臓器への血流増加による），陰萎が認められる．こうした自律神経障害は PD の病変経過のみならず，PD 治療薬の副作用も考慮しなければならない．

C. 精神機能障害

　PD に合併する精神機能障害としては，抑うつ状態と認知症が重要である．前者では，症状変動（外出先で無動になるなど）や他人に中核症状をみられることへの不安が強く，心気的気分に陥りやすい（図10）．一方，前頭葉−線条体回路の異常をふまえて後者は，皮質下性認知症（記憶障害，思考緩慢や転換遅延，問題処理能力低下，無感情）が多く，それ以外に皮質性認知症（高次脳機能障害，人格障害，健忘）も出現する．両者とも初期から呈する可能性があり，運動障害の進行や高齢患者において増悪していく．特に PD 患者では二重課題でのパフォーマンスが障害されるが，その理由として運動機能における自動性（無意識的動作）低下と注意・遂行機能障害との複合要因が指摘されている．また幻覚，妄想は PD 治療薬により誘発されることがあるが，高齢患者で

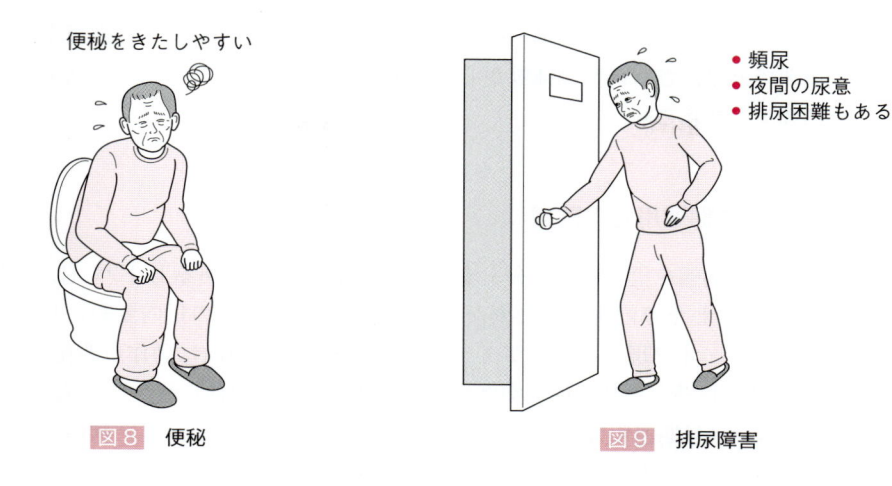

便秘をきたしやすい

図8　便秘

- 頻尿
- 夜間の尿意
- 排尿困難もある

図9　排尿障害

は脱水，電解質異常，感染症，全身状態の低下などを契機として発症することにも留意する．

D. 転倒・転落

　前記の A-4 および 5 が出現し始めた PD では，転倒・転落のリスクが高い．契機としては，背もたれや肘掛のない椅子座位からの転落，歩行時に障害物につまずく，床面にすべる，ドアや手すりへの上肢操作時にすくみ足現象で下肢動作が追いつかずに前方・後方転倒など，姿勢保持障害と歩行障害に環境因子の影響が重複したケースが多い．また起立性低血圧による座位時の転落や立位時の転倒にも注意を要する．PD においては，運動障害の進行とともに骨塩量

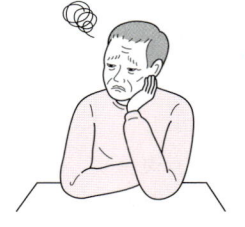

- 気分や意欲の低下

図10　抑うつ

も低下する傾向にあるため，転倒・転落後外傷として骨粗鬆症による骨折がきわめて重要であり，さらに転倒体験が心理的不安の誘因となって活動性が低下する悪循環を引き起こす．

E. L-ドパ長期連用時の障害

慢性進行性の病態を呈することをふまえ，特に PD 治療薬である L-ドパ（L/dopa）は長期にわたり内服する必要がある．その結果，症状の日内変動としてウェアリング・オフ現象（薬効が 1 ～ 2 時間に短縮 —→ 急激に動作が悪化）や on-off 現象（投薬とは無関係に突然症候が増悪あるいは改善）が生じる（図11）．また L-ドパ長期連用は不随意運動の誘因ともなり，身体が勝手に動いてしまうジスキネジア（四肢・口部，図12）や起床時の筋こわばりなどにより，全般的な ADL 自立度が低下し，その特異的な動きから周囲の理解が得られないことも多い．

F. その他

廃用症候群（特に全身の関節拘縮・心肺機能低下）が二次的に生じる一方，PD では脳内ドパミン低下に基づく易疲労性が ADL 場面で問題となりやすい．

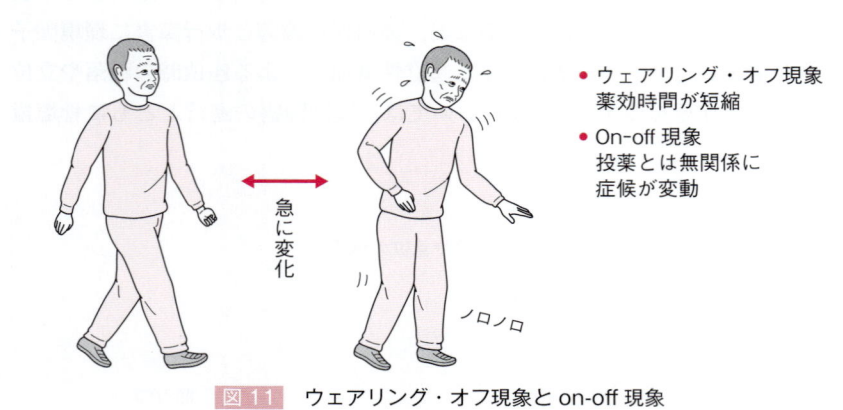

● ウェアリング・オフ現象
　薬効時間が短縮
● On-off 現象
　投薬とは無関係に
　症候が変動

図11　ウェアリング・オフ現象と on-off 現象

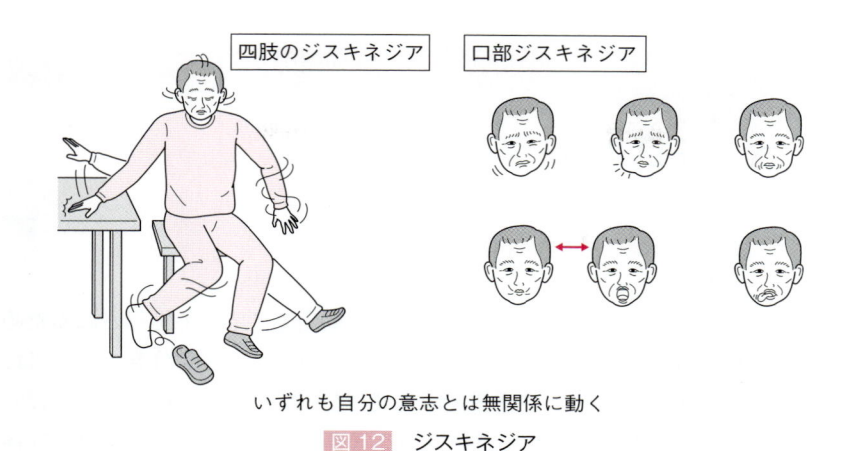

| 四肢のジスキネジア | 口部ジスキネジア |

いずれも自分の意志とは無関係に動く

図 12 ジスキネジア

また睡眠障害は多くの PD で認められ，特に REM 睡眠時の行動異常は特筆すべき点である．さらに感覚障害のなかでは，発症早期の嗅覚障害が近年注目されている．

〈関　勝，出江紳一〉

2 PD のリハ評価方法[1-11]

　実地臨床におけるリハアプローチは，PD の重症度に応じて施行されるため，その評価方法は大変重要である．スタンダードな重症度分類としては，Hoehn and Yahr stage[2] と生活機能障害度（厚生省異常運動疾患調査研究班：PD 以外にも適応される）が頻用されている（表1）．前者は PD における症候の出現状況と ADL への影響から 5 段階に設定されており，後者は PD の症状を生活状態に照合して 3 段階で評価を行うものであり，どちらも実際の ADL と相関して何時・何処でも簡便な測定が可能である．しかしながら運動障害を主体としていること，項目内容がやや rough であること，さらに PD の特徴である緩徐な進行や症状の日内変動が考慮されていないなどの指摘がある．そのため PD の全体像からの詳細な重症度・定量的評価には，統一パーキンソン病評価スケール（unified Parkinson disease rating scale：UPDRS）が用いられている．UPDRS は精神機能と行動・気分，ADL，運動機能，治療の合併症の 4 つの領域に対して細項目があり，0 ～ 4 の 5 段階あるいは 0 ～ 1 の 2 段階で評価される（表2）．PD の障害構造をほぼ網羅しており，リハ領域

表1 PD の重症度分類

	Hoehn & Yahr stage	生活機能障害度
stage Ⅰ	一側性の障害．	Ⅰ度
stage Ⅱ	両側性の障害で，日常生活がやや不便である	日常生活，通院にほとんど介助を要しない
stage Ⅲ	姿勢保持障害がみられて活動が制限される．	Ⅱ度
stage Ⅳ	日常生活動作の低下が著しく，生活に介助が必要．	日常生活，通院に介助を要する
stage Ⅴ	介助による車いす移動または寝たきりを余儀なくされる．	Ⅲ度 日常生活に全面的な介助を要し，歩行，起立不能

表2 UPDRS（1 ～ 34, 39 は 5 段階，35 ～ 38, 40 ～ 42 は 2 段階で評価）

（武田宜子，他，編．系統看護学講座―リハビリテーション看護．東京: 医学書院．2006；p.172[6]）

精神機能，行動および気分		1. 知的機能の障害 2. 思考の障害（認知症または薬物の副作用による）	3. 抑うつ 4. 意欲・自発性
日常生活動作（on/off時に分けて評価）		5. 会話 6. 流涎 7. 嚥下 8. 書字 9. 食事と食器の扱い 10. 着衣 11. 入浴・トイレ	12. 寝返りおよびシーツなおし 13. 転倒（すくみによらない） 14. 歩行中のすくみ 15. 歩行 16. 振戦 17. パーキンソニズムに関連した感覚障害
運動機能（on時に評価）		18. 言語 19. 顔の表情 20. 安静時の振戦（顔面，左手，右手，左足，右足） 21. 手の動作時振戦または姿勢振戦（左，右） 22. 固縮（頸部，左上肢，右上肢，左下肢，右下肢）…安静座位で検査，歯車現象の有無は無視 23. 指タップ（左，右）…母指と示指をできるだけ大きな振幅ですばやくタップする．左右別々に検査する 24. 手の運動（左，右）…できるだけ大きくかつすばやく手の開閉運動をくり返す．左右別々に行う	25. 手の回内回外運動（左，右）…垂直や水平の位置で，できるだけ大きく．左右別々に行う 26. 下肢の敏捷性（左，右）…下肢全体を上げて踵で床をタップする．踵は7.5 cm以上上げる 27. いすからの立ち上がり…診察用のいすから腕を組んだまま立ち上がる 28. 姿勢 29. 歩行 30. 姿勢の安定性…後方突進現象 31. 動作緩慢と運動減少…動作の緩慢，ちゅうちょ，腕振り減少，運動の振幅の減少，運動量の減少を総合的に評価
治療の合併症	A. ジスキネジア	32. ジスキネジア出現時間…起きている時間の何%にジスキネジアがおきているかを病歴から聴取する 33. ジスキネジアに起因する障害…病歴ならびに診察室での所見を総合	34. 痛みを伴うジスキネジア…どのくらい痛むか 35. 早朝のジスキネジア…病歴より
	B. 病状の日内変動	36. 服薬時間から予想できるオフ期間の有無 37. 服薬時間から予想できないオフ期間の有無	38. 数秒間の間に突然起きるオフ期間の有無 39. 起きている時間の何%がオフ期間か？
	C. その他の合併症状	40. 食欲低下，吐きけ，嘔吐の有無 41. 不眠，眠けなどの睡眠障害の有無	42. 起立性低血圧症による立ちくらみ，失神の有無

表3　PDQ-39（Version 1.0）

（長岡正範. 入門リハビリテーション医学. 第3版. 東京: 医歯薬出版. 2007；p.165-8[7] より）

可動性	1. やりたい余暇の活動を行うのに支障を感じましたか
	2. 家のことをするのに支障を感じましたか．たとえば日曜大工，家事，料理など
	3. 買い物の荷物を持つのに支障を感じましたか
	4. 1,000 mを歩くのに困難を感じましたか
	5. 100 mを歩くのに困難を感じましたか
	6. 好きなように家の回りを歩くのに支障を感じましたか
	7. 人ごみのなかで移動するのに支障を感じましたか
	8. 外出の際に付き添いが必要でしたか
	9. 人前で倒れるのではないかと恐ろしくなったり，心配になりましたか
	10. 望む以上に家に引きこもらなければなりませんでしたか
ADL	11. 自分の身体を洗うのに不都合を感じましたか
	12. 着替えをするのに不都合を感じましたか
	13. ボタン掛けや靴ひもを結ぶのに苦労しましたか
	14. 字をきれいに書くのに苦労しましたか
	15. 食べ物を切るのに苦労しましたか
	16. 飲み物をこぼさないように持つのに苦労しましたか
情緒的健康	17. 気分が落ち込みましたか
	18. 疎外感，孤独を感じましたか
	19. 涙ぐんだり，泣きたくなったりしましたか
	20. 怒ったり，憤慨したりしましたか
	21. 心配（不安）になりましたか
	22. 自分の将来が心配になりましたか
恥辱	23. 自分がパーキンソン病であることを人に隠さなければならないと感じましたか
	24. 人前で食べたり飲んだりするような状況を避けましたか
	25. パーキンソン病であるために人前で恥ずかしい思いをしましたか
	26. 他人の自分に対する反応を心配しましたか
サポート	27. 人間関係に問題がありましたか
	28. 妻/夫や同棲者からあなたが必要とする支えが得られないということがありましたか
	29. 家族/親しい友人からあなたが必要とする支えが得られないということがありましたか
認知	30. 日中気がつかない（予期せぬ）うちに眠ってしまったことがありましたか
	31. 注意力に問題がありましたか．たとえば，読書やテレビを見ているときなど
	32. 記憶力が悪くなったと感じましたか
	33. いやな夢や幻覚を見ましたか
コミュニケーション	34. 話をするのに支障がありましたか
	35. 適切に他人と会話ができないと感じましたか
	36. 他の人から無視されたと感じましたか
不快感	37. 苦痛を伴う筋肉の痙攣やひきつれがありましたか
	38. 関節や，体に痛みを感じましたか
	39. 不快に寒さや，暑さを感じましたか

のみならず薬物・外科的治療の効果判定にも有効である．他方，臨床現場では多数の項目により繁雑であるため，領域や細目を選択して評価することが現実的であるとされている．

なお2008年に発表された Movement Disorder Society-sponsored revision of the Unified Parkinson's Disease Rating Scale (MDS-UPDRS) は従来の UPDRS を基にして，臨床的に増加傾向にある PD の非運動障害に対する評価項目の追記や尺度使用に関する詳記など，PD 診療の up-to-date な内容と科学的検証を反映した改良がなされている．教育プログラムも作成されており，今後スタンダードな障害評価尺度になるものと考えられる．

また慢性進行性疾患である PD の疾患特異的 QOL 尺度としては，PDQ (Parkinson's Disease Questionnaire)-39 がある（表3）．なお神経内科学的検査，徒手筋力検査，関節可動域検査，ADL 評価（functional independence measure: FIM）は必須である．

〈関　勝，出江紳一〉

3　PD のリハアプローチ[1-11]

　PD のリハで大切なのは，疾病の進行に伴い種々の障害が複合して ADL 制限を引き起こしているため，その原因が PD 本体の一次的（中枢神経）障害なのか，廃用などの二次的障害なのか，また PD 治療薬により生じたものなのかを把握することにある．その上で確立された薬物療法に並行して，重症度に応じたリハアプローチを施行していく．その戦略としては，PD 罹患期間と症状変動に合わせながら可能な限り運動機能を高めて廃用も予防し，生活環境の調査と改善をはかりながら，自律神経障害や精神機能障害への個別対応を含めて，社会生活の維持・改善に患者を導くことがポイントである．現在まで PD の機能維持や合併症予防に対してリハの効果が指摘されており，特に運動障害や言語障害については定期的かつ継続的なリハが推奨される．さらに近年では，PD に対するニューロリハに関する研究が報告されている[8-11]．人間の運動遂行は自動性（無意識的動作：大脳基底核）と自発性（認知面を伴った随意的動作：大脳皮質）の両面から成立しているが，PD では前者の障害によって運動コントロールが困難となるため，動作時には後者に依存することが不可欠となる．その一方で，大脳基底核と大脳皮質は複雑な神経回路にて連結して相互依存的関係を有するために，PD において必要とされる後者による自発性を用いた運動コントロールも障害されてしまう．そこで PD の運動遂行を向上させるためには，自動性（無意識的動作）と自発（認知面を伴った随意的動作）の両方にリハアプローチを施行して，大脳基底核と大脳皮質間の神経回路の可塑性を促通することが有効である．具体的には，目的を有し経験に依存した運動学習訓練（目標指向型あるいは課題指向型訓練），安全かつ可能な範囲の負荷に基づく有酸素的運動，適切な言語や固有感覚によるフィードバックを与えたダイナミックな活動（バランス訓練や重心移動の能動的反復）が，大脳基底核

JCOPY 498–22853

と大脳皮質における運動–認知回路を強化して PD の運動機能（自動性および自発性運動）・認知機能（注意機能，遂行機能）の両者を高めることが示唆されており，これらの要素が後述するリハ内容に適切に反映されることが望ましい．以下に，理学療法（Physical Therapy: PT），作業療法（Occupational Therapy: OT），言語聴覚療法（Speech Therapy: ST）に基づく，PD の一般的な重症度（Hoehn and Yahr stage[2]，表 1）に応じたリハアプローチについて障害種別内容をふまえながら具体的に述べる．

A. Stage Ⅰ～Ⅱ

発症早期のために障害が存在しても比較的軽度であることが多く，リハは社会生活の継続を目標に現状の運動能力と活動性維持をはかっていく．しかし軽度の ADL 介助量にマスキングされて PD の慢性進行性の経過が目立たない時期であるため，この段階から症状の変化を鋭敏にとらえて障害予防を試み，次の stage への進行を可能な限り遅らせることが肝要である．

1 ▶ 運動療法

適切な姿勢を常に意識し，それまでの社会生活や身体に適切な運動習慣・活動性を継続する（図 13）．また全身的有酸素運動をもとに出現症候にそった後記アプローチを展開し（図 14），そのなかで「アンプリチュードトレーニング」〔身体の一部や全体を大きく・正確かつダイナミックに動かし，運動肢位（座位，立位など），部位（四肢，体幹など），種類（体幹回旋，リーチ，ステップなど），スピードや大きさなどを変化させる〕を可及的に試みる．二重課題（2 つの動作遂行課題や運動・認知の複合した課題を同時に与える）を行うことも効果的であるが，転倒・転落などのリスク管理には十分に注意する．

（1）無動や固縮・関節拘縮

四肢・体幹の関節可動域（range of motion: ROM）訓練や筋伸張（ストレッチ）訓練が有効である．全身にリラクセーション技術をはかりながら，大きくリズミカルで他動的な回旋運動を主体として，体幹の伸展・側屈・回旋，股および膝関節の伸展，肩関節の伸展・内外旋を中心に施行する．特に体幹・腰仙

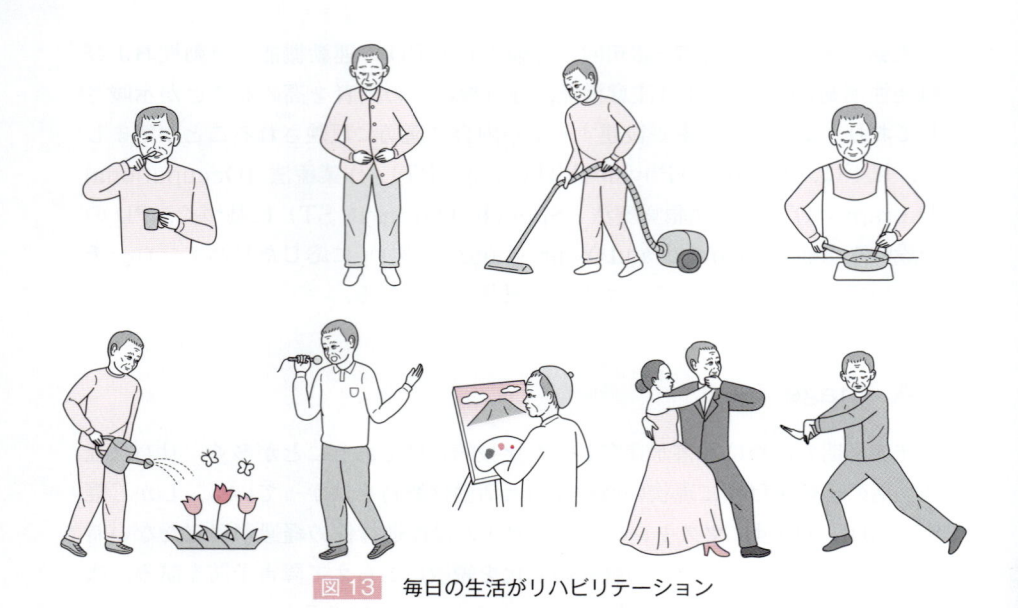

図 13　毎日の生活がリハビリテーション

関節・股関節の伸展制限は，PD の前傾前屈姿勢や姿勢保持障害の二次的要因となるため注意を要する．さらに寝返りや起居動作，歩行時方向転換や蛇口捻りなどの軸移動障害に対しては，体幹や四肢の回旋・ウエイトシフトを促すことがポイントである（図 14, 15）．また stage Ⅲへの進行と転倒・転落のリスク回避も考慮しての筋力訓練，ブリッジ（仰臥位で膝を屈曲して骨盤を持ち上げる），立ち上がり訓練，立位バランス（リーチ動作に合わせた立位保持などの複合動作を含む），姿勢矯正（壁に両上肢を拳上して相向かう・座位時に机上で肘をついて支持するなどの体幹伸展促通，可及的な無理のない腹臥位など），平衡機能の強化〔状態に応じて片足・つま先・踵立ちや片膝立ち・四つ這い位での一側上肢拳上（3 点支持）や対側下肢も合わせた拳上（2 点支持）などのバランス訓練，重心移動訓練，立直り反射などの誘発など〕，行いやすい代償動作によって陰性化されやすい（使わなくなる）正規の運動パターンの促通，応用歩行訓練〔歩容指導：ステッピング（前方・側方・後方）と方向転換〕やリズムに合わせた上下肢運動，転倒予防訓練なども取り入れる．顔面表

口の開閉

顔をしかめる・
ゆるめる

目を閉じる

目を開く

唇を横に開く

両頬をふくら
ませる

口をすぼめて
息を吐く

舌で唇を
なめる

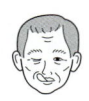
口を引いた側
の目を閉じる

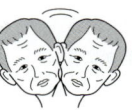
頭を左右に
ゆっくり倒す

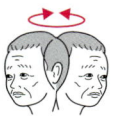
頭を左右に
ゆっくり回す

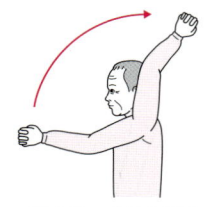
腕をゆっくり上げる

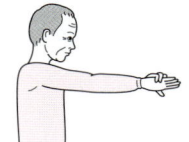
腕をあげ, 手を
握る・開く

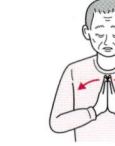
両手を胸の前で合わせ
手首を左右に倒す

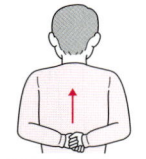
手を背中の後で握り
上げ下げをする

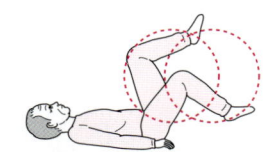
両足を回す

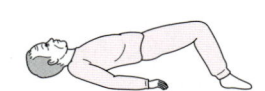
あおむけに寝てお尻を上げる
（ブリッジ）

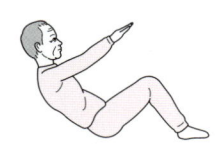
両足を曲げ起き上がる

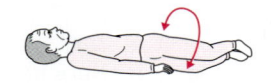
両足を曲げ左右に
ゆっくりひねる

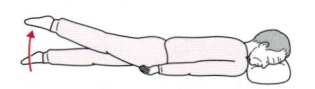
両手を体の横に添わせ,
脚を片方ずつ上げる

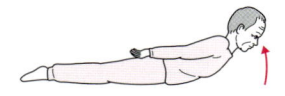
ゆっくり上体を起こす

図 14-1 PD の運動療法（stage Ⅰ・Ⅱ）の例（治療者と共に行う）

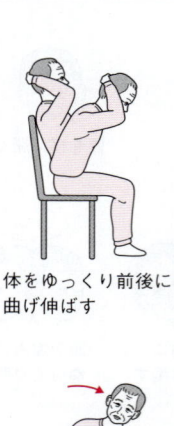
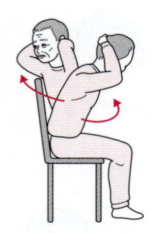
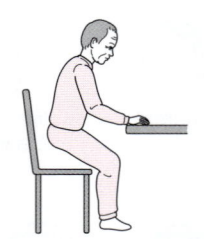

体をゆっくり前後に
曲げ伸ばす

体をゆっくり左右に
ひねる

体を前に曲げ立ち上がり，
体を前に曲げ座る

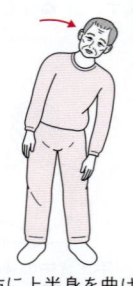
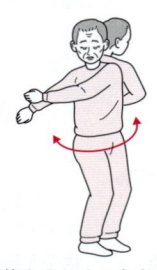
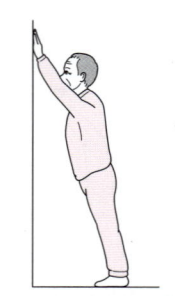

左右に上半身を曲げる

体をゆっくり左右に
ひねる

両手を壁について胸を壁につける
つもりで背筋を伸ばす

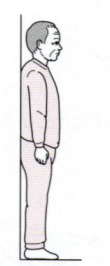
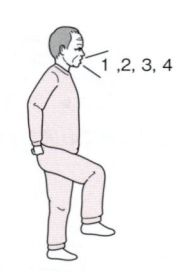
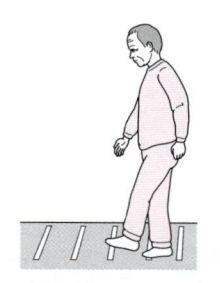

背中を壁につけるように立つ

1 ,2, 3, 4

号令をかけながら足踏みをする

歩幅に合わせた印を
またぐように歩く

図 14-2　PD の運動療法（stage Ⅰ・Ⅱ）の例（治療者と共に行う）

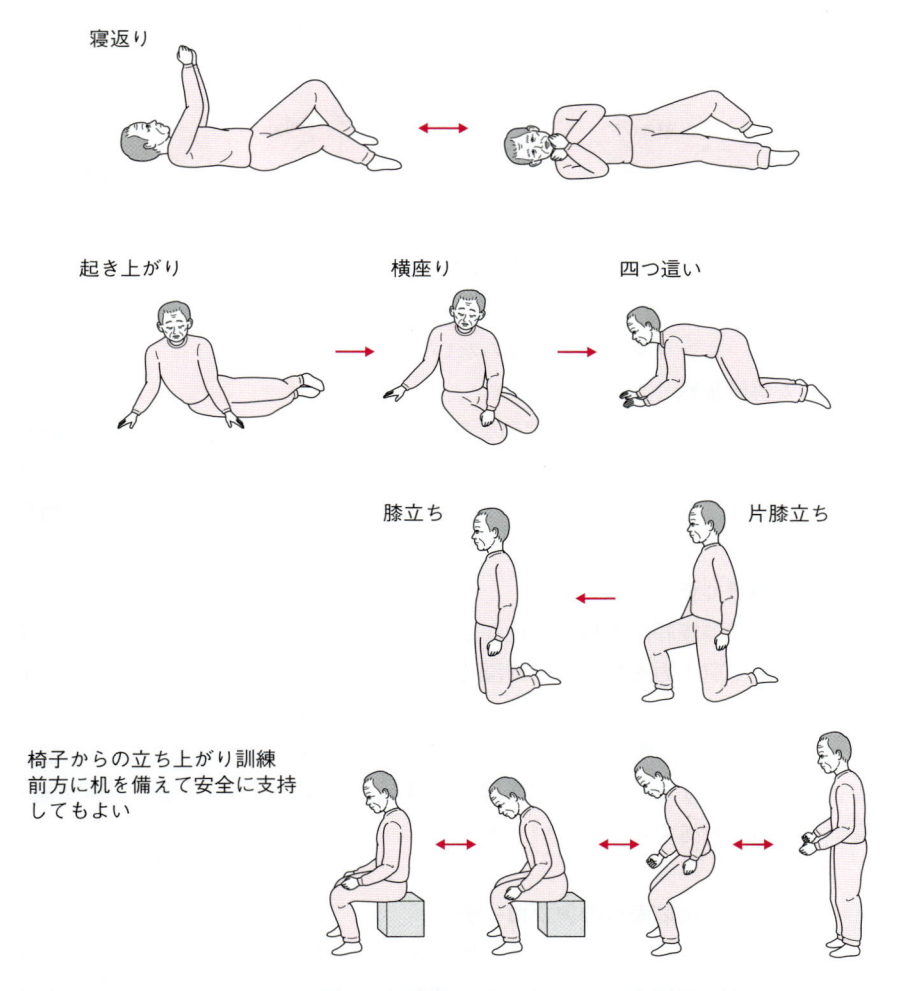

寝返り

起き上がり　　　横座り　　　四つ這い

膝立ち　　　　　片膝立ち

椅子からの立ち上がり訓練
前方に机を備えて安全に支持
してもよい

上記以外に体幹回旋には椅子から他の椅子への移乗訓練,
また,交互運動には四つ這い移動訓練が有効である

図 15 起居動作訓練（stage Ⅰ・Ⅱ）の例（治療者と共に行う）

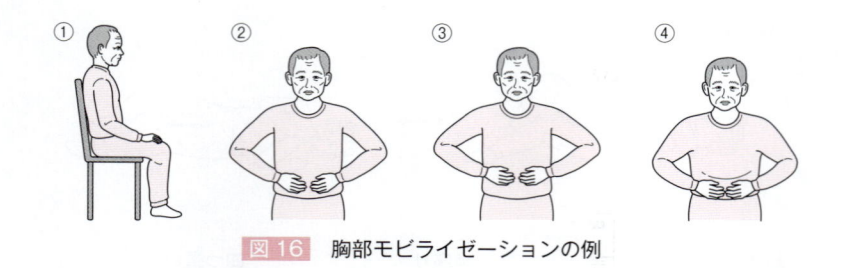

図 16　胸部モビライゼーションの例

情筋のトレーニングも忘れてはならない.

(2) 安静時振戦

　初期であれば一方の手で振戦側を押さえる，歩行時は意図的に上肢を振る，軽いものをもつ，などが比較的有効である（上肢を脱力した軽度の肘屈曲位は振戦が増強する）．また体動や姿勢の変化，精神的緊張で変化することも指導する.

(3) 心肺機能低下予防

　予防には横隔膜呼吸の機能強化が重要である．規則的かつゆっくりとした深呼吸（座位で肩の力を抜きながら深く呼吸する）を取り入れながら，同時に胸郭モビライゼーション（深呼吸時に両手を肋骨下に当て胸郭の広がりを確認し促通する（図 16），吸気に合わせた上肢拳上や外転により胸郭を拡大など），腹式呼吸を施行する．また，呼吸障害の誘因となる PD の異常姿勢や肩関節・脊椎の拘縮に対処することはいうまでもない.

2 ▶ 社会生活・環境面へのアプローチ

　この時期における PD 患者の社会生活構造はさまざまであるが，可能な限り職業あるいは家庭内の仕事を継続し，活動的に ADL を行って積極的に外界に目を向けるように指導する．場合によっては自治体の福祉事業や介護保険などのデイケアサービスの利用を促す．また PD に対する正しい知識を教示し質問に答えて，種々の身体症候に対する不安を軽減・心理的に支持することは症状発生・増悪の予防になりえる．さらに病勢の進行により生じうるサルコペニアや摂食嚥下障害を想定して栄養指導を行うことも効果的である.

快適な温度で行う
寒いとケガをしやすく，暑いと脱水
症状を起こすことがある

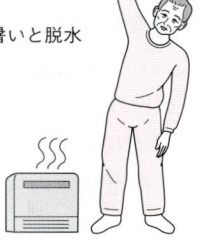

水分をしっかり補給する
水分が不足すると，発熱や急激
な症状の悪化などが起きること
があるので注意

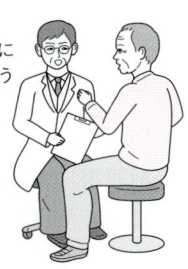

無理をしない
運動をしすぎると，薬の効いて
いる時間が短くなることがあり，
ケガの原因にもなる

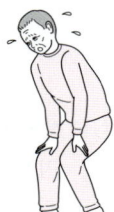

担当医に相談する
担当医に相談して，自分の症状に
あったリハビリテーションを行う

ふとんよりもベッド
の方が動作しやすい

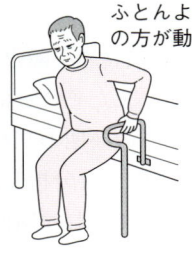

通路に物を置かない

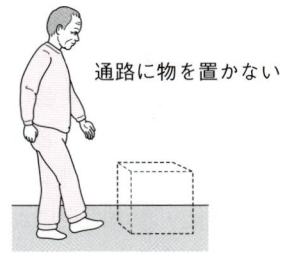

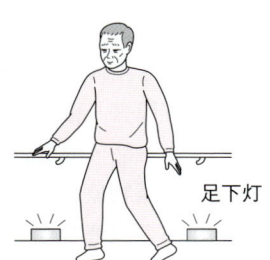

足下灯

コード類は壁に固定

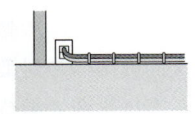

手すり

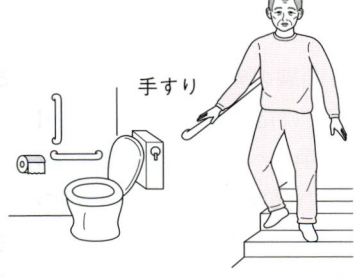

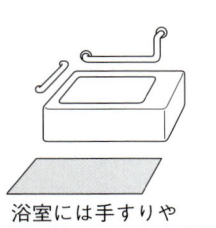

浴室には手すりや
滑り止めマットも必要

図 17　生活・環境アプローチ（stage Ⅰ・Ⅱ）の例

　環境面では歩行障害発症や転倒・転落の誘因を除去する．具体的には段差解消，屋内の全ての床は滑らない素材にして物を置かない・敷物は固定する，居住空間を拡げてベッドや椅子を基本にする（いずれも適切な高さ，硬めのマットレスと軽量の掛け布団），各所に手すりを付ける・日常品やドアノブなど把持しやすいよう工夫する，疲れたら無理をせずに休息をとる，などがポイントである（図17）．また必要に応じて補装具や福祉機器の検討，介護保険や身体障害者手帳の申請，患者団体の紹介を行う．

B. Stage Ⅲ

　PDリハの中心となるstageであるとともに対象患者も多数存在する．姿勢反射障害によるバランス低下が出現するなど，PDの一次的障害が多様かつ複雑になるだけでなく，それにより活動性も低下して廃用などの二次的障害が併存していく．さらに長期の罹患によりPD治療薬の影響が出現する可能性もあるため，stage Ⅲのリハアプローチはきわめて難しい．臨床的には歩行とバランス面を主体とした運動療法が重要となる一方で，構音障害・摂食嚥下障害・自律神経障害・精神機能障害や症状の日内変動にも対応を要し，またそれらに合わせた生活・環境面の詳細なアプローチが必須となる．またこの時期のリハ目標は，薬物療法の調整に並行して活動性を阻害している障害内容を分析し，それ自体の改善もしくは代償機能・環境設定により，屋内（可能であれば屋外も）の生活自立度を高めて維持することにある．

1 ▶ 運動療法

　Stage Ⅰ～Ⅱにおける訓練の安全かつ可及的な継続を基本に（図14，15，16），一次的障害の進行程度に応じたアプローチを中心に施行する．特に無動や姿勢保持障害による移動動作へのリハが重要となるが，二次的廃用への対策も同時に講じていく．L-ドパ長期連用時の日内変動がみられる際は学習効果持続のために，運動療法は原則として薬効のあるオン時に行って活動を高めておく．また疲労を認める時には無理せず休憩する．なお心理的動揺が加わると，運動は阻害されることに留意する（気分的特徴から自ら励行することは難しい

ので治療者とともに行うのがよい).

(1) 無動および固縮

A-1 のアプローチを主体として，肩・肘・股・膝の各関節に主眼を置いた ROM・ストレッチ訓練，体幹に対する抗重力伸展運動や基本動作訓練（特に床上の寝返り・起き上がり・立ち上がりなどの変換動作を重点的に），起居動作訓練を行う（図 14，15 の安全かつ可及的な範囲内）．また表情筋のトレーニングも大切である（図 14-1）.

(2) 姿勢保持障害

すでに stage Ⅰ～Ⅱにおいて A-1 の訓練が開始されているが（図 14，15），特に stage Ⅲでは例えば，「立直り反射」を引き出すために椅子座位で他動的に身体を傾斜した際に頭部を垂直位に保持させるように促通したり，長座位あるいは横座りにて他動的に身体を側方に動かしバランスを崩した際に，上肢を迅速に出して保持させるという「保護反応」の訓練を試みる．さらに先述の基本動作・起居動作訓練とも関連するが，座位・臥位・立位でのバランス訓練を可及的に施行する（バランスボードを使用したり，足組み座位姿勢にて差し出された訓練ボールに上肢を伸ばしてタッチするなど）．また四つ這いなどによる四肢の交互動作訓練も有効である.

(3) 歩行障害

「すくみ足」，「小刻み歩行」，「加速歩行，歩行停止困難」，「方向転換困難」がこの時期において顕著となり，姿勢保持障害によるバランス低下の影響も含めて転倒・転落の危険性が増加する．下記アプローチをはかり，症例によっては補装具処方も考慮する（音楽療法も試みられている）.

① すくみ足

安全に可能であれば，歩行開始前の準備訓練として図 18 のように「踵をつける」と声を掛けながら意識して踵を床につけた後，膝を伸ばし姿勢バランスを調整する，足踏みをさせて左右どちらから踏み出すかを意識して振り上げ踵からステップするように工夫する（図 19），歩行開始時には，PD の特徴的な現象である「矛盾性運動［PD の無動が外部刺激（視覚・聴覚・激しい驚愕や情動時）によって解除されて運動が滑らかになる］」を利用する．これは PD が内的に随意運動を企図することは困難であるが，外的な刺激や手がかりがあ

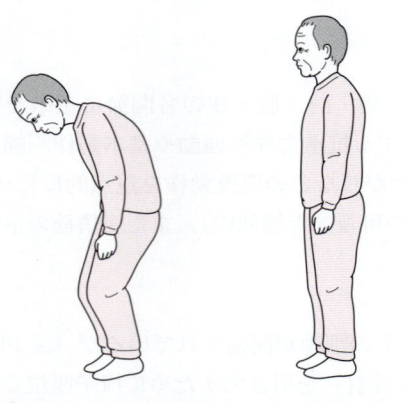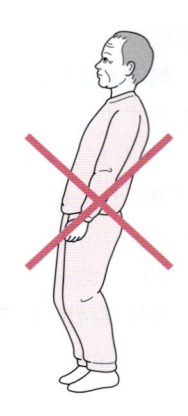

「かかとをつける」と声をかけながら，踵を地面
につけ，下肢をのばし，姿勢を正す

後ろに反り返ら
ない

図 18　歩行開始前の準備訓練の例

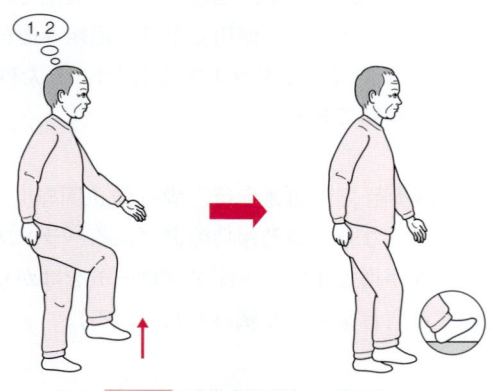

図 19　「すくみ足」への工夫

ると比較的実行しやすいという側面を示している．具体的には，患者に適した
歩幅に合わせて線を引いてまたがせる（図 20），声や手拍子などで号令をかけ
るなどの刺激を導入していく．また歩行時においても，歩幅を拡げる，arm
swing を強調することは有効である．

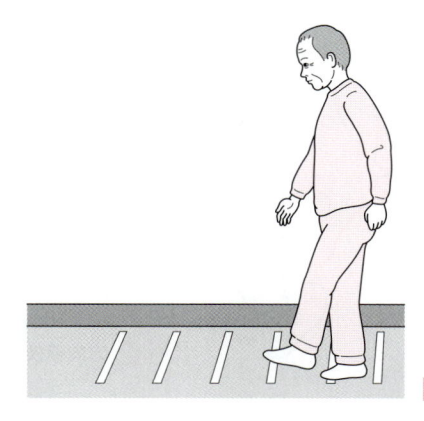

図20 線またぎによる歩行の例

② 小刻み歩行

小刻み歩行が生じると「加速歩行」の誘因ともなるため，その時点でゆっくり停止させ踵接地して姿勢を正し，歩行再開時には両脚を若干開いて1ステップごとになるべく下肢を高く上げながら踵接地を意識させて，メトロノームや手拍子で律動的なリズムを与える．なお治療者は患者の前後にいるとバランスが障害されやすいため横側に位置するとよい．

③ 加速歩行，歩行停止困難

対策としては上記の「小刻み歩行」への訓練と同時に，前傾前屈姿勢の改善や歩幅をとりながら緩徐なペースをつけて，歩行停止のタイミングを重点的に指導することがポイントである．

④ 方向転換困難

方向転換困難時には，一度にターンしようとせずに，片脚を軸として両下肢を拡げて半円を描くように大回りで転回する訓練を施行する（図21）．

(4) 二次的廃用

二次的廃用としての筋萎縮や関節拘縮を防止するために，四肢・体幹のリラクセーションから自動運動を指導する（図14の安全かつ可及的な範囲内）．顔面・頸椎・肩と上肢・手指・下肢・脊柱・胸郭の運動を中心に行うが，高齢者のPDでは股関節屈曲筋の筋力低下を生じることが多い．その他としてブリッ

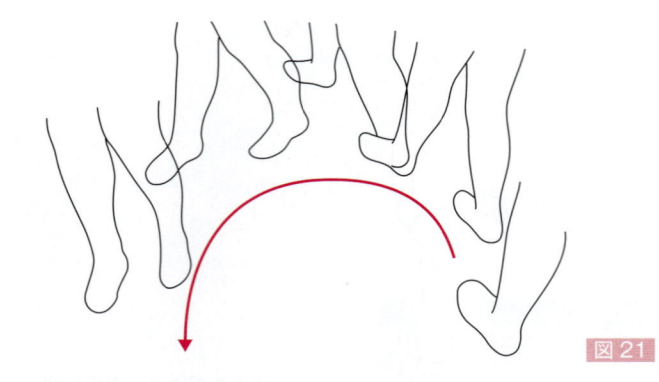

図 21　方向転換

ジ・寝返り・姿勢バランスの各訓練も可及的に組み入れていく.

（5）呼吸障害

　この時期に顕在化することが多く，姿勢保持障害に基づく前傾前屈姿勢に固縮の進行と体幹や胸郭の可動性制限が複合して拘束性換気障害を呈する. Stage Ⅰ～Ⅱでの呼吸機能強化を可能な範囲で行うとともに（図 16），肺理学療法やベッド上呼吸運動（起座位に維持による横隔膜の低位化，深呼吸における呼気に合わせ緩徐に両上肢を屈曲・外転・外旋させて両側の肩甲骨が近づき脊柱に後弯が入って胸郭が拡大するなど）を施行し，主に 1 回換気量の改善をはかる. また呼吸補助筋へのリラクセーション技術も重要である.

2 ▶ OT 訓練

　A や B の運動療法では PT 訓練と同時に，OT においても上肢機能訓練，手指巧緻訓練，バランス訓練，ADL アプローチ（後記 7 に後述），生活環境設定（後記 8 に後述）による治療を行うことが一般的である. 特に活動性向上を目的とする作業種目やレクリエーションは，OT として PD 患者から望ましい身体機能や精神反応を引出すことが可能であり，こうした作業活動を通じて患者の心理的不安を改善し，社会や地域・家庭での役割を自覚させることはきわめて大切である.

3 ▶ 構音訓練

PD では stage Ⅲ より構音障害が著明になることが多く，運動障害を鋭敏に反映して周囲とのコミュニケーションを阻害していく（症状の伝達を含む）. 運動低下性構音障害に分類されるが，抑揚がなく単調かつ不明瞭な話し方をベースとして，無動と固縮による発話開始の遅延，話し出すと加速現象により早口，段々小声になり最後は口ごもる，息継ぎのタイミングが合わず話が不規則に途切れる，全体的に会話量は減少，などがその特徴である. こうした言語的コミュニケーション障害に加えて，仮面様顔貌に抑うつ気分などの精神機能の低下を含めた表情筋活動（非言語的コミュニケーション）の障害も併存するため，包括的なコミュニケーションへのアプローチが必要となる.

ST 訓練のポイントは心身をリラックスさせた上での，構音筋（表情筋）トレーニング・腹式呼吸と発声訓練・言語および会話明瞭化訓練にあるといえる（表4）. これらを毎日短時間でも数回に分けて規則的に施行し，必ず休憩を入れる. また表情やジェスチャーなどの非言語的コミュニケーションも指導して，対人交流を促し会話量を維持していく.

表4　構音障害に対する言語訓練

A. 構音筋（表情筋）トレーニング
　① 額やまゆにしわを寄せる
　② 開眼と閉眼（左右同時と片側ずつ交互）
　③ 頬をふくらませる（左右同時と片側ずつ交互）
　④ 口唇の開閉・突出し・横引きをリピート
　⑤ 顎を左右・前後に動かす
　⑥ 舌の突出・前後や左右の運動

B. 腹式呼吸と発声訓練
　① 腹式呼吸の促通（腹部に手を置いて深呼吸を行う）と長いため息
　② 発声持続（深吸息しゆっくり静かに「アー」を可及的に継続する）
　③ 声の強弱・高低のコントロール訓練による抑揚化

C. 言語および会話明瞭化訓練
　① 発音訓練（口唇を大きく開けて1音ごとに分離し発音をクリアにさせる）
　② 発話開始促通（外部刺激，自ら号令，構音筋を動かして言葉を思考，リラックスしてゆとりをもって会話に集中）
　③ 会話スピードの調整（時計などの外的リズムに合わせる）
　④ 息継ぎ練習（声が出ずらくなるところで早目に行うように習慣化）
　⑤ 口唇の動きのみで言葉を伝えているつもりではっきりと動かす
　⑥ 舌の突出・前後や左右の運動

4 ▶ 摂食嚥下訓練

摂食嚥下障害については PD の運動機能障害を反映して，重症度進行とともに具現化する傾向にある．ビデオ嚥下造影検査の異常所見で特徴的なのは，振戦・固縮・無動による準備期（咀嚼などにより適切な食塊を形成）や口腔期（軟口蓋閉鎖のもとで舌などにより食塊を咽頭に送り込む）の障害による口腔内食物停滞であり，その次の咽頭期障害〔嚥下反射（喉頭蓋閉鎖・喉頭拳上・咽頭内圧上昇）と輪状咽頭筋弛緩により食塊を咽頭から食道へ円滑に移行〕も含めて，窒息や誤嚥性肺炎のリスクは高まる．さらに PD における呼吸障害や易疲労性も踏まえ，以降の stage Ⅳ・Ⅴでは silent aspiration などによる重大な問題（難治性肺炎や栄養障害・脱水）を生じることに注意する．

各々の障害の時期に対応した嚥下訓練を踏まえた ST での訓練が主体となる．各嚥下時期ともに固縮に基づき嚥下関連の筋強剛や関節可動域制限を生じているため，まず顔面・頸部のリラクセーションを行う．また表4の構音障害に対する言語訓練〔構音筋（表情筋）トレーニング〕，腹式呼吸と発声訓練，言語および会話明瞭化訓練が効果的である．さらに実際の嚥下時には，安楽かつ正しい座位姿勢でやや体幹後傾させ下顎を引くなどの体位指導を行い，併せて食形態の調整と指導〔水分を含め適度な粘性（きざみ食は危険），1 回摂食量を少なくし一口を数回に分割して嚥下させる，嚥下後咳嗽を励行し誤嚥を予防など〕が施行される．またアイスマッサージなどの嚥下反射の一時的な誘発，食事終了後の口腔清拭による残物除去により，誤嚥性肺炎を予防していく．

5 ▶ 自律神経障害へのアプローチ

運動障害が中核的症状である PD においては，stage Ⅲへの進行に伴って病変経過のみならず，PD 治療薬の副作用も含め自律神経障害が顕著になってくる．動作上の問題となりやすい起立性低血圧には，ギャッジベッドによる段階的角度増加による座位訓練や緩やかな体位変換，腹帯や下肢弾性ストッキングの使用，立位では安全な範囲で足底を床に踏みつけ腹筋や下肢筋収縮による静脈還流促通，日内では朝における症状発生に留意を指導，などのアプローチを適切に行う．膀胱直腸障害に対しては，時間的余裕をもった一般的かつ定期的な排泄誘導や対応を行う．流涎へは意識的に口唇を閉じるようし，食事性低

血圧を防ぐため食後は臥位にて安静をとるほうがよいが，食物の逆流による誤嚥に注意する．

6 ▶▶ 精神機能障害へのアプローチ

　この時期における PD の精神機能障害としては，主として思考緩慢，転換遅延や抑うつ的気分を認めやすい．これについては，なるべく他者との交流あるいは関わりをもち，何らかの形で精神的活動性を継続することが大切である．例えば，症状の日内リズムを把握していれば外出の時間帯を決定することも可能であるし，患者自身が内向きであるなら家族などが本人にとって楽しい企画を催し，若干でも積極的な生活となるように導く．また身体障害者手帳取得や介護保険申請を基本に，PD 患者団体の紹介，保健所などの相談事業・地域サービスやレクリエーションへの参加も重要であり，身体機能との相乗効果も期待される．なお記憶障害，問題処理能力低下，無感情，高次脳機能障害，人格障害などの認知症発現や PD 治療薬による幻覚・妄想などの誘発が生じた場合は速やかに専門医を受診させる．

7 ▶▶ ADL へのアプローチ

　Stage Ⅲ の定義にもあるように，PD の症候が複合して日常生活はある程度制限される状態となり，ADL の介助量を測定して項目ごとにその軽減をはかっていく．特にこのレベルでは，前記 B-1 〜 6 で述べたアプローチ内容を ADL の側面から実施し，そのなかでも寝返り，椅子からの立ち上がり（前方に机を置き両前腕をついて身体を支持し上半身を前方に傾けながら完全に行う），起き上がり，食事（振戦による食物や食器の落下を想定した，プラスチック製で周囲に縁のある食器・フードガード・滑り止めマット・太い柄付きスプーンやフォークの使用，リーチ・グリップ・ピンチ各訓練），セルフケア〔電気シェーバーや電動歯ブラシ（太い柄付き）の使用〕，更衣（着脱しやすい衣服を選んで予め並べておく，ゴム止め・大きなボタン・マジックテープの使用），などがポイントとなる項目である．こうした ADL 動作においては，投薬の効果が現れる時期に時間をかけて休息を入れながら行う．また介護者には，転倒・転落防止のために歩行中の二重課題を避けたり，患者の横側に位置していつでも

介助可能な体勢をとっておく，患者の手掌と介護者の手掌を合わせて支えたり，患者が動作のタイミングを得られるように介助法を指導する．

8 ▶ 生活・環境面へのアプローチ

　PD 患者の多様な障害を生活・環境面から代償するなら，stage Ⅲの時期に本格的な住宅改造・機器と福祉の導入を考慮する．原則として家屋は 1 階での起居を基本に，寝室の位置を食堂や居間に隣接して配置し，トイレや浴室への動線は極力短くする．ベッドや椅子での高さを調整した生活空間とし，転倒・転落防止のために段差は解消して手すりを取り付け，部屋や通路は患者が広く動けるように家全体を環境整備する．さらに A-2 でのアプローチに加えて，硬めのマットレスや電動ギャッジベッドの使用（体幹回旋障害により寝返り・起き上がりが困難な時），トイレ設定（高さ調整可能な洋式トイレ・L 字型起立用手すり・夜間排泄にベッド連結の移動用バーと滑り止めマットにより移乗できるポータブルトイレを設置），浴室設定〔シャワーチェア・手すり・滑り止めマット・浴槽への移乗（バス）ボードを設置〕，履物の工夫（屋内外とも靴装着を基本として足底部分を調整），歩行器や車いすの使用（歩行障害の進行により考慮），頭部保護帽やプロテクター，大転子部に装着する骨折予防の装具（下着タイプ）の使用（転倒・転落は必ず起こるものと考えて外傷予防を含めて対処），安全なホームプログラムによる日常運動量の確保，構音障害への対応（答えやすい質問による誘導とゆっくりと時間をかけて区切りながら短い言葉での表現を促す，文字盤やワープロによる代償表出），摂食嚥下時には急に無動になるなどによる誤嚥リスク回避のため常に監視，厚労省特定疾患治療研究事業による医療費公費負担制度の活用，介護保険などによる介護サービス，などを検討する．

　また長期罹患患者へは，症状ダイアリー作成指導（服薬管理に有効なだけでなく，客観的に身体状況を把握し ADL や介護に活用），転倒・転落の徹底した予防，L-ドパ長期連用による日内変動の際に可能であった動作ができなくなることへの対策（状況に応じた介護や緊急連絡システムの使用など）が重要である．

C. Stage Ⅳ

PD における複合障害がさらに進行し，ADL は高度に制限されて介護場面は著しく増加する．ベッドまわりの生活を余儀なくされるため，リハは寝たきり防止を最重要課題として ADL の介助量を軽減し，臥床による合併症の予防を行う．安全かつ可能な範囲における stage Ⅲ での訓練をベースに，ROM 訓練・床上姿勢変換訓練を重点的に施行する．呼吸筋固縮や筋力低下などにより呼吸時の気流速度が低下して排痰困難━━→肺炎となるため，痰の除去を目的とした肺理学療法が必要となる．また，レベルに応じた構音訓練と代償手段によるコミュニケーション確立，摂食嚥下障害の具現化で時間延長━━→疲労━━→食欲低下━━→栄養障害の悪循環と silent aspiration の発生への対応（前記した B-4 の訓練）および各種手段による栄養管理や気道食道分離手術を患者・家族との合意のもとに考慮する．

さらに生活・環境面へも B-8 のアプローチに加えて，自助具の導入や衣服の工夫を OT にて行うとともに，移動能力の変化に応じた補装具や機器を検討する．各種福祉資源の活用や転倒・転落などのリスク管理は当然である．また患者本人の趣味などを可及的に実施して，日中を無為に過ごさず活動性の向上をはかりたい．

D. Stage Ⅴ

PD の最重度段階であり，日常生活は全面的な介助を要する．そのため廃用症候群（拘縮や褥瘡・心肺機能・認知，他），呼吸器や尿路感染症の予防がアプローチの中心となる．他動的 ROM 訓練や体位交換が大切であるが，安全かつ可及的な座位保持や車いす乗車によってベッドから離床し活動量を維持することもよい．また，介護サービスの充実や ADL 各項目に適切なテクニカルエイド・福祉機器を取り入れて，介護者の負担を軽減する．silent aspiration の繰り返しによる肺炎は致命的であるため，注意深い評価と検査が必須である．

■おわりに

PD に対するリハアプローチのポイントは，複雑な障害構造の理解と正確な重症度評価に基づくプログラムにあり，著しい進歩をはたした薬物療法を支える意味でも，リハは PD の活動性維持と ADL や在宅での介護量の軽減に確実に貢献できるものと推察される．今後の本分野におけるニューロリハの発展と，iPS 細胞を用いた治療による運動発現への将来的リハも踏まえて，実地医家の積極的なリハ医学への取り組みに期待したい．

■文献

1) 花山耕三．神経・筋疾患 - パーキンソン病．In: 千野直一，編．現代リハビリテーション医学．改訂第 3 版．東京: 金原出版．2009; p.399-401.

2) Hoehn MM, Yahr MD. Parkinsonism: Onset, progression, and mortality. Neurol. 1967; 17: 427-42.

3) 長屋政博．パーキンソン病のリハビリテーション．In: 椿原彰夫，編．内科医のためのリハビリテーション．東京: 診断と治療社; 2002. p.117-28.

4) 立野勝彦．神経筋疾患 - パーキンソン病．In: 出江紳一，他編．リハビリテーション医学テキスト．改訂第 3 版．東京: 南江堂．2010; p.190-3.

5) 関　勝．各疾患のリハビリテーション - パーキンソン病のリハビリテーション．In: 東洋療法学校協会，編．リハビリテーション医学．第 4 版．東京: 医歯薬出版; 2015. p.165-8.

6) 武田宜子．障害とリハビリテーション看護．In: 武田宜子，他編．系統看護学講座―リハビリテーション看護．東京: 医学書院．2006; p.80-9.

7) 長岡正範．中枢神経機能障害 (運動障害) - パーキンソン病．In: 中村隆一, 他編．入門 1) ハビリテーション医学．第 3 版．東京: 医歯薬出版．2007; p.653-60.

8) Petzinger GM, Fisher BE, McEwen S, et al. Exercise-enhanced neuroplasticity targeting motor and cognitive circuitry in Parkinson's disease. Lancet Neurol. 2013; 12: 716-26.

9) Chenkman M, Hall DA, Baron AE, et al. Exercise for people in early- or mid-stage Parkinson disease: a 16-month randomized controlled trial. Phys Ther. 2012; 92: 1395-410.

10) Duncan RP, Earhart GM. Randomized controlled trial of community-based dancing to modify disease progression in Parkinson disease. Neurorehabil Neural Repair. 2012; 26: 132-43.

11) Tambosco L, Percebois-Macadré L, Rapin A, et al. Effort training in Parkinson's disease: a systematic review. Ann Phys Rehabil Med. 2014; 57: 79-104.

〈関　勝，出江紳一〉

Ⅸ　社会資源の活用
（難病法，障害者自立支援法，介護保険法）

■はじめに

　パーキンソン病は進行性の疾患であり，その時の障害状態に合わせた治療とともに生活の支援が大切である．経過の長い疾患であるだけに医療費はもちろんのこと，所得補償や介護の問題も合わせて考えていかなければならない．

　患者が若年者や現役の勤労者であれば難病新法の医療費助成や身体障害者手帳の取得，働くことができなくなれば傷病手当や障害年金，在宅での療養が必要になれば介護保険や訪問看護の導入，寝たきりに近い状態になれば地域包括ケアの利用や生命保険の高度障害の検討などを行う．長い療養の中で医療機関（医師や医療ソーシャルワーカー）がはたす役割は非常に大きい．

　以下，本章では下記項目に従って概説する．

1. 医療制度（A．指定難病の医療費助成制度）
2. 所得補償（A．傷病手当，B．障害年金，C．特別障害者手当）
3. 生活支援（A．身体障害者手帳，B．介護保険法，C．障害者総合支援法）

1 医療制度

A. 指定難病の医療費助成制度

平成27（2015）年1月1日「難病の患者に対する医療費等に関する法律」が施行された．難病のうち，国が指定したパーキンソン病を含む指定難病について医療費を助成する制度がスタートした．その中で医療費の自己負担が3割から2割負担になったこと，症状の程度が軽い患者に高額な医療費がかかる場合の特例措置が適用されることについては注目すべきである．特に現役の勤労者が新薬などによる高額な内服薬の処方を受けながら仕事や家庭生活を営むためには，医療費の軽減は欠かすことができない．制度を有効に活用するためには，1回の処方日数がポイントとなることを押さえておきたい．

(1) 対象者

Hoehn and Yahr 重症度3度以上で生活機能障害度2度以上の方．

(2) 指定医制

患者が医療費助成の申請を行う際に必要な診断書を作成することができる医師が指定医制となった．県への指定申請が必要．

(3) 利用者負担

原則2割の自己負担．

外来＋入院＋調剤薬局＋訪問看護などの自己負担をすべて合算した上で自己負担上限額を適用（表1）．

以下に具体例を示す（図1, 2）．

月に1度定期的に通院しながら30日分の処方を受けた場合，1年で33,330円を超える月はたったの1回．認定基準も満たしていない軽症の方であるため，今後も3割の自己負担となる（図1）．

表1　特定医療費助成制度における自己負担上限額

階層区分	階層区分の基準		患者負担：2割		
			自己負担限度額（外来＋入院）		
			原則		
			一般	高額かつ長期	人工呼吸等装着者
生活保護	—		0	0	0
低所得Ⅰ	市町村民税非課税世帯	本人年収〜80万円	2,500	2,500	
低所得Ⅱ		本人年収80万円〜	5,000	5,000	
一般所得Ⅰ	市町村民税7.1万円未満		10,000	5,000	1,000
一般所得Ⅱ	市町村民税7.1万円以上25.1万円未満		20,000	10,000	
上位所得	市町村民税25.1万円以上		30,000	20,000	
入院時の食費			全額自己負担		

特例措置
1) 軽症高額該当
　特定医療費の要件を満たさなかった軽症者であっても，月ごとの医療費総額が33,330円を超える月が年間3回以上ある患者については，医療費助成の対象とする.
　【軽症者とは】
　診断基準を満たしている方で，Hoehn and Yahr重症度2度以下または生活機能障害度1度以下の方.

　では，2カ月に1回の受診，処方を60日分にしてみると…….
　年3回以上，33,330円を超えているので，「軽症高額該当」となり，医療費助成の対象となる．この場合，5月，6月，8月の医療費が33,330円を超えているのでそれ以降に申請し認定されれば，10月分の自己負担からは2割負担となる（図2）.

【難病新法と生活保護法】
　これまでの特定疾患は研究事業であったため，生活保護法は適用の対象外であった．今回は法律で医療費の助成が制度化されたため生活保護受給者もパーキンソン病の治療をする際はこの医療費の助成制度を受けなければならない（生活保護法の他法優先の原則）.

≪具体例≫
 →50代男性
 →月に1回受診, 処方は30日分
 →26年5月にSPECT検査実施
 →定期処方ネオドパストン®配合錠L 100 mg 4.5錠, ニュープロパッチ® 4.5 mg

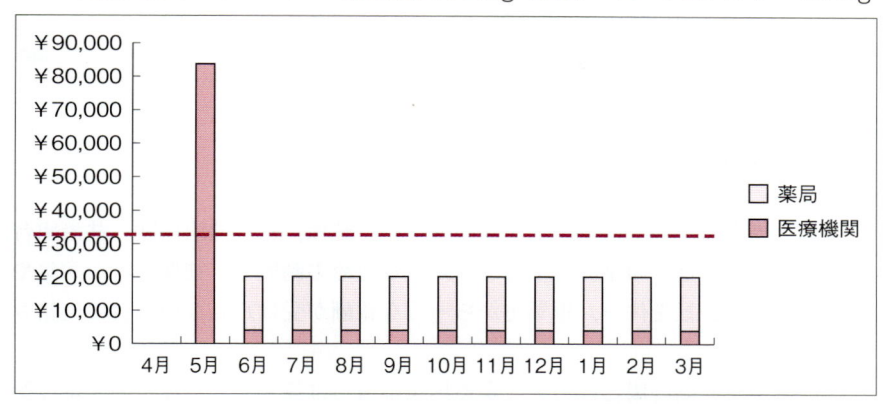

図1 軽症者 (Hoehn and Yahr 重症度2度以下または生活機能障害度1度以下) が認定されない例

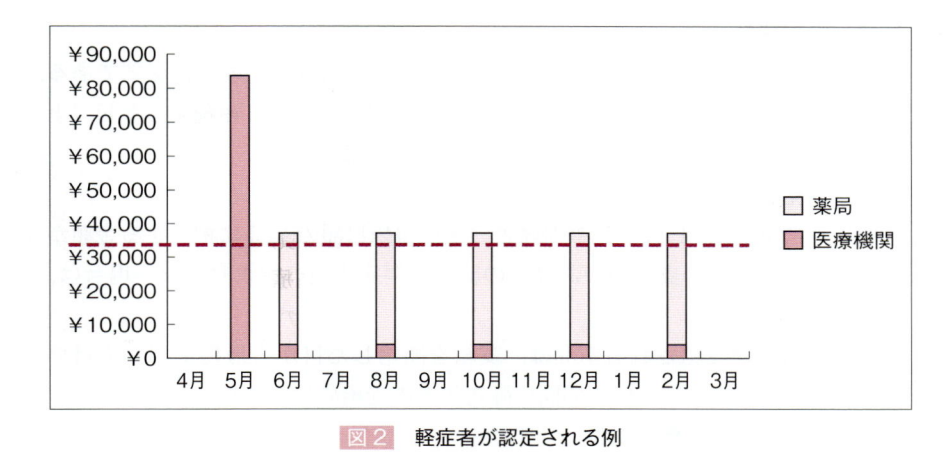

図2 軽症者が認定される例

 文書料については生活保護の実施機関への請求することとなる. 患者の自己負担額はゼロで変わりはない. 〈相沢祐一〉

2 所得補償

A. 傷病手当

　傷病手当金は，病気療養中に被保険者（協会健保，組合健康保険，共済組合，職業組合国保）とその家族の生活を保障するための制度で，被保険者が病気やけがのために会社を休み，事業主から十分な報酬が受けられない場合に支給される．

　パーキンソン病の場合は労災による休業補償とは無関係であるため，現役勤労者であれば障害年金が支給されるまでの間はこの手当で所得補償を受けることになる．

（1）受給要件

　疾病のために仕事ができないことの証明〔療養担当者（医師）〕が必要である．入院だけでなく自宅療養の期間についても支給対象である．連続する3日（土日も含む）の待機期間後4日目から支給対象となる．

（2）支給金額と支給期間

　傷病手当金は，1日につき被保険者の標準報酬日額の2/3に相当する金額が支給される．給与の支払いがありその給与が傷病手当の額より少ない場合は，差額が支給される．

　傷病手当金が支給される期間は，支給を開始した日から最長1年6カ月である．この支払を受けている期間に障害年金の受給の検討を行う．

（3）資格喪失後の継続給付

　資格喪失の日の前日（退職日など）までに被保険者期間が継続して1年以上あれば資格喪失後も給付対象となる．
※これは健康保険制度上の制度であるため，市町村の国民健康保険制度の加入

者は利用できない．患者が国民健康保険加入者で働けない場合はすぐに障害年金の検討に入る．

B. 障害年金

障害年金は制度が非常に複雑で，情報も極端に少なく医療者側では患者が年金を受給できるか否かは判断できない．身体障害者手帳と違い障害状態が合致するだけでは受給できるわけでなく，受給要件を満たさなければ請求すらできない．また十分に年金制度を理解せずに年金事務所などに相談に行かせ「障害の原因になった疾病の初診日」が年金の未加入期間だった場合には，その後，永久に障害年金が請求できない場合も出てくる．年金事務所では障害年金を受給できるか否か見極めを行った上で診断書を渡している．障害年金の請求や申請に関しては医療ソーシャルワーカーに介入させ，申請手続や現在の受給年金額が適正に評価されているかなど患者側に適切なアドバイスをさせていくことが大切である．

(1) 受給要件

初診日（障害の原因になった傷病を発症し始めて医師の診察を受けた日）に年金に加入していること．

(2) 保険料納付要件

現行の障害年金は，初診日の前日時点で年金保険料を一定額以上納付している必要がある．収入が極端に下がり保険料が支払うことができない場合は免除申請を行う．

(3) 障害状態要件

障害の程度が重い順に1級・2級・3級・障害一時金が定められている．

障害基礎年金については1級・2級のみ，障害厚生年金は1級・2級・3級・障害一時金がある．

※障害状態を証明する診断書は8種類あるがパーキンソン病は主に肢体障害用（表2）となる．

※肢体不自由の障害程度が軽い場合（筋力低下・関節可動域制限がない場合など）には平衡機能障害（表3）を検討する．その場合は身体障害者手帳5級

表2　障害年金の障害等級表（肢体障害）

令別表	障害程度	障害状態
国年令別表	1級	両上肢の機能に著しい障害を有するもの 両下肢の機能に著しい障害を有するもの 四肢の機能に相当程度の障害を残すもの 体幹の機能に座っていることが出来ない程度又は立ち上がることの出来ない程度の障害を有するもの
	2級	両上肢の機能に相当程度の障害を残すもの 両下肢の機能に相当程度の障害を残すもの 一上肢及び一下肢の機能に相当程度の障害を残すもの 四肢の機能に程度の障害を残すもの 体幹の機能に歩くことの出来ない程度の障害を有するもの
厚生令表第一	3級	一上肢の機能に相当程度の障害を残すもの 一下肢の機能に相当程度の障害を残すもの 両上肢に機能障害を残すもの 両下肢に機能障害を残すもの 一上肢及び一下肢の機能に機能障害を残すもの 身体機能に，労働の制限を受けるか，または労働に制限を加えることを必要とする程度の障害を残すもの

表3　障害年金の障害等級表（平衡機能障害）

令別表	障害程度	障害状態
国年令別表	2級	平衡機能に著しい障害を有するもの
厚生令表第一	3級	神経系に，労働に制限を受けるか，または労働に制限を加えることを必要とする障害を残すもの

と同程度で障害年金3級となり，身体障害者手帳3級の場合は2級の認定相当となる．

（4）診断書作成における留意事項

　この診断書でその患者の障害認定が行われることになる（図3）．患者側も病歴・就労状況等申立書を作成する必要があるが，9割以上この診断書で障害等級が決まることになる．

　パーキンソン病の場合，筋力低下や関節の拘縮は少なくても，ジスキネジアやウェアリング・オフの影響で日常生活動作の評価が難しいところがある．認定する側にいかに訴えるかが大切になる．障害年金診断書裏面の「⑱日常生活における動作の障害の程度」から「㉒予後」の記入については慎重に対応したい．

JCOPY 498-22853

| 障 害 の 状 態 | | | | （平成　　　年　　　月　　　日 現症） | | | | | | |

<table>
<tr><th rowspan="2">部　位</th><th rowspan="2">運 動 の
種　類</th><th colspan="4">右</th><th colspan="4">左</th></tr>
</table>

関節可動域及び筋力

			右					左			
			関節可動域（角度）		筋　力			関節可動域（角度）		筋　力	
			強直肢位	他動可動域	正常 やや減 平減 著減 消失			強直肢位	他動可動域	正常 やや減 平減	

⑯	肩　関　節	屈　曲
		伸　展
		外　転
		内　転
	肘　関　節	屈　曲
		伸　展
	前　腕	回　内
		回　外
	手　関　節	背　屈
		掌　屈
	股　関　節	屈　曲
		伸　展
		内　転
		外　転
	膝　関　節	屈　曲
		伸　展
	足　関　節	背　屈
		底　屈

⑰ 四肢長及び四肢囲

	右						左				
	上肢長	上腕囲	前腕囲	下肢長	大腿囲	下腿囲	上肢長	上腕囲	前腕囲	下肢長	大腿囲
	cm	cm	cm	cm	cm	cm	cm	cm	cm	cm	cm

⑱ 日常生活における動作の障害の程度

補助用具を使用しない状態で判断してください。

- 一人でうまくできる場合には ・・・・・・・・・・・・・「○」
- 一人でできてもやや不自由な場合には ・・・・・・「○△」
- 一人でできるが非常に不自由な場合には ・・・・・・「△×」
- 一人で全くできない場合には ・・・・・・・・・・「×」

（該当する記号をリストから選択してください）

日常生活における動作	右	左	日常生活における動作	右
a つ ま む （新聞紙が引き抜けない程度）			n 片足で立つ	
b 握 る （丸めた週刊誌が引き抜けない程度）			n 座 る （正座、横すわり、あぐら、脚なげだし）	
c タオルを絞る （水をきれる程度）	両手		（このような姿勢を持続する）	
d ひもを結ぶ	両手		o 深くおじぎ（最敬礼）をする	
e さじで食事をする			p 歩く（屋内）	
f 顔を洗う （顔に手のひらをつける）			q 歩く（屋外）	
g 用便の処置をする （ズボンの前のところに手をやる）			r 立ち上る	ア 支持なしでできる　イ 支持があればできる　ウ 支持があればできるがやや不自由　…
h 用便の処置をする （尻のところに手をやる）				
i 上 衣 の 着 脱 （かぶりシャツを着て脱ぐ）			s 階段を上る	ア 手すりなしでできる　イ 手すりがあればできる　…
j 上 衣 の 着 脱 （ワイシャツを着てボタンをとめる）	両手			
k ズボンの着脱 （どのような姿勢でもよい）	両手		t 階段を下りる	ア 手すりなしでできる　イ 手すりがあればできる　…
l 靴 下 を 履 く （どのような姿勢でもよい）	両手			

平衡機能	1 閉眼での起立・立位保持の状態	2 開眼での直線の10m歩行の状態	3 自覚症状・他覚所見及び検査所見
	ア 可能である。	ア まっすぐ歩き通す。	
	イ 不安定である。	イ 多少傾倒しそうになったりよろめいたりするがどうにか歩き通す。	
	ウ 不可能である。	ウ 転倒あるいは著しくよろめいて、歩行を中断せざるを得ない。	

⑲ 補助用具使用状況

該当する数字にチェックして、右のア・イいずれかの使用状況を選び、（　）内のリストから選択してください。

使用状況を詳しく記入してください。

1 （　）上肢補装具	2 （　）下肢補装具 （　左・右　）	ア 常時（起床より就寝まで）使用
3 （　）杖（　）	4 （　）松葉杖 （　左・右　）	イ 常時ではないが使用
5 （　）車椅子	6 （　）歩行車	
7 （　）その他 （具体的に）		
8 　補助用具は使用していない		

⑳ その他の精神・身体の障害の状態

㉑ 現症時の日常生活活動能力及び労働能力
（必ず記入してください。）

（補助用具を使用しない状態で判断してください。）

㉒ 予　後
（必ず記入してください。）

㉓ 備　考

上記のとおり、診断します。　　平成　　　年　　　月　　　日

| 病院又は診療所の名称 | | 診療担当科名 | |
| 所　在　地 | | 医師氏名 | 印 |

図3 障害年金用診断書（肢体の障害用）の裏面

　パーキンソン病のような全身の運動障害に対しては個々の障害によらず関節可動域，筋力，運動の巧緻性，速度，耐久性の評価をしていくことが大切である．障害年金は，労働に制限が加わることへの金銭的補償の側面が強いため，特に「㉑現症時の日常生活能力及び労働能力」欄の記載は最重要項目である．この欄に⑱では表現できない日常生活動作の不便さを記載し，労働能力については必ず評価する．評価の方法は「軽労働は可」とするのではなく「短時間の事務的な仕事であれば可能」というふうな具体的な労働能力を表現したい．また，㉒の予後の欄には不詳・不明ではなく「不良」と記入し，難病認定者であればそのことも記載する．

　平衡機能障害（図4）の場合，診断書の記入の障害状態の証明は赤線の所の評価のみである．肢体障害用と比べて非常に簡潔である．

※パーキンソン病の場合，障害年金の受給者は1年〜5年毎に「障害状態届」を提出しなければならない．徐々に進行し明らかに上位等級の障害年金の対象要件になっても職権改定されない場合がある．障害状態が明らかに変化した場合は改定請求を行うことができることに注意したい．

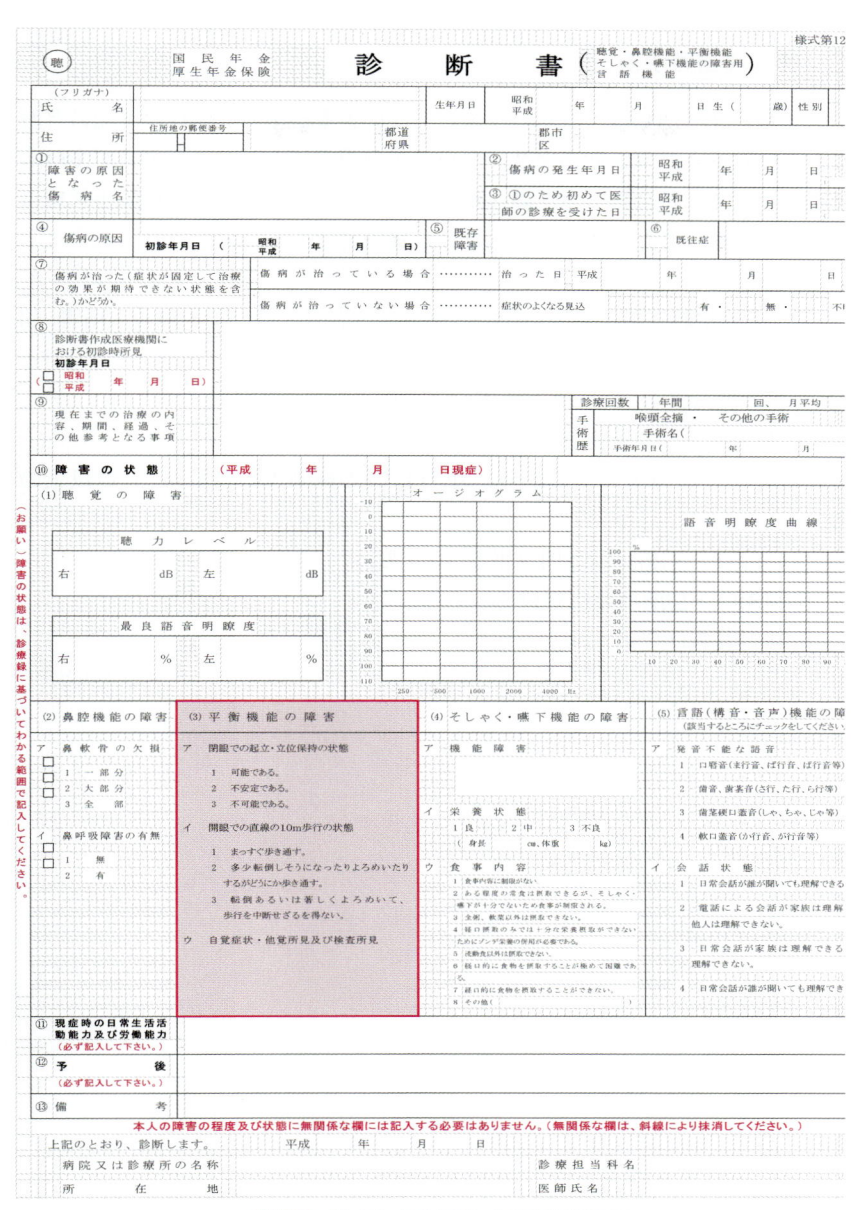

図4　障害年金診断書（平衡機能障害）

C. 特別障害者手当

　障害年金と比べ認知度が低く，受給してない患者が多い．要件は下記のとおりである．パーキンソン病の場合，全身の運動障害であるため対象者が多いものと推察される．特に日常生活動作が受給の決め手となることから障害状態にかなりの変化を生じたときは検討したい金銭給付である．

　a）対象者

20 歳以上の常時介護が必要な在宅の重度障害者（公的な福祉施設入所者，3 カ月以上入院している場合は除く）

　b）障害程度（表 4）……要介護 4・5 程度

　A 表の障害が 2 つ以上ある．

　A 表の 3 〜 5 の障害が 1 つあり，かつ B 表の評価点の合計が 10 点以上のもの．

　c）支給月額……26,940 円（平成 30 年度）

　d）申請先……住所地の市町村

　e）所得制限あり

〈相沢祐一〉

表4 特別障害者手当の障害程度認定基準

A表

1	（視覚）両眼の視力の和が0.04以下のもの
2	（聴覚）両耳の聴力レベルが100デシベル以上のもの
3	（両上肢）両上肢の機能に著しい障害を有するもの
	両上肢のすべての指を欠くもの若しくは両上肢のすべての指に著しい障害を有するもの
4	（両下肢）両下肢の機能に著しい障害を有するもの又は両下肢を足関節以上で欠くもの
5	（体幹）体幹の機能に座っていることが出来ない程度または立ち上がることが出来ない.
6	（内部・その他の疾患）前各号に掲げるもののほか，身体の機能障害又は長期にわたる安静を必要とする病状が前各号と同程度以上と認められる状態であって，日常生活の用を弁ずることを不能ならしめる程度のもの.
	（＊内部障害：心臓，呼吸器，腎臓，肝臓，血液疾患）
7	（精神）精神障害であって，前各号と同程度以上と認められる程度のもの
	※統合失調症，そううつ，器質性精神病，知的障害など
	※精神の障害程度：日常生活能力判定表の各動作及び行動に該当する点を加算した点数が10点以上
	※知的障害の程度：発達障害の程度が最重度（IQが概ね20以下）

B表

日常生活動作評価表

【動作】	【評価】	
1 タオルを絞る（水をきれる程度）	ひとりでできる場合	………0点
2 とじひもを結ぶ（※1）	ひとりでできてもうまくできない場合	………1点
3 かぶりシャツを着て脱ぐ（※2）	ひとりでは全くできない場合	………2点
4 ワイシャツのボタンをとめる（※2）	（※1）2の場合については，次によること	
5 座る（正座・横座り・あぐら・脚なげだしの姿勢を維持する.）	5秒以内に出来る	………0点
	10秒以内に出来る	………1点
6 立ち上がる	10秒ではできない	………2点
7 片足で立つ	（※2）3・4の場合については，次によること	
8 階段の昇降	30秒以内にできる	………0点
	1分以内にできる	………1点
	1分以内にではできない	………2点

3 ｜ 生活支援

A. 身体障害者手帳

　パーキンソン病の患者は，これまでは特定疾患治療研究事業で医療費の自己負担額で多大な恩恵を受けていた．特に重症認定者は窓口負担や食事療養費の負担も免除されていたため，医療における経済的負担が小さかった．そのため重症認定者でも身体障害者手帳の交付を受けていない患者が多い．

　2015年の難病法（難病の患者に対する医療等に関する法律）の施行により，認定患者でも最高月額3万円の負担があるため，現役の勤労者などは経済的負担が大きくなった．こういった経済的損失をできるだけ小さくするために身体障害者手帳がはたす役割は大きい．特に医療費助成制度は市町村によっては所得制限がない場合や現物給付（窓口負担なし）の場合もあり，取得希望者が増えることが予想される．

　身体障害者手帳は経済的損失を小さくするためだけではなく，若年者の就労の継続（障害者の法定雇用率）や就労機会の確保対策の面からも取得するメリットは大きい．

　障害が軽い状態（6級）の認定でも税制上の優遇（障害者控除，自動車税の免除）が受けられる．

　また身体障害者手帳は更新認定の制限が特にないので，パーキンソン病で障害程度が進行した時にはその時の障害状態にあった診断書を交付したい．また，パーキンソン病は運動機能障害の他に病状の進行によっては平衡機能，咀嚼機能，音声・言語機能障害が生じることが多い．指定医の届出は神経内科医師として4障害の届出をすることが望ましい．

　肢体不自由が軽度で筋力低下・関節可動域の制限がない場合などは，障害年

金と同じように平衡機能での評価も検討したい.

B. 介護保険法

　パーキンソン病の患者はその進行に伴い日常生活に支障をきたしてくる. 原則 65 歳以上の高齢者が利用する介護保険は, パーキンソン病を含む 16 の特定疾病に限り 40 歳以上の患者が利用できる制度である. 家事や介護などのヘルパー, 電動ベッドや車いすなどの福祉用具の利用はこの介護保険の給付で, 原則 1 割負担で利用することができる.

　また病気と長く付き合っていくためには, 機能維持のための継続的なリハビリは欠かすことができない. 介護保険では通所リハビリが可能であるが, 利用者のほとんどが高齢者であることから, 若年の患者には敬遠されがちである. こういった場合には, 訪問看護を利用したリハビリの導入を検討したい. パーキンソン病を含む下記の疾病 (表 5) は, 例外的に介護保険よりも医療保険が優先されるため, A–1 で述べた特定医療費の適用も可能となり利用のメリットは大きい. 残念ながらパーキンソン病は進行性疾患であるがゆえに, 在宅での生活を諦めざるを得ない患者がいることも忘れてはならない. その場合, 介護保険では真っ先に老人保健施設への入所を検討するが, これは包括算定であるため高額な薬を飲んでいるパーキンソン病患者は敬遠されがちであることに注意する必要がある.

表5　厚生労働大臣が定める疾病

① 多発性硬化症
② 重症筋無力症
③ スモン
④ 筋萎縮性側索硬化症
⑤ 脊髄小脳変性症
⑥ ハンチントン病
⑦ 進行性筋ジストロフィー症
⑧ 亜急性硬化性全脳炎
⑩ 後天性免疫不全症候群
⑪ 頸髄損傷
⑫ 人工呼吸器を使用している状態
⑬ 多系統萎縮症
⑭ パーキンソン病関連疾患
⑮ 末期の悪性腫瘍
※この場合週4日以上, 2カ所以上の訪問看護ステーションからの訪問が可能

C. 障害者総合支援法
（障害者の日常生活および社会生活を総合的に支援するための法律）

40歳未満のパーキンソン病の患者はこの法律の対象となる．以前は身体障害者手帳の交付が大前提であったが，パーキンソン病であることを証明できればこの法律で規定する福祉サービスを受けることができる．ただ，介護給付（ホームヘルプなど）などは介護保険と同じように障害支援区分（介護保険は要介護認定）を受ける必要がある．

a）介護給付

居宅介護（ホームヘルプ），重度訪問介護，行動援護，生活介護など

b）訓練等給付

自立訓練，就労移行支援，就労継続支援，共同生活援助（グループホーム）

c）補装具

車椅子，歩行器など障害を補う物を給付してもらうことができる．

d）日常生活用具の給付

電動ベット，介護リフト，ポータブルトイレ，電気式吸引器，住宅改修などの給付を受けることができる．

※40歳以上のパーキンソン病の患者は介護保険が優先となる（車椅子・歩行器・電動ベットは介護保険でのレンタルとなる）．しかし，介護保険にはないサービスは給付を受けることができる（電気式の吸引器の給付など）．

介護保険制度で説明したように使用薬剤が高額で施設入所の障害となっている患者は生活介護，施設入所支援を検討することができる．

また，介護負担が重い場合などで介護保険では補いきれない場合などは，この法律でホームヘルプサービスを上乗せすることもできる．

〈相沢祐一〉

索 引

パーキンソン病 実践診療マニュアル ©

発　行	2016 年 1 月 25 日　1 版 1 刷 2016 年 3 月 25 日　1 版 2 刷 2018 年 10月 20 日　2 版 1 刷
編著者	武　田　　篤
発行者	株式会社　　中外医学社 代表取締役　　青　木　　滋 〒 162-0805　東京都新宿区矢来町 62 電　話　　(03) 3268-2701 (代) 振替口座　　00190-1-98814 番

印刷・製本/横山印刷㈱　　　　　　　　　〈MS・YK〉
ISBN978-4-498-22853-5　　　　　　　　Printed in Japan